JN310234

診療場面における患者と医師の
コミュニケーション分析

植田栄子 著

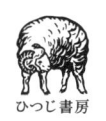

ひつじ書房

まえがき

　私は今まで、医療者になりたいと思ったことはありませんでした。それでも、人のいのちを護る医療の世界に憧憬と尊敬の念を抱いていたことが、本書を書いた最大の動機です。留学先を米ジョージタウン大学大学院にした時、談話分析が学べる「社会言語学」専攻を選んだのも、人と人とがやりとりするコミュニケーションのなかで最も意義深い「医療談話」の分析をいつかやりたいと無意識のうちに考えていたからでしょう。

　留学から帰ってきたある日、患者と医師の診療談話のデータ収集が行われるという話を小耳にはさみ、その後医療とは無縁の文系院生にとって垂涎の的である貴重な談話資料を天恵の如く長谷川万希子先生よりいただき、一種の使命感も感じながら医療コミュニケーション研究を続けてここに本書を出版することができたのも、これまで励まし協力してくれた友人知人、そして諸先生方の温情溢れるご指導の賜物があったからこそと感慨深い思いでいっぱいです。

　私が医療の世界に少し足を踏み入れたのは、先駆的ホスピス施設として注目された淀川キリスト教病院が最初でした。中学時代の同級生が相次いでインターンになると聞いて、私も当直医の彼女らの寝袋にもぐりこみ、夜勤の間隙をぬって診療現場で出会ういろいろなできごとに耳を傾けたことを今でもよく覚えています。たとえば、日本人なのに少し難しい日本語で説明すると、実は理解できなくなる若いお母さんがいるから短文でわかりやすいことばに変えて言わなくてはいけない、正確に薬を子どもに飲ませてもらえなくなる、など。医学的な診断だけが医師の仕事ではないことをおぼろげながら知り、同じ日本人で単一民族単一言語といっても、世の中は一様ではないことを初めて知りました。

　本書では、一般内科外来の患者と医師の診療談話データ（東京と大阪で採録）を対象に、まず計量的手法により各発話の全体的傾向、地域差、患者の

男女差の分析を行いました。次に計量的分析のカテゴリー分類における3つの問題(コミュニケーションの多重性、多義性、非明確性)を指摘し、根幹にある言語イデオロギーおよび近代医療イデオロギーを抽出しました。それらをふまえ同一データを用い、質的手法の相互行為的社会言語学の談話分析を中心にラポール構築およびコンフリクト回避の構造に関し、コンテクストやプロセスも可視化できるケース分析試案を提示し詳述しました。最後に、各分析手法の長短を十分掌握し、複数の手法を多元的に用いて研究精度を向上させる必要性を論じました。

　ここに至るまで、力強く研究の方向性を導いてくださった立教大学大学院の平賀正子先生、学問の奥深さと繊細さを教えていただいた小山亘先生はじめ、鳥飼玖美子先生、灘光洋子先生、久米昭光先生、野田研一先生、東京大学大学院より多大な学恩を今も拝受している山中桂一先生、わかりやすく統計分析をご指導いただいた松原望先生、藤井聖子先生、近藤安月子先生、エリス俊子先生、福島真人先生、石田英敬先生、鍛冶哲郎先生、津谷喜一郎先生に心より厚く御礼申し上げます。
　アメリカでの頼れる偉大な先輩でもあった西村美和先生、米ジョージタウン大学院にて念願の社会言語学のabcを学んだデボラ・シフリン先生、デボラ・タネン先生、楽しい議論の相手だったチャーリー(渡辺義和さん)、留学のきっかけを東京大学特別講義で与えてくださった井出祥子先生、貴重な資料提供を快諾してくださった長谷川万希子先生、これも日本語教育の研究ですよと激励してくださった川口義一先生、日本語教師としての理想を示してくださった小堀郁夫先生、窪田富男先生、佐久間勝彦先生のおかげで、今日まで研究を続けることができました。
　談話研究会を一緒に立ち上げた東京大学大学院の皆さん(クレア・マリィさん、林淑璋さん、高橋圭子さん、加藤陽子さん、伊集院律子さん)、計量分析や博論執筆を助けてくれた立教大学大学院の皆さん(田島美和さん、浅井優一さん、行森まさみさん、私市信子さん、畑明恵さん、野口恵子さん、吉田理加さん、渡辺京子さん、山田優さん、坪井睦子さん)の温かい友情に

は、本当に感謝のみです。

　医療コミュニケーション研究会の絆をはじめ、気軽に相談に乗ってくださる心優しきドクターたち(藤崎和彦先生、橋本英樹先生、星野隆之先生、尾関俊紀先生、松村真司先生、山岡章浩先生、箕輪良行先生、木村琢磨先生、竹村洋典先生、別府宏圀先生、篠塚雅也先生、藤沼康樹先生、武田裕子先生、ネルソン祥子先生、吉原紳先生)、そして同級生でもある宜保美紀先生、露木佳子先生、いつも励ましてくださる半谷眞七子先生、阿部恵子先生、芸術の素晴らしさで勇気づけてくださる平松礼二先生、櫻井孝美先生、整体の全人的アプローチを示される河野里江子先生には、重ねて深く御礼申し上げます。

　前任校でお世話になった増山茂先生、増田敦子先生、山内久明先生、了徳寺健二先生、父の命の恩人である黒柳洋弥先生、富沢賢治先生、成瀬好洋先生、田中慶太先生をはじめ虎の門病院の先生方にも、心より感謝の気持ちを捧げたいと存じます。まだまだお名前を挙げて感謝を申し上げたい方たちがいらっしゃいます。

　本書刊行の暁を忍耐強く待ってくれた両親、弟家族、叔母たち、そしてまもなく107歳の春を迎える祖母の輝くいのちに対して感謝と敬愛の念を贈るばかりです。

　最後に、すべての人々の生命を支えている世界中のあらゆる医療者の方々へ心から感謝の気持ちを込め、またすべての患者の方々に心よりエールを送り、本書を捧げます。

　　　2014年2月

　　　　　　　　　　　　　　　　　　　　　　　　　　　　植田　栄子

　本書は、筆者が立教大学大学院異文化コミュニケーション研究科より博士号(学術)を取得した博士学位論文を加筆修正したものである。また、独立行政法人日本学術振興会平成25年度科学研究費助成事業(科学研究費補助金)(研究成果公開促進費)の交付を受けて刊行された。

目　次

まえがき　　　　　　　　　　　　　　　　　　　　　　　　iii
図表リスト　　　　　　　　　　　　　　　　　　　　　　　　xi

第1章　序論　　　　　　　　　　　　　　　　　　　　　　　1
　1.1　研究の背景　　　　　　　　　　　　　　　　　　　　2
　1.2　本書の目的と意義　　　　　　　　　　　　　　　　　6
　1.3　本書の構成　　　　　　　　　　　　　　　　　　　　7

第2章　医療談話に関する先行研究および鍵概念　　　　　　　9
　2.1　計量的分析手法　　　　　　　　　　　　　　　　　11
　　　2.1.1　先駆的手法の概略　　　　　　　　　　　　　12
　　　2.1.2　RIASの概略　　　　　　　　　　　　　　　　15
　　　2.1.3　RIASの先行研究　　　　　　　　　　　　　　20
　2.2　質的分析手法　　　　　　　　　　　　　　　　　　28
　　　2.2.1　社会言語学領域　　　　　　　　　　　　　　29
　　　2.2.2　会話分析（CA）領域　　　　　　　　　　　　31
　　　2.2.3　医療人類学領域　　　　　　　　　　　　　　33
　2.3　医療談話に関する鍵概念　　　　　　　　　　　　　35
　　　2.3.1　医療コミュニケーションの特徴　　　　　　　35
　　　2.3.2　患者―医師関係の変遷　　　　　　　　　　　38
　　　2.3.3　患者と医師の非対称性　　　　　　　　　　　42

第3章　RIAS による分析　47

- 3.1　RIAS の概略　47
- 3.2　RIAS の目的　48
- 3.3　分析対象と方法　48
  - 3.3.1　データの収集　48
  - 3.3.2　データの概要　49
  - 3.3.3　分析方法　51
- 3.4　集計結果の概要　53
  - 3.4.1　コーダー間の信頼性　54
  - 3.4.2　診療談話の特徴・総発話数・診療時間　55
  - 3.4.3　診療談話の各カテゴリー間の比較　58
  - 3.4.4　各カテゴリー間の相関関係　75
- 3.5　診療談話の考察　81
  - 3.5.1　患者―医師間の関係性　81
  - 3.5.2　地域差および性差の影響　82
  - 3.5.3　医師発話における東京と大阪の地域差の影響　82
  - 3.5.4　患者発話における東京と大阪の地域差および性差の影響　83
  - 3.5.5　RIAS の応用的価値　85
- 3.6　RIAS の有効性と限界性　90
  - 3.6.1　有効性　90
  - 3.6.2　限界性　92

第4章　RIAS のカテゴリー化に対する批判的検討　95

- 4.1　カテゴリー化の理論的背景　95
  - 4.1.1　認知言語学からみたカテゴリー化　96
  - 4.1.2　RIAS におけるカテゴリー化　99
- 4.2　コード化の方法論的不備　106
  - 4.2.1　「直感」による判断　106

  4.2.2 コード化の基本的規則 108
  4.2.3 3つのカテゴリー分析 109
 4.3 カテゴリー「確認」の多重性 110
  4.3.1 「確認」の定義 111
  4.3.2 「確認」の補足定義 113
  4.3.3 「確認」にみられる共同発話の機能 114
  4.3.4 考察 129
 4.4 カテゴリー「笑い」の多義性 133
  4.4.1 クラスター「肯定的応答」のカテゴリー定義 134
  4.4.2 クラスター「肯定的応答」の問題点 137
  4.4.3 「笑い」の多義性 138
  4.4.4 考察 152
 4.5 カテゴリー「共感」の非明確性 153
  4.5.1 「共感」の定義 153
  4.5.2 「共感」の拡大定義 155
  4.5.3 「共感」の非明確性 157
  4.5.4 明示的共感と非明示的共感の比較 165
  4.5.5 考察 168

第5章 RIAS のイデオロギーに対する批判的検討 173
 5.1 言語イデオロギー 173
  5.1.1 要素還元主義的分析の限界 179
  5.1.2 言及指示的機能と社会指標的機能 180
  5.1.3 コード化および数値化 183
  5.1.4 発話単位の設定 184
  5.1.5 パラ言語的要素の解釈 186
 5.2 医師中心の近代医療イデオロギー 188
  5.2.1 病いと疾患の違い 190
  5.2.2 制度化される医療 191

5.2.3	医師の権威と専門性	191
5.2.4	患者の権利と非専門性	196

第6章　相互行為的談話分析による試案　199
6.1　分析試案　199
6.1.1　分析の目的　199
6.1.2　社会言語学的分析観点　201
6.2　相互行為によるラポール構築のケース分析　205
6.2.1　ラポール構築の分析目的　206
6.2.2　ラポール構築の定義　208
6.2.3　先行研究の課題　209
6.2.4　相互行為的談話分析　210
6.2.5　コミュニケーション・パターン　247
6.3　相互行為によるコンフリクト回避のケース分析　251
6.3.1　コンフリクトの分析目的　251
6.3.2　コンフリクト回避の定義　252
6.3.3　先行研究の課題　253
6.3.4　相互行為的談話分析　253
6.3.5　コミュニケーション・パターン　289

第7章　結論　295

付表　303
参考文献　307
あとがき　323
索引　325

図表リスト

図

図 2.1	平均診療時間の欧米との比較	25
図 3.1	一般外来医師とがん診療医師の発話率の比較	88
図 3.2	一般外来患者とがん患者の発話率の比較	89
図 4.1	RIAS 分析におけるカテゴリー分類の内訳	130
図 4.2	東京の医師と大阪の医師の共感 I および II の発話の割合	169
図 6.1	ラポール構築のケース・スタディー：会話 885(大阪)	212
図 6.2	ラポール構築の構造	233
図 6.3	ラポール構築の談話展開における結束性	235
図 6.4	コンフリクト回避のケース・スタディー：会話 452(大阪)	256
図 6.5	コンフリクト生成と修復の構造	276
図 6.6	コンフリクト回避の談話展開における非結束性	278

表

表 2.1	Three Basic Models of the Physician-Patient Relationship (3 つの医師―患者関係のモデル)	40
表 3.1	地域別・性別の平均患者年齢	50
表 3.2	地域別・性別の平均診療時間	50
表 3.3	本書でのクラスター分類と構成発話カテゴリー番号	52
表 3.4	医師と患者の平均発話数および発話比と相関係数	57
表 3.5	医師と患者の発話カテゴリー別平均発話数および SD と発話率	59

表 3.6	医師と患者の開放型質問の平均回数および SD と平均発話率	61
表 3.7	医師と患者の閉鎖型質問の平均回数(SD)と平均発話	62
表 3.8	医師と患者の情報提供の平均発話回数(SD)と平均発話率	64
表 3.9	医師による助言の平均発話回数(SD)と平均発話率	65
表 3.10	医師と患者の感情表現の平均発話回数(SD)と平均発話率	66
表 3.11	医師と患者の「不安・心配」発話の平均発話回数(SD)と平均発話率	67
表 3.12	医師と患者の［R/O］表現の平均発話回数(SD)と平均発話率	68
表 3.13	医師と患者の「共感」の平均発話回数および(SD)と平均発話率	69
表 3.14	医師と患者の「促し」表現の平均発話回数(SD)と平均発話率	70
表 3.15	医師と患者の「肯定的応答」の平均発話回数(SD)と平均発話率	71
表 3.16	医師と患者の「否定的応答」の平均発話回数(SD)と平均発話率	72
表 3.17	医師の［Orient］の平均発話回数(SD)と平均発話率	73
表 3.18	患者の「サービスの要求」の助言の平均発話回数および SD と平均発話率	74
表 3.19	医師と患者の「社交的会話」の平均発話回数および SD と平均発話率	75
表 3.20	医師と患者の各発話カテゴリー間の相関関係(r)	76
表 3.21	患者自身の各発話カテゴリー間の相関関係(r)	77
表 3.22	患者—医師間の相関関係(r)	78
表 3.23	本書の結果と Ishikawa et al. (2002b)との比較	87
表 4.1	笑いの分類	139
表 4.2	共感 I と共感 II の比較	166
表 4.3	共感 I と共感 II の諸因子	169
表 6.1	疾病観	238
表 6.2	服薬に対する認識	241
表 6.3	薬剤(ステロイド剤)に対する認識	243
表 6.4	治療モデル・治療方針	244
表 6.5	他の医師への評価	247

表 6.6	レベル別のラポール構築の言語的要因	249
表 6.7	疾病観	281
表 6.8	リハビリに対する認識	282
表 6.9	手の症状とそのリハビリ効果に対する認識	285
表 6.10	服薬(降圧剤)に対する認識	287
表 6.11	治療方針	289
表 6.12	レベル別のコンフリクト回避の言語的要因	290

第 1 章　序論

　現代の日本社会では、以前より増して医療の質が問われている。それは医療技術の進歩による目覚ましい治療成果だけでなく、むしろもっと目に見えない患者と医療者との関係性の質であり、両者を繋ぐコミュニケーションの質ではないだろうか。医療の質を原点で支える患者と医療者間のコミュニケーション解明にむけて、多くのアプローチによる分析が試みられている段階である。

　医療の担い手は、医師だけでなく、看護師、保健師、助産師、薬剤師、臨床検査技師、理学・作業・言語療法士など多種多様な医療従事者によって構成されており、患者も年齢、性差、地域差や、社会的・経済的属性も異なる。患者の病態も重篤な急性期から、自覚症状の乏しい慢性疾患の生活習慣病が疾病の主流を占めるようになった。一方、現代の患者と医師を取り巻く社会環境を俯瞰すると、医師による直接の診療以外にも、インターネットやテレビ、書籍など各メディアの流す医療情報が氾濫している状況にある。

　このように現代の医療現場は多様化し、高度医療の発達に伴って専門別に細分化されている。しかしながら、医療の原点は、患者と医師が対峙する診療場面に遡る。たとえ重篤な救命医療であっても、生死に関わらない美容整形であっても、家族の付き添いがある場合でも、医療の質を問うカギは患者と医師との 2 者間にある。またどんなに健康な人間であっても、たとえば風邪をひいて近所の病院の一般外来を受診することは、誰もが日常的に経験する医療行為であろう。

　以上の背景を鑑み、本書では医療の質の向上をはかる上で、まず基点とな

る患者と医師のコミュニケーションの特徴を多面的に解明していく。そのための最初の枠組みとして、欧米を中心に代表的な医療談話分析法として知られるローターの相互作用分析システム（Roter & Larson, 2002）"Roter Methed of Interaction Process Analysis System[1]"（以下、RIASと略す）の分析手法を紹介し、実際に日本語での診療談話データの分析を通して、RIAS分析の再検討を行う。同時に、その根底に内在するイデオロギーへの批判的考察に行い、さらによりダイナミックな患者と医師との相互行為を捉えるための新たな分析方法の提示を試みる。

本章では、研究の背景として、医療の発展と日本社会の急速な高齢化による疾病構造や受療行動、医療のあり方の変化を論じ、動機として個人的なRIASとの遭遇体験を述べる。その上で、研究の目的と意義を明らかにし、本書の構成を紹介する。

---

[1] 医学教育等の領域で"RIAS"〔raias〕と略記〔発音〕され、日本では通常「リアス」と音読される。開発者である米国 Johns Hopkins University, School of Public Health の Dr. Roter の名を冠している。（RIASのHP参照　http://riasworks.com/）

1.1　研究の背景

医療の飛躍的な発展により、現代の日本は急速高齢化社会を迎え、疾病構造も急性期から生活習慣病に代表される慢性疾患へと変化を遂げた。また、高齢化そのものが生活能力の低下という意味において慢性病の一種とみなされ、医療技術の進歩により臨死期の患者の治療も長期化している（厚生労働省，2011a, 2011b）。そのため、医療者と患者の関係も一時的なものから、長期にわたる継続的関係へと変化し、医療者は患者の病態だけでなく、生活習慣や生活の質などの患者のライフスタイルをも把握することが必要となってきている（中川，1996, pp.144–145）。

さらに、医療自体のあり方も変化している。診療方針の決定や治療の継続を医師の判断にまかせてしまう「『おまかせ』医療は過去のもの」（箕輪・佐

藤，1999, p.9）として、「『自己決定』医療の方向へと比重が移り」つつあるといわれて久しい（日本保健医療行動科学会，1999, p.50）。この背景には、1990年代以降欧米を中心に広まった従来のパターナリズム[2]に基づく医療から、「患者中心の医療」(Patient-Centered Medicine)（スチュワート，2002）へのパラダイムシフトがあり、その影響を日本の医療界も受けている。例えば、日本における患者‐医師関係の変化が報告され（Hattori., et al, 1991）、その特徴の1つとして医療の基軸となる患者‐医師関係が「相互参加型」(the mutual participation model) に移行してきた[3]ことが指摘されている（進藤，1990）。

この医療面接において主要部分を占める患者―医師間のコミュニケーションは、診療行為の基本的構成要素であり、良好な患者―医師関係を築くために重要であることは患者の立場からも（佐伯，2003；酒巻・林田，2013；ささえあい医療人権センター COML，1998）、また医療者自らも強く認識している（日下，2013；中川，1993；向原・伴，2001；斉藤，2000；鈴木，2007）。

そこで医学教育分野では、1975年に英国で提唱された医療面接を含む臨床能力の客観的評価を行う実技試験 OSCE（オスキー、Objective Structured Clinical Examination；客観的臨床能力試験）が日本でも2005年より正式実施され[4]、医学部・歯学部以外に2010年からは薬学教育でも試験的な運用が始まった。このように、カリキュラムの改訂、模擬患者養成などによる医学教育面での改革は進行しているといえるが、コミュニケーションそのものに対する基礎研究の不足が指摘されている（橋本，2000, p.182）。

一方、欧米では様々な学問領域からヘルス・コミュニケーション研究が行われてきた。特に、代表的な医療談話に特化した機能分析法である RIAS を用いた研究が欧米を中心に活発に報告されている。簡単に述べると、RIAS の手法とは会話を定義に基づく機能によって分け、集計し、頻度や他の属性との相関関係を求めたりする計量的分析法である。しかし、会話の機能分析を定量的に処理する RIAS の研究手法上の限界も指摘されている（橋本，2000; Sandvik, Eide, Lind, Graugaard, Torper & Finset, 2002）。

そこで本書は、海外の医療談話分析の枠組みとして主流とされる RIAS を取り上げ、実際の日本における診療談話データの分析結果を踏まえながら、分析手法および背景にあるイデオロギーの特徴に関する批判的検討を行い、新たな分析の可能性と成果を提示していきたい。

現代の日本の医療が漸次的に患者中心の相互参加型へ移行する傾向の中で、欧米を中心に汎用される医療談話の分析手法 RIAS に対し、社会言語学的視点から手法上の限界を整理することは、日本での医療面接に関する基礎研究の充実につながり、医療の質の向上を求める現代社会からの喫緊の要請である。医療関係者だけでなく、現代医療が進む方向性を考える緒として、広く一般読者の一助にもなれば幸いである。

では、RIAS という分析手法との最初の出会いから本研究に到った動機を説明したい。社会言語学的談話分析の質的検討を行ってきた筆者にとっては、いささか抵抗のある異質の分析ツールとの遭遇だったからである。

初めて筆者が RIAS のコーディング作業をつぶさに見たのは、米国から来日した RIAS のベテラン・コーダーのアメリカ人女性によるデモンストレーションであった。その時の驚きは今も忘れられない。彼女は RIAS の開発者ローター博士の研究助手で、英語の診療談話テープをヘッドホンで聞きながら、切れ目なくコンピュータのキーボードを連打し流れるようにコード化していく。その驚異的スピードと正確な判断力（に違いない）には舌を巻き、一切逡巡しない彼女の作業効率の素晴らしさに感動すら覚えた。それまで筆者が経験していた（そして今もしている）膨大な時間と労力を要す言語学の談話分析とは雲泥の差であった。

RIAS の一連の作業工程を分解すると、自然スピードの医療会話の録音音声（および録画画像）を聞き（見）ながら、意味のかたまりと判断した発話が終わった瞬間、該当すると判断した発話カテゴリーを合計 42 の中から 1 つ選出し、そのコード記号をパソコンに入力する─これらの反復である。文字化資料を原則として作成しないというのは言語学の常識では有り得ない。作業を成功させるために必要な能力を列挙すると、音声聴解力、発話理解力、カテゴリー化のための記憶力、判断力、直感力、そして発話が終わるや否や

PC 入力を完了させる俊敏な身体能力、入力を継続する集中力、であろうか。もちろんテープを何回も聞き直すことは可能である。

　いずれにしても、夢のような作業効率の良さを眼前にして衝撃を受け、筆者も後に RIAS の講習を受講し正式コーダーとしての認定を受けた。だが、実際には思うように分析作業が進まない。テープ音声だけでの入力では細部の記憶が曖昧で、たとえトランスクリプトを作成した場合でも、日本語会話の特徴である重なり[5]やあいづちが多発し、発話単位の切り方、1 つだけのカテゴリー選択、断片的な発話処理への疑問と様々な問題を割り切らなければ作業が進まないことがわかった。英語と異なる日本語会話の特性、筆者の能力不足ももちろんある。それを別にしても作業効率と引き換えに消失したものは何か。この疑問に答え、RIAS に対する批判的検討を行うことは言語学研究に携わる者としての責務であり、それを明確にした上で、この分析ツールの有効利用を図ることが今後のヘルス・コミュニケーション研究の発展にとって急務であると確信した。

2　「父親が子どもに対してとる行動のように、権威ある立場の者がその善意に基づいて他方を一方的に保護・指導するという考え方。父権主義、温情主義は同義」(日本保健医療行動科学会, 1999, p.247)。

3　一方、「慢性疾患の比率が高まったからといって、必ずしも患者が主体的役割を望む存在へと変化を遂げたわけではない」(松繁, 2010, p.29) との指摘や、患者医師関係が一様ではない (Wiles & Higgins, 1996) との報告もある。が、ここでは補記するに留め議論は譲る。

4　OSCE は日本において 1994 年川崎医科大学が初めて導入し、その後 2001 年より医学部歯学部で試験的に開始され、2005 年 12 月より正式に実施された。薬学部においても、6 年制薬学部の学生が 5 年次に進級する前年 2010 年に試行された。医学部の OSCE は医療面接、胸部診察、呼吸音聴診、バイタルサイン等、歯学部の OSCE は、医療面接、口腔内診査、診断、テンポラリー・クラウンの作成、バイタルサイン等、薬学部の OSCE は患者・来局者接遇、各種薬剤の調整、無菌操作等が課題として出される。

5　ノルウェーの研究者らの論文でも、会話に頻出する "interruption" が RIAS にはないと指摘されている (Sandvik et al., 2002, p.238)。

1.2 本書の目的と意義

　本書の目的は、欧米を中心に汎用される医療コミュニケーション分析法RIASに対して批判的検討を行い、さらに新たな分析の可能性を提示することである。

　その最終目的を達成するための具体的項目は次の5点である。

1) 実証研究としてRIASの批判的検討を行うため、一般外来診療の患者―医師間の診療談話データをRIASにより分析し、得られた結果を記述・検討する。
2) RIASの根幹を成すカテゴリー化に対する批判的検討を行い、理論的問題点を特定する。
3) その批判的検討結果を踏まえ、1)と同じ実証データを使用して、問題が特定されたカテゴリーの修正および再分析を行う。
4) RIASが依拠する言語イデオロギーおよび近代医療イデオロギーに対する批判的検討を行い、特徴的傾向を同定する。
5) その批判的検討の結果を踏まえ、1)と同じ実証データを使用して、切片化した発話の集積ではなく、会話参与者による連続した相互行為としての談話と捉え、相互行為の記述、テクスト間の関係、コンテクストの展開を可視化する分析試案を提示する。

　本書の意義は、欧米の医療分野において汎用され、計量的手法を用いるコミュニケーション分析法RIASに対する包括的かつ詳細な批判を行い、分析手法上の不備の特定、特にカテゴリー化がコミュニケーションの実態に適さないことを実証的に示し新たな分析試案を提案した点にある。また、データの分析にとどまらず、分析手法の背景となるRIASの依拠する枠組みに対しても、批判的考察を試み、言語イデオロギーおよび近代医療イデオロギーの影響が見出されることを論述する。従来、断片的・部分的にしか行われてこなかったRIASに対する批判(橋本，2000; Sandvik et. al., 2002)を、具体的

データ分析と理論的考察によって包括的に進め、批判的吟味の上にたった分析試案を提示することが本書のねらいである。

1.3 本書の構成

　本書は7章で構成されている。第1章（序論）で本書の目的、背景、意義について述べる。第2章では医療談話に関する先行研究を計量的分析手法と質的分析手法に分けてまとめ、医療談話に関する鍵概念を説明する。第3章では、一般外来診療の患者‐医師間談話データを用いて、RIASによる分析結果を示す。第4章ではRIASの研究手法上の根幹を成すカテゴリー化に対する理論的批判を行い、カテゴリー化に適さない発話の3つの特徴として、1)多重性、2)多義性、3)非明確性を指摘する。具体的には、カテゴリー「確認」の多重性、カテゴリー「笑い」の多義性、カテゴリー「共感」の非明確性に関して、医療談話の実際の会話例をもとに指摘し、実証的な批判的考察を行う。第5章では、暗黙裡にRIASの依拠する言語イデオロギーおよび近代医療イデオロギーを抽出し批判的考察を深める。第6章でRIASが捨象した談話の諸相を指摘し、患者‐医師間の相互行為の連続体を捉えることにより、談話テクスト間の関係、コンテクストの展開や影響を含む談話のプロセスとメカニズムが可視化される分析試案を提示する。分析対象とするトピックは、1)ラポール構築、2)コンフリクト回避である。最終の第7章では、結論として包括的考察と今後の課題について記す。

第 2 章　医療談話に関する先行研究およひ鍵概念

　1970 年代から欧米を中心に、診療場面での医師と患者間のコミュニケーションが、患者の満足度[1]や治療のコンプライアンス[2]、症状の改善などの患者のアウトカム（治療結果）にどのような影響を与えるかといった実証研究が医療分野を中心に数多く行われてきた。それに伴い様々なスケール、チェックリストや分析法が開発され、特に計量的分析手法を取り入れた「プロセス分析」(Process Analysis)[3]と呼ばれる手法が、患者―医師間のコミュニケーションを客観的かつ量的に把握するツールとして盛んに用いられてきた (Boon & Stewart, 1998)。その最も代表的とされる分析システムが RIAS であるが、まず批判的検討を行い、日本語の診療談話に対する妥当性を吟味する。RIAS は、「プロセス分析」の原点ともいうべき「相互作用分析システム」(IAS: Interaction Analysis System) (Bales, 1950) を医療談話分析に特化して修正・発展させたツールである。

　一方、患者―医師間コミュニケーションに関する質的分析も多様なアプローチがなされてきた。社会言語学や会話分析 (Conversation Analysis; 以下 CA)、医療人類学等の人文科学系学問領域では、患者と医師の診察会話場面を録画・録音してその映像・音声を繰り返し再生し、特定の理論や方法論的手法を踏襲してトランスクリプトをもとに、会話参与者のスピーチスタイルの変化や性差の影響など相互行為の解明を中心にした質的分析が行われてきた (Mishler, 1984; Sacks, Schegloff, & Jefferson, 1974)。

　さらに典型的手法で下位分類すると、談話分析 (discourse analysis)、会話分析 (CA)、物語分析 (narrative analysis) の主に 3 つに分類できる。これらの

手法は重なる部分があるが、談話分析は、診察の中で会話がどのように社会的関係や力関係を変え、形成し、維持していくかに焦点が置かれる。一方、会話分析(CA)は、会話の構造的な特徴(発言の順番取りや質問と答えの流れなど)に注目し、会話参加者はその構造に従って一定の方向に進んでいるとする(Roter & Hall, 2006, pp.48-49)。そして、物語分析は、医療人類学的観点から患者の体験に基づいた物語に焦点を当て(Roter & McNeilis, 2003)、患者による病いの物語を理解することは患者の抱える問題への全人的アプローチを可能にすると捉える(グリーンハル・ハーウィッツ, 2001, p.8)。

このように医療コミュニケーションの先行研究は、大別して計量的分析手法と質的分析手法の2つのアプローチに総括されるが、診察におけるコミュニケーション分析の評価に関する議論の中心は、計量的方法と質的方法の区別にあり(Roter & Frankel, 1992)、一般に2つの方法論のパラダイムや信条の特徴の相違が認識されるのと同じく、診療談話の評価の領域でもそれぞれのパラダイムを支持する研究者たちの問題設定から分析スタイルまでが異なっている(ローター・ホール, 2007, pp.56-57)。

例えば、計量的手法をとる研究者は、客観的に測定された患者と医師との行動について統計学的な要約と関連を報告する。そして、計量的分析手法に分類されるプロセス分析では発話をコード化して集計・平均を求め発話頻度や割合を求める。

一方、質的手法を用いる研究者は、観察内容の数値的な意味づけはせず、分析対象者の発する言葉でデータを記録し、録音や録画のトランスクリプトに基づいて実際の談話を示し表現する。そして、質的分析手法による場合は、個別の会話に対してそれぞれのコンテクストや内容を考慮し分析・解釈する。すなわち、両方のアプローチを用いた複合的研究は同時に成し得ない学問的偏重が背景にある。

では、それぞれの研究の流れと概要を紹介する。

1 「患者満足度は、患者による医療評価の主たる方法である。また一方では、治療後の症状の改善状況などと同様に、医療の結果の重要な一因子でもある。[中略]わが国の研究では、外来においては、医師に関する要因が患者

満足度の高低に強く影響していることが明らかになっている」(日本保健医療行動科学会，1999，p.69)。
2 コンプライアンスとは、「保健医療の専門家による患者への健康に関する指示や助言に患者が従うことを指して、コンプライアンスという。その内容によって、服薬コンプライアンスとか通院コンプライアンスと表現される。［中略］コンプライアンス行動は、患者の保健信念や動機要因が大きく左右する」(日本保健医療行動科学会，1999，p.119)。
3 ここで記す「プロセス分析」とは、分析システムに名付けられた"Process Analysis"を日本語に直訳したものであり、筆者がRIASに代表される分析手法について、字義通り「プロセス」の分析を可能にする手法と認めたわけではない。次の第3章および第4章以降で、「プロセス分析」と命名されたRIASへの批判的検討を通して明らかにされるように、RIASではある発話の平均的傾向は示されるが、コミュニケーションの「プロセス」、すなわち時間的経過に伴う談話展開の「過程」そのものは解明されない。

2.1　計量的分析手法

　医療コミュニケーション研究は欧米で活発に行われ、特に計量的分析手法を取り入れたプロセス分析(Process Analysis)の研究は200以上みられる。一般的に計量的分析の考え方は仮説演繹的であり、客観志向・結果志向といえる。ある対象を定義に基づきコード化および数値化し集計して平均値、標準偏差等を求め、目的に応じて有意差検定や相関係数など統計的検証を重ね他の変数との関連や相違を求める分析である。計量的分析の利点は、4つのRで示される。それらは、1) representativeness（代表性）、2) reactivity（反応性）、3) reliability（信頼性）、4) replicability（再現性）である (Heritage & Maynard, 2006, p.361)。

　平均値・標準偏差を求めれば、対象が属する集団の 1) representativeness（代表性）が得られる。そして、定義に従ってコード分類し数値化することにより、変数間の関係が明らかになり、2) reactivity（反応性）が予測される。例えば、発話カテゴリー間の関係性として医師の質問が増えると患者の答えが増す、などの事前予測が可能となる。有意差検定により変数間の相違が有意

か否か、また、平均値および有意差検定により誤差の範囲か否かを検証することで、3) reliability（信頼性）が高まる。コード化作業もコーダー間の相関を求めて分析結果の信頼性を同様に高める。また、同じ分析手順を踏襲できるので結果の 4) replicability（再現性）が得られる。

　この4つのRのいずれもが自然科学の研究分野では重要かつ不可欠であり、故にRIASを初めとする多くの医療分野のコミュニケーション研究は、計量的分析を可能とするプロセス分析に依拠するといえる。

　ただしBoon & Stewart（1998）のレビューによると、計量的なコミュニケーションの評価研究で28の異なるシステムが用いられたが、その後も他の研究者によって利用された手法はわずか4つで、それらはベールズ（Bales, 1950）、スタイルズ（Stiles, 1992）、スチュアートら（Stewart et al., 1995）、ローターとラルソン（Roter & Larson, 2002）のものであった。では、先駆的な3つの分析システムの概略を年代順に記し、次に本書で対象とするRIASの分析アプローチに関する概略と先行研究の詳細を述べる（Heritage & Maynard, 2006; Roter & Hall, 2006）。

2.1.1　先駆的手法の概略
(1) ベールズの相互プロセス分析システム

　ベールズは集団力学に興味を持ち、問題解決や意思決定の際、小グループのメンバー間に見られるコミュニケーションを評価する手法を開発した。問題解決の過程をそれぞれ、感情的に中立で業務遂行的（task-focused）機能をもつコミュニケーションのカテゴリー（提案をする、など）と、肯定的・否定的感情の表現など社会情緒的（socio-emotional）内容を伝えるコミュニケーションのカテゴリー（同意や否定、緊張など）のいずれかに分類した。このベールズによる相互プロセス分析システム（Interaction Process Analysis: IPA）は、もともとビジネスなど一般的な集団内相互作用の分析を目的に開発された手法だったため（Bales, 1950）、医療コミュニケーション研究への応用を考えた研究者らは、医療場面での医師―患者の二者間の相互作用に適用させるためカテゴリーなど大幅な変更を行った。今でも、ベールズのプロセ

ス分析を応用した診療談話に関する初期の論文(1960年代後半から1970年代初頭に発表)については、患者―医師間コミュニケーションに関する先駆的研究として引用される(Korsch, Gozzi, & Francis, 1968; Korsh & Negrete, 1972)。この中のKorsh & Negrete (1972)の研究は特に革新的で小児救急病院での患者―医師間の相互作用を報告する強力な実証研究とされ、良好なコミュニケーションが患者の健康状態の向上に役立つことを示す結果となっている。

しかしながら、もともとベールズの枠組みは一般的なコミュニケーションが分析対象だったことから、医師と患者のやりとりの特徴を抽出するには不十分であった。会話参与者の発話のカテゴリーを、業務遂行型(task-focused)と社会情緒型(socio-emotional)のどちらかに分類するという手法においてもその判断基準は不明確であった。例えば、患者が「私は死ぬのですか」と質問した発話カテゴリーについて、「意見の要請」(asks for opinion)か、または「緊張を示す」のどちらかを選択しなければならない(Wasserman & Inui, 1983, p.286)という不備が生じていた。

その後、ベールズの相互プロセス分析研究は、医療談話に特化したRIASに受け継がれ、発話カテゴリーの変更を加えるなどして修正・発展されていくことになる。

(2) スタイルズの言語的応答モード

スタイルズの言語理論に基づいて開発された言語的応答モード(Verbal Response Mode; VRM)システムは、ベールズの分析手法と同じく、一般的な発話行為の分類であって、特に医療談話に特化したものではなかった。このシステムの特徴は、話し手と聞き手の間の特定な対人的意図、あるいはその場のミクロな関係性(micro relationship)を反映させた分類法をとることにある。

分析対象となる単位は発話の区切りであり、1つの発話の区切りは1つのまとまった心理的体験あるいは1つの発話に相当するとした統語的単位とする。スタイルズのシステムでは発話分類に3つの原則があり、まず、1)

経験の原因（source of experience）が情報伝達の応答や傾聴を引き出す。次に2）体験に関する推測（presumption about experience）があり、これが指示的応答（対話コントロール）や、従順な応答（他者に従う）となる。最後に3）参照枠（frame of reference）があり、威圧的な応答か（相手の知識を憶測）、または控え目な応答かをみる。そしてこれらの分類は二分法で行い、いずれも「話し手」または「聞き手」のどちらかの発話として扱われる。

　スタイルズにより分類される発話カテゴリーは、自己開示、情報、指示、確認、質問、あいづち、解釈、反射となり、各発話は2回それぞれコード化される。まず、文法形式あるいは意味に基づくコード化を行い、次に伝達意図あるいは語用論的な意味でのコード化を行う。そのため、形式分類と意図分類での組み合わせは64種類となる。このシステムは、開発したスタイルズおよびその他の研究者により、米国、英国、オランダでの研究で用いられ、対象はプライマリ・ケア、がん治療、精神科治療の患者に行われた（Stiles, 1992）。だが、分類の組み合わせが複雑であり、単純に二分できないケースがあるなどの理由からあまり一般的に使われていない。

(3)スチュワートの患者中心性の測定法

　患者中心の医療（McWhinney, 1989; Stewart, et al., 1995）の考え方から、患者と医師の行動評価方法として開発され、録音または録画された診療場面をもとに、"患者中心性（patient-centeredness）"の測定方法（Patient-Centered Measure）が開発された（Brown, Weston & Stewart, 1989; Stewart, et al., 1995）。

　概説すると、評価は3つの主要構成要素に対して、0（全く患者中心ではない）、から100（非常に患者中心的）までのスケールで得点化していく。1つ目の評価要素は"患者の疾患とその体験の理解"（症状に関連した発言、ほのめかし、考え、期待、感情、日常生活機能への影響）となり、この6項目に関して患者が発した発話全てを逐語的にコーディング用紙へ記録する。コーダーは個々の発話に対して医師が前置きになる質問をしたか（あり、またはなし）、探索的な質問をしたか（あり、またはなし）、議論を切り上げたか（あり、またはなし）を評価する。2番目の要素として"全人的理解"があ

り、これは患者の人生や生活に関する内容が医師から確認されたかどうかを評価する。評価項目として、家族や仕事、社会的サポートの有無、ライフ・サイクルのどの時期に置かれているか、などがある。3番目の要素は、"共通の基盤を得ること"(問題の本質や優先順位、治療・管理の目標、医師と患者の役割に関する相互理解や合意)となる。

この患者中心の測定方法は、プライマリ・ケア[4]領域や学生や医師のあり方の評価に最もよく用いられている(Stewart, 1995)が、逐語記録はコーディングを行うためであり、直接の会話に関する分析はされない。また患者中心性に関するスケール評価であり、医師と患者の相互行為のプロセスや個別のコンテクストを直接明らかにする手法ではない。

---

[4] 「これまでも primary care の日本語訳が試みられたが、適訳が見つからず、現在でもそのままプライマリ・ケアと表記されている。日本プライマリ・ケア学会による 1982 年の日本語訳の試みによれば、初療、近療、常療、総療、基療、本療などの案が出された。プライマリ・ケアについての主導的な流れの一つは、1948 年に始まった英国の National Health Service システムにおける一般医療(general practice)である。もう一つの流れは、米国において 1969 年に 20 番目の専門科として誕生した家庭医療(family medicine)である。」(日本保健医療行動科学会監修, 1999, p.266)本書の分析対象である一般外来診療は、プライマリ・ケア活動に相当する。

2.1.2 RIAS の概略

RIAS は、診療場面における患者─医師間の会話分析のために開発されたシステムで、対人関係における影響と問題解決に関連した社会的交換理論(social exchange theory)を参考に開発された(Roter & Larson, 2002)。社会的交換理論とは、社会心理学的および社会学的観点から、対人関係が人々の間での交渉や主観的コスト分析から様々な資源を活用して形成されるとする理論である。経済学・心理学・社会学が基盤となり、基本概念は、コスト(cost)、恩恵(benefit)、結果(outcome)、比較レベル(comparison level)、満足感(satisfaction)、自立(dependence)とされる。例として、恩恵には物質あるいは財政的資源、社会的地位、感情的安心感を含む。コストは一般的に、時間、金、また失った好機からなり、結果(outcome)は恩恵からコストを引

いたものとみなす。

　すなわち RIAS では、患者と医療者が診察での会話を通して、様々な資源を交換する過程やその結果を捉える手法として社会的交換理論の観点を取り入れているとし、「医療面接を、"専門家どうしの会談"と位置付けており、患者―医師関係における平等主義のモデルに基づいている」(ローター，D.L.・ホール，J.A. 2007, pp.54–55)。

　だが、第 4 章、第 5 章で批判的に吟味するが、患者にはなく医師のみに割り当てられた発話カテゴリーが 7 つあるなど患者―医師間の発話カテゴリーの設定には不均衡な点がある(野呂ほか，2007)。そのほか RIAS の根幹を占めるカテゴリー化に関する批判的検討を第 4 章で、また RIAS の背景にあるコミュニケーションおよび近代医療の理論的イデオロギーに対する批判を第 5 章で、最後に第 6 章にて新しい観点での分析試案提示を行う。

　なお、前述したように RIAS は患者医師間のやり取りをコード化する手法で最も大きな影響を受けたのが、先のベールズの相互作用プロセス分析(Bales's Interaction Process Analysis; IPA)のシステムである。RIAS はベールズの手法を基に開発されたため、コミュニケーションのカテゴリーは、ベールズのシステム(IPA)と同様、業務遂行型コミュニケーションと、社会情緒型コミュニケーションの 2 側面で捉える。ベールズのシステム(IPA)では、場面で交わされる言語および出来事の逐語録に基づいて、会話を区分できる最小単位に分け、カテゴリー分類する。その最小単位は単語 1 つである場合もあれば、いくつかの文で構成される場合もある。

　しかし、参考にしたオリジナルのベールズの相互作用プロセス分析(IPA)との比較において、RIAS は次の 4 つの点において本質的に異なるとされる。以下に、日本語版に記された和訳を示し、次にオリジナルの英語原文を掲載する。下線はそれぞれ和訳と英語版の原典通りに記載している(野呂・阿部・石川，2007, p.5)。

1. RIAS のコード化の方法は、医療場面に特有の患者と医師という二者間の対話に合わせて作られている。全ての患者または医師の発話は、

患者または医師に割り当てられたカテゴリーに分類される。ただし、いくつかのカテゴリーは、通常患者または医師どちらか一方に使われることが多い。
2. 各カテゴリーは、医療場面での患者―医師間の通常の対話の<u>内容と文脈をそのまま反映する</u>ように作られている。
3. 発話のコード化は、トランスクリプトによらず<u>録音テープから直接行う</u>。
4. このため、やり取りの際の<u>声の調子を考慮しながらコード化することが可能である</u>。声の調子は、話された言葉の文字通りの意味を超えて、やり取りの情緒的側面を映し出すのである。またコード者[5]は、コード化終了後、やり取り全体の情緒的な印象に基づいて、患者、医師それぞれの情緒面の総合的評価（例えば、怒っている、心配している、支配的、親しみがある、相手に関心をむけているなど）を行う。

1. The coding approach is tailored to <u>dyadic exchange</u> specific to the medical encounter. All patient and physician dialogue is coded into categories that may be applied to each speaker, although some categories may be more common to a particular speaker.
2. <u>Categories are tailored</u> to directly reflect the content and context of the routine dialogue between patients and doctors during medical exchanges.
3. Identification and classification of verbal events are <u>coded directly from videotapes of audiotapes</u> and not transcripts.
4. Since coding is done directly from video or audiotapes, rather than transcripts, <u>assessment of the tonal qualities</u> of interaction is possible. These tonal qualities transmit the emotional context of the visit beyond the significance of the words spoken. Based on a general affective impression, coders rate both the patient and physician on global affective dimensions such as anger, anxiety, dominance, friendliness and interest.

ベールズのシステム (IPA) と RIAS の最大の違いは、前述 1 に記されたように、ベールズの手法は日常一般的会話の相互作用を分析するための枠組みだったのに対し、RIAS は医療場面の患者と医師との二者間のやり取りを分析するのに特化して開発された研究手法という点である。RIAS では、診療談話に即した分析を行うためのカテゴリーが作成され、分析結果を速やかに集計するシステムが開発された。

　前述 2 について、日本語版では「各カテゴリーは、医療場面での患者─医師間の通常の対話の内容と文脈をそのまま反映するように作られている」と示され、特に下線で「内容と文脈をそのまま反映する」点が日本語版で強調されている。一方、オリジナル英語版ではその点は強調されず、「Categories are tailored」のみ下線で示され、「to directly reflect the content and context」については下線が引かれていないという強調点の相違が認められる[6]。しかしながら、いずれにおいても重要な点は、RIAS が主張するように「内容」(content) と「文脈」(context) を文字通りそのまま反映しているか否かであるが、第 6 章で代替案としての分析試案を示す。

　また前述 3 のトランスクリプトの不使用という点が研究手法のメリットとして書かれているが、確かに他の手法と大きく異なり、コード化作業が録音または録画した会話資料から直接行われ、実際の会話音声を聞くことでパラ言語的要素も解釈に入れながらカテゴリー分類し、テープ起こしの作業を必要としないと強調されている。音声情報を重視することは、会話を解釈する上でより多くのシグナルや非言語情報を参考にできるため分析精度が上がり、また、テープ起こしに要する莫大な時間とエネルギーが削減できる点も他のプロセス分析の手法と比べて特長的だと RIAS では主張する。

　RIAS を用いた研究はアメリカ、ヨーロッパの順に数多く報告され、その他の地域の、アジア、アフリカ、ラテンアメリカでも行われている。対象は、一般外来であるプライマリ・ケア領域、がん診療、婦人科などの専門科目をはじめ、糖尿病、高血圧、喘息などの特定疾患の患者に関する研究で、RIAS に関連した約 200 の論文リストが RIAS 本部のホームページに掲載されている[7]。RIAS の方法に基づいて、各国の研究者が患者医師間のコミュ

ニケーションをカテゴリー化し、量的に示すことによって、特徴を体系的に捉え、診療場面での患者—医師間の談話コミュニケーションの内容と構造を明らかにしたいと考えている。このように RIAS が他のプロセス分析と比べ圧倒的に汎用性の高い研究手法として欧米に留まらず多くの国で活用されてきた理由には、次のような 6 つの利便性が主張されている（野呂・阿部・石川, 2007, p.1; 石川・中尾, 2007, p.203）。

1) 抽出の範囲：診察会話で重要とされる情報提供などの業務的会話（説明や質問など）および情緒的会話（共感や心配など）の両方の発話情報を抽出できる（石川・中尾, 2007）。
2) 数量化：結果が各発話カテゴリーの頻度という数量で得られるので、患者満足度などの outcome との関係が見やすい（野呂・阿部・石川, 2007）。
3) 汎用性：研究目的によって、発話カテゴリーを組み合わせることができるため、分析の汎用性に優れている（石川・中尾, 2007）。
4) コーディング上の利点：録音されたテープからトランスクリプトをおこさずに、直接音声を聞きながらコンピュータでコーディングすることが可能である。言語的コミュニケーションに加えて、声のトーンなどパラ言語的要素を解釈に加味することができるだけでなく、通常の分析に比べて分析作業時間を短縮し、より素早い現場へのフィードバックを可能にしている（野呂・阿部・石川, 2007；石川・中尾, 2007）。
5) 組み合わせの柔軟性：基本である医師—患者の組み合わせを、看護師—患者の組み合わせや、医師—患者—付き添い者など 3 者の組み合わせに柔軟に変更できる（野呂・阿部・石川, 2007）。
6) 評価上の利点：RIAS は欧米における 150 以上の先行研究において、信頼性や妥当性が検討されており、それらの分析結果との比較対照が容易に行える（野呂・阿部・石川, 2007；石川・中尾, 2007）。

RIAS が約 200 の先行研究の成果を生んだ理由は、この 6 つの利便性と計量的分析の利点とされる 4 つの R、1）representativeness（代表性）、2）reactivity（反応性）、3）reliability（信頼性）、4）replicability（再現性）（Heritage & Maynard, 2006, p.361）が、自然科学分野の医療関係者および研究者によって広く受け入れられたことが大きいと思われる。特に RIAS の 6 番目の利便性であるように共通参照枠として用いることにより、欧米を中心に蓄積された先行研究との比較対照を容易に行える点が有益である。
　そこで次に、RIAS を用いて行われた研究の概要を (1) 海外、(2) 国内、(3) 比較研究の順に詳述し、成果の一端を紹介する。

5　「コード者」とは、コーディング作業者を意味する。また、「コード化」とは、発話を聞いてどのカテゴリーに該当するか判断し、そのカテゴリー名を、コンピュータにあらかじめインストールされた RIAS 分析プログラムソフトに従って画面に入力することである。

6　RIAS 日本語版マニュアルは、開発者ローター教授の元に留学した日本人研究者らが協議し、承認を得た上でオリジナル RIAS 英語版に変更 3 点を加えた改訂版である（野呂・阿部・石川，2007, p.1）。オリジナル英語版マニュアルも必要に応じて参照したが、大きな相違はみられなかったため、基本的に日本語版マニュアルの定義および例文を引用する。その後、第 2 版 (2011) が出版された。

7　これまでの RIAS を用いた研究状況は、国別、トピック別で検索ができ、RIAS のホームページから参照およびダウンロードが可能である（「RIAS ホームページ」2014 年 1 月 1 日．http://www.riasworks.com/ より情報取得）。

2.1.3　RIAS の先行研究

　RIAS の枠組みを用いた数多い先行研究は、海外においては 80 年代から今日まで欧米を主として、またわが国では 2000 年以降、がん患者と医師との診療コミュニケーション研究を中心に活発化してきた。RIAS の共通参照枠を利用した比較研究では、ヨーロッパの大規模調査が複数ある。

(1) 海外における研究の概要

　医師と患者の特性として各カテゴリー別の発話がどのように相関しているか、またどのような発話頻度のパターンがみられるかなどのコミュニケー

ション行動の分析が数多く報告されている。開発者のローターは、アメリカでの診療会話を RIAS により分析した結果として、医師の総発話数が多いほど、また医師の質問や指示的発話が多いほど、患者の満足度が低いということを 70 年代後半に既に報告している (Roter, 1977)。この結果と相反する傾向を示す研究報告では、患者に対して質問を促す等の患者教育を行ったところ、臨床的指標となる満足度については改善がみられたとされる (Kaplan, et al., 1989; Ong, de Haes, Hoos & Lammes, 1995)。

本書の分析対象である診療談話と同種の一般外来診療 (primary care) の研究では、RIAS を用いて 50 以上の先行研究が行われ、欧米以外にメキシコ (Kim, et al., 2002)、カメルーン (Labhardt, et al., 2009; Labhardt, et al., 2010) についても報告されている。特定の疾病に焦点をあてて診療談話の特徴を明らかにするために、対象をがん患者 (Ford, et al. 1996; Ong, et al. 1998)、糖尿病患者 (Ghods, et al., 2008) においたものもみられる。

その中で最も関心が高いとされる医師と患者のコミュニケーションの特性は、ジェンダーとの関連である (藤崎・橋本, 2009, p.65)。特に医師のジェンダーとそのコミュニケーション行動との関連を調べた研究が数多く行われた。例えば、1967 年から 2001 年に発表された英語論文 23 本と報告書 3 本をメタ分析した研究によると、女性医師のほうが男性医師より、パートナー関係構築の発話やポジティブな態度を表明する発話 (同意する、励ます、安心させる)、心理社会的なことに関する質問や話し合い、感情に関する発話 (共感する、心配する) が多い (Roter, Hall & Aoki, 2002)。さらに、女性医師の診療時間のほうが男性患者の場合より平均して 2 分長いことが示された (女性医師：平均 23 分、男性医師：平均 21 分)。

一方で、医師のジェンダーの相違はコミュニケーションと関係しないとする研究もあり、Kindler らによると、手術前の麻酔科医と患者の会話から、患者および医師のジェンダーによるコミュニケーション行動ならびに診療時間に有意差はみられなかったとしている (Kindler, et al. 2005)。そのほか、患者のジェンダーと患者および医師のコミュニケーション行動との関連 (Pendleton & Bocher, 1980)、医師のジェンダーと患者満足度との関連

(Bernzg, et al., 1997; Roter, et al., 1999) が研究されているが、医師のジェンダーによる影響の有無は議論が分かれている。

(2) わが国における研究の概要

　一方、わが国の医療面接場面の客観的分析は極めて少なかったところ、2000年に入ってからRIASを用いた研究が前述の「RIAS研究会日本支部」を結成した研究者らによって積極的に行われるようになった。Ishikawa, et al. (2002) は、わが国の大学病院におけるがん患者150人の外来医療面接をRIASの手法により、開かれた質問、閉ざされた質問、指示、情報提供、感情表出、社交的会話等に分類し、統計処理を行ってその発話傾向を算出している。最多の発話率を示したのは、医師、患者ともに情報提供で全体の34〜35%を占め、感情表出と社交的会話に関してはいずれも3〜4%と極めて低い率であった。この結果から、日本のがん患者への医療面接の多くが、海外での先行研究と同様に (Ford et al., 1996; Ong et al., 1998)、課題志向的傾向にあることが示された。

　また、Ishikawa, et al. (2005) では、従来の研究が主に医師と患者の二者間を対象としたのに対し、日常の内科診療では一般的である患者への付き添い者を加えて、三者間のコミュニケーションの特徴を検討している。東京の大学病院総合内科を対象に、9人の医師による65才以上の患者診察において、63人の患者が付き添い者と同行し、82人が単独であった。RIASは通常医師と患者の二者間の分析とされるが、3人目の追加コードを設定し、付き添い者のコミュニケーションの諸相を明らかにした。二者間では、医師と患者のそれぞれの発話量は54%と46%だったが、三者間では医師と患者と付き添いのそれぞれで、49%、29%、22%だった。付き添い者は情報提供、医師への質問、患者の話の調整 (facilitating) を行っていた。付き添い者のコミュニケーションは患者に対してだけでなく、医師に対しても影響を与えた結果となった。付き添い者の役割に対する患者の期待と、付き添い者自身の自己役割に関する意識は相互に関連性が高く、付き添い者の発話について患者は好意的な感想を抱いていた。また、付き添い者に関しては直接的なコ

ミュニケーションの役割を果たすことが患者から期待され、付き添い者によっては情報の寄与や質問などの補足をしていることが示された。

その他、模擬患者と医学生との医療面接教育での談話を分析し、医学生のジェンダーがコミュニケーション・パターンに与える影響を報告した研究があるが、あくまで模擬面接であり、患者―医師間の現実のデータ分析ではない(野呂・阿部・松島・福島・木村, 2008)。

また、新たに薬学領域においても最近報告され、実際の患者と薬剤師間の研究もある(半谷ら, 2008)が、模擬面接の談話資料によるパイロット研究(有田ら, 2011)が多い。

(3) RIASを用いた比較研究の概要

RIASという一定の研究枠組みにより、豊富な先行研究を参照し、多彩な研究成果との比較検討が容易である。共通の枠組みをふまえ、かつ欧米やアジアの諸言語のコミュニケーション上の特徴を考慮しているということから、詳しい比較が可能であり信頼性も高いと考えられる。特に欧米では1980年代より、診療場面での患者―医師間の会話や行動に関し客観的で量的評価を行う手法として高く評価されてきた。特に、国別・地域別・疾病別の横断研究が容易であり、同様に縦断的研究も行われている。

横断研究での興味深いテーマとして、疾病別や専門科別、医師の属性別、患者の属性別、国際間などにおける診療スタイルの比較、患者の地域別、性別、年齢別等属性による比較、国際比較などが挙げられる。

このようにRIASを用いるメリットとして、比較対照性(comparability)が最大の魅力と思われる。

次に、比較に関する先行研究の事例として、a)国際比較、b)異時点比較の事例を紹介する。

a)国際比較：アメリカおよびヨーロッパ6カ国の一般外来診療の比較

一般外来診療に関するRIASを用いた国際比較研究例として、アメリカおよびヨーロッパ6カ国での大規模調査を2つ紹介する。

最初の Bensing らの研究はオランダとアメリカの一般外来診療を対象とした比較研究で、オランダは診療 102 ケース（医師 27 人）、アメリカは診療 98 ケース（医師 52 人）である。結果は、アメリカの診療平均時間はオランダより 6 分長いが（アメリカ：15.4 分 vs. オランダ：9.5 分）、身体検査の所要時間が占める割合は同じである（全体の 24%）。発話カテゴリーでは、アメリカの医師は質問が多く情報提供量も優っているが、オランダの医師に比べて患者中心のコミュニケーションを示す発話カテゴリーの割合は少なく、アメリカの診療の 48% が医学的情報の授受中心であったのに対して、オランダは 18%であった（Bensing et al., 2003）。

　次に紹介する RIAS を共通の枠組みとした国際比較研究（van den Brink-Muinen, et al., 2003）は、一般外来診療を対象にしたヨーロッパ 6 カ国（オランダ、イギリス、スペイン、ベルギー、ドイツ、スイス）の調査で、合計 190 人の医師、2825 人の患者が協力した。調査目的は 1) ヨーロッパ 6 カ国間での患者―医師間の一般診療コミュニケーションの比較、2) 国家医療制度である「ゲートキーピング」(gatekeeping)（家庭医による患者の受診機関選定）制度のコミュニケーションに与える影響の調査であった。ゲートキーピング制度の有無で分類すると、スペインとイギリスが「ゲートキーピング制度有」、ベルギー、ドイツ、スイスが「ゲートキーピング制度無」の国家に該当する。調査結果では、「ゲートキーピング」（選定制度）国家の医師は事前登録された患者を診察するという制度的影響から、コミュニケーションに対する配慮が低いと分析された。また、患者の属性（性別、年齢、社会心理的問題の有無、医師との親密度）が医師のコミュニケーションに影響する結果が示された。今後の課題として、コミュニケーションの影響要因に文化的要素を加える必要性が指摘されている。

　この調査結果から文化的特性への考慮が必要だと指摘されたということは、類似点の多いとされるヨーロッパ 6 カ国の調査であっても、文化・地域・言語等の相違を反映させた研究枠組みが必要であったことを意味する。共通の枠組みを踏まえながら、特に言語間の相違が十分考慮されているか否かは比較研究を遂行・評価する上で重要である。

また、平均診療時間について、最初のオランダとアメリカの 2 カ国比較の研究と 2 番目の 6 カ国比較研究で得られた平均時間数の結果の比較を棒グラフで図示した (表 2.1)。詳細データがないため簡単な傾向を示すのみだが、第 3 章で分析を行う日本 (東京・大阪) の一般外来診療が最短時間となった (平均 5.2 分)。患者選定制度の影響でコミュニケーションをあまり重要視しないと推測されるスペインやイギリス (各 7.8 分、9.4 分) と比較しても、平均して 3 分～ 4 分短い。平均診療時間の上位 3 カ国であるスイス、アメリカ、ベルギー (各 15.6 分、15.4 分、15.0 分) と比べると、日本の診療時間はわずか 3 分の 1 の短さである。

その他の発話の個別データがないため、具体的な結果の提示は終えるが、共通の参照枠を用いることで比較対照分析が容易となることが十分予想できる。

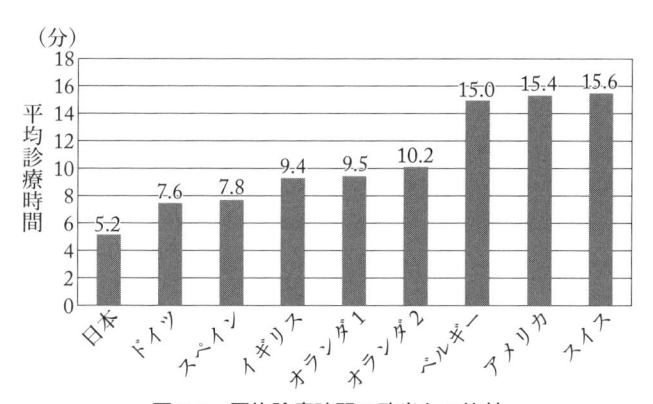

図 2.1　平均診療時間の欧米との比較

b) 異時点比較：オランダの高血圧症患者の診療談話比較

RIAS による医療コミュニケーションの縦断研究 (パネル調査ではない) を紹介する。Bensing ほか (Bensing, et al., 2006) は、オランダ国内での一般外来受診を記録した録画データから高血圧症患者を抽出し、1986 年と 2002 年との比較について、RIAS を用いて行っている。1986 年については全録画

診療データ 1569 ケース中 102 ケース、2002 年については、全録画診療データ 2784 ケース中 108 ケースを用いて比較検討した。1986 年では 27 人の一般医、同じく 2002 年では 108 人の一般医であった。患者の年齢、性別に関して、1986 年と 2002 年の差はなく、患者の平均年齢は 57.7 歳と 61.4 歳、また女性患者の割合は 66％と 64％で、どちらも継続受診患者が大部分を占める。

　結果について、診療時間は最近の 2002 年の平均が若干長いが有意差はない (1986 年：9.0 分 vs. 2002 年：10.0 分)。身体検査の所要時間も同様に差がない (1986 年：2.2 分 vs. 2002 年：2.0 分)。コミュニケーション行動について、医師の発話量の有意差はなく、患者の発話量は 2002 年で有意に減少している (139 発話 vs. 109 発話、p = 0.02)。1986 年と比較すると、2002 年の患者は医学的質問、不安、また会話のプロセス促進に関連する確認やパートナーシップの発話量が少ない。医師でも 2002 年では医学的質問が減少するが、医学的情報提供に関しては 1986 年より微増を示す。患者と同様の傾向で医師も会話のプロセス促進に関する発話が 2002 年では減り、患者に対する心配の発話も減っている。

　2002 年の調査結果で示された患者の発話量減少の理由は、診療時間や身体検査の時間の影響からは説明できないため、より詳細な分析をビデオの録画データで行ったところ、主な違いは医師の沈黙の時間であった。2002 年の調査で医師は診療記録をコンピュータ入力する間、沈黙していたのである。1986 年の調査では、医師の机にコンピュータが置かれた診療ケースは皆無であったのに対し、2002 年の調査では全ての医師がコンピュータを使用しており、その沈黙の作業時間は平均 2 分弱を示していた (平均 112 秒、SD = 92.5 秒)。

　情報提供は医療の質に関与する重要な要素だが、2002 年で医師が示した情報提供量増加の行動変容は、一方で医師の診察スタイルのマイナス面として表れ、パートナーシップ構築関連の発話が減少している。全体的傾向として、1986 年に比べて 2002 年の医師の診療パターンは、より task-oriented (職務志向) に変化したといえよう。

患者の談話行動の比較では 1986 年より 2002 年では会話のプロセス促進に関する発話が減少、医学的質問およびパートナーシップ構築の発話も減っている。この結果は、患者の自律性に関する理論研究からは予想外であった。高血圧症患者の自律性に基づく治療への参加は重要で、近年の患者はより多くの質問や会話のプロセス促進の発話量の向上が期待されていた。この予想外の結果について、まず多くの患者が高齢者であり、現代の自立した患者像には適合しないことが挙げられよう。確かに高齢者は若い患者より決断の共有を好まないものの、今回の調査では年齢による説明は適切でない。むしろ恐らく医師のスタイルの相違が原因と考えられる。16 年前は医師が診断所見を紙に記入している間、患者は話を続けていたが、2002 年では全ての医師がコンピュータを使い、その入力中に患者は沈黙を守ることが多い。コンピュータの導入が与える影響について慎重な検討が必要であると報告している。

このように、異時点比較を行うことにより、理論的仮説の予想と、近年の患者の行動実態との相違が明らかにされ、今後の医学教育や診療の傾向を考えるにあたり有意義である。同一の枠組みと指標を使うことは、異なる患者群であっても時間軸上の比較が可能となり、変化の傾向を探ることでより現実に対応したコミュニケーションのあり方を探索できる。

同様の縦断研究は日本においても有意義であろう。日本でも急速な IT 化に伴い、医師は診断所見や投薬指示、診療予約などあらゆる情報管理をコンピュータ入力によって進めている。診療場面を取り巻く環境変化が医師および患者のコミュニケーション・パターンに影響を与えると考えられる。

以上、ここまで医療談話のコーディングに基づく計量的分析手法（プロセス分析）を概観し、その中でも代表的な RIAS について重点的に先行研究を概括した。

ここで、プロセス分析が想定する対立モデルの存在を指摘しよう。橋本 (2000) は「これらの分析に共通する構図は『患者と医師のパワーゲームとしての面接』」と批判し、さらに、「Freidson (1970) によって 70 年代に完成された政治経済的モデル (politico-economy) では、『情報』を握る『専門家 =

医師』が患者を支配し、意思決定を独占する様が描かれている」として、社会学の対立モデルからの影響を指摘している（橋本，2000，p.183）。

　つまり、RIAS などプロセス分析が前提とする政治経済的モデルは、患者と医師の対立構造として捉えるため、「ある特定の問題の解決策を探る目的で外来という場に登場している」という「社会的期待に沿った『共同作業』がどう進められているかを明らかにしきれていない」（橋本，2000，p.183）。さらに、「各発話が文脈から切り離されているため、面接会話の流れ全体の中での機能を明らかにできない点が、最も重大な欠陥として指摘される」（橋本，2000，p.183）。

　このような批判が医師である橋本自身から出された理由の一つとして、「『問題解決』や『共感』というものを超えた医療会話の機能については、現時点では解釈学的分析に頼るほかはない」という点を挙げている（橋本，2000, p.195）。しかし、まず考慮すべき点は、「共感」が相互行為の過程の中でどのように形成され、いかなる表現で示されているのか、その生成と内容の解明が必要ではないだろうか。そのためには会話のコンテクストを解釈し、「共感」だけでなく各発話の内容を理解するには前後の発話との関係性を確認する必要がある。この点については第 6 章で掘り下げる。

　本書では、医療談話分析で計量的手法を用いたアプローチを概観し、中でも代表とされる RIAS では、計量的分析の長所とされる代表性、反応性、信頼性、再現性に加え、カテゴリー化による数量化、汎用性、評価上の利点等の特徴が主張されていることを紹介した。これらの点については、前述の橋本（2000）による脱コンテクスト化の批判もふまえ、第 3 章および第 4 章で批判的検討を行う。

2.2　質的分析手法

　医療談話研究で計量的分析手法をとるプロセス分析（2.1）と対極をなすものが、質的分析手法を主とするアプローチである。文化人類学、社会学、言語学などに端を発し、談話の背後にある関係性、個別の経験、感情、意識な

どの分析を行う。一般的に認識される質的研究の特徴は、帰納的、全体論的で過程重視とされる。

医療談話を対象として会話のプロセスやコンテクストを重視する質的分析が、社会言語学、会話分析 (CA)、医療人類学の各領域においてどのような研究成果を生み出してきたか概観する。

2.2.1 社会言語学領域

社会言語学分野において制度的談話研究が関心を集めてきたが、とりわけ医療場面に関する談話分析が盛んであり、その主要テーマは、1) frame（フレーム）、2) stories（語りの内容）、3) questions（質問）の3つである[8]。

第一に、1) frame（フレーム）とは相互作用的概念だが、もともと文化人類学 (Bateson, 1972) および社会学 (Goffman, 1974) の中で理論形成され、同じく文化人類学的言語学で Gumperz (1977) が用いた言語活動の概念と同等のものである。そして人生のあらゆる全ての場面と、社会的アイデンティティとしての自己と他者との関わりでの情報体系のスキーマ (schemas) とが関連するとしている (Tannen & Wallat, 1993)。また、医療談話においても複数のフレームが含まれることを小児科医と子どもおよび親の診療談話で示している (Tannen & Wallat, 1993)。

第二の 2) stories に関しては、医療談話における「語り」の機能について、Davis (1988) は、4つの診察場面を分析し、患者の語りが友人としてのフレームから職務的フレームに至るまでみられたとした。一方、Ainsworth-Vaughn (1998) は、「語り」がフレーム形成に機能するだけでなく、たとえばがんに関する会話を緩和させる働きも行っていることを指摘した。

第三の 3) questions については、権威性の誇示がもっぱら注目されてきており、質問の発話数を比較して医師と患者のパワーバランスを推量する研究が多い (West, 1984; Ainsworth-Vaughn, 1995)。だが、これらの研究の問題点は質問の定義づけが研究者によって異なることである。

そのほか、参与者の力関係に準じて生まれる相互行為の非対称性に焦点を当てた研究も盛んである。もともと医師と患者は専門家と素人という非対称

な関係にあり、それぞれの発話内容やターンにおける非対称性（asymmetry）を示すことでその特徴が明らかにされる。たとえば、1) 医師による会話主導権の独占、および 2) 医師による情報の保持の二つにおいて非対称性が見出される (West, 1983)。また、1) トピック、および 2) 与えられる課題の非対称性から明らかになるとしている (ten Have, 1991)。

また、非対称性に関連させて、発話行為の一つである質問についての研究が数多く行われ、1) 医師が患者より質問する傾向にある (Frankel, 1990; Todd, 1993; West, 1984) だけでなく、2) 患者が質問することは好まれない (Frankel, 1984, 1990; West, 1983)、3) 質問形式は短く事実を聞くなど制限的である (Frankel, 1984, 1990; Mishler, 1984; West, 1984)、4) 質問の流れは3部構成で医師が質問を主導、患者の答えを聞き、3番目に評価を行ってフロアを維持する (Frankel, 1984, 1990; Mishler, 1984; Todd, 1993)、などの分析が示された。

さらに、患者―医師間に非対称性をもたらす要因として言及される「医師の専門性 (expertise)」を再定義しようとする動きもある。例えば、医師はその専門に関する特定の知識を有しているが、患者はその「病い」（いわゆる「疾病」を超えた日常生活における意味や影響を含むもの）についての専門家であると考えれば、患者と医師がそれぞれの専門を活かし、それぞれの帰属する世界である "world of medicine" と "lifeworld" (Mishler, 1984) の専門家として医療コミュニケーションに臨むべきであると紹介されている。

以上、医療談話を扱った社会言語学的領域で関連する研究を概観した。相互行為的観点により、会話が進行しているコンテクストや発話間のテクストも、時として言語化されない患者の意識や感情に迫るためにも、言語だけでなく非言語的要素についての分析も加味されている。だが限られたケース数における質的分析が中心となるため、一般化できず普遍性の抽出には至らない、というジレンマが残る (植田 2004, 2008)。

8　社会言語学領域の医療談話研究の概括は植田 (2009) に準じる。

2.2.2　会話分析 (CA) 領域

　社会学での会話研究として Garfinkel (1967) によって提唱されたエスノメソドロジー (ethnomethodology) は日常的社会行為に内在する秩序を発見し意味付けを行うアプローチであり、Sacks (1992a, b) と Schegloff (1968) などの会話分析 (Conversation Analysis, 略して以下 CA) へ発展した。この CA の創始者たちは、「自然に生起する会話」を資料にして、さまざまな会話を組織化する装置、会話の語り自体をある秩序に編成していく装置、成員カテゴリー化など、会話的相互作用における多くの形式的な秩序化装置を記述し再構成してきた。また、CA は単に「自然に生起する」会話を対象とするだけでなく、ある組織や制度という「外形的な」影響のもとで行われる会話にも大きな関心が払われ、制度的談話分析に関して多くの成果が出されている。

　制度的談話の分析は、医師と患者のコミュニケーションを対象としてここ 20 数年来、先駆的研究となる Frankel (1983, 1984)、Heath (1982, 1986)、West (1984)、最近ではプライマリー・ケアに関する研究 (Heritage & Maynard, 2006; Maynard & Heritage, 2005) から、さらにより専門性の高い AIDS のカウンセリング (Peräkylä, 1995; Silverman, 1997) や手術 (Korschmann, Lebaron & Goodwin, 2005; Mondada, 2003) に至るまで広範囲に行われている。

　医療コミュニケーションに対して CA が最初に着目したことは、何が医療面接で起きているのか、特に会話の順番取り (turn-taking) (Sacks, Schegloff & Jefferson, 1974) や理由づけ (Garfinkel, 1967) について報告され、次の 3 つの重要な示唆を得ている。

　まず第一に、CA で記述されてきた一般の会話の相互作用の組織化、例えば turn taking (Sacks, Schegloff & Jefferson, 1974) や repair (Schegloff, Jefferson & Sacks, 1977) などの知見が医療談話の分析においても数多く活用されるようになった。第二に、問題やトラブルへの対応 (Jefferson, 1988)、悪いニュースおよび良いニュースを伝えること (bad and good news-telling) などの特定行動について、日常世界と同じく医療場面においても医師と患者が相互作用的に影響し合っていることを示した。第三に、相互作用の組織化

は基本的に自己―他者関係に対する共同管理によって進められていることが示された(Maynard & Zimmerman, 1984)。また、CA では、医師と患者は相互理解、コンフリクト、協力、権威付け、従属に関していくつかのレベルにおいて共同構築が行われているという仮定から始まる。そして、CA が制度や組織に対してどのような「新たな関心」をとるのかというと、相互作用の「制度性」とは、当該の場面状況や物理的環境で決まるのではなく、むしろ参与者の制度的あるいは専門的アイデンティティによって相互作用は制度的になると主張する(Drew & Heritage, 1992)。

その他、CA 研究が対象とした相互作用の内容をみると、(a) 語彙の選択 (lexical choice)、(b) 順番のデザイン (turn design)、(c) シークエンスの組織化 (sequence organization)、(d) 全般的な構造的組織化 (overall structural organization)、(e) 社会的なエピステモロジーと社会的関係 (social epistemology and social relations) の 5 項目である (Drew & Heritage, 1992)。

確かに CA がこれまで医療場面の会話分析であげてきた代表的な成果は、診療場面の医療的相互作用に焦点を当て、そこで展開される会話の特徴を CA の分析対象を通して一般的に解読・記述したことであろう。本書の第 6 章の分析試案で示す談話分析でも、会話参与者同士の発話をシークエンスで捉える観点を援用している。しかしながら、宝月(1995, pp.225-235)も批判するように、CA は「いわばミクロな権力構造や支配戦略の分析であったり、会話それ自体の構成過程の分析なのであって、データとしている医療活動それ自体に固有の問題を明らかにすることはない」。

つまり、CA の基本的立場である「我々は知識を『他』(これには人だけでなく本や機械なども含まれる)との相互作用の中で構築し、言葉は相互作用の過程で意味付けされる」(高原・林・林, 2002, pp.123-124)ことを追求するあまり、会話そのものに対する「内在的」な分析を是とし、埋め込まれたコンテクスト、制度、組織などといった外在する事象との関連を考慮しないという限界がある。加えて、「特に文法に関しては、意識的な分析／理論化の対象としていない」(小山, 2011, p.28)という傾向も分析の限界を示すものである。

2.2.3 医療人類学領域

　医療人類学とは、英語の medical anthoropology の訳語である。1963 年米国において初めてこの "medical anthoropology" という単語が使われた。学問領域としては、文化人類学（cultural anthoropology）の下位分野としての特徴と、文化人類学および医学・医療に跨る学際的分野としての二つの特徴を持っている。日本に紹介されたのは比較的新しいが、医療人類学の出発点となったのは、「1950 年代に入って、アメリカがアジアやアフリカへの技術援助を大規模に行うようになり、世界保健機関（WHO）が設立されると［中略］健康と病気は、生物学的現象であると同様に社会的文化的現象であるという事実に気づき、一方、文化人類学者はそれまでの研究の蓄積の上から、それらの事実について分析し、より詳細な事実を提示することができた」（波平，1990，p.219）という時代背景が影響している。

　医療人類学が示す重要な視点は、「医療」とは、生物学的現象としての「病気」を治療することであると同時に、人間が生きて行く上で何らかの形で関わる存在であり、社会、文化と関連している問題と捉えることにある。

　フォスターとアンダーソン（Foster & Anderson, 1979）が 1979 年に著した "Medical Anthropology" によると、医療人類学には以下の 4 つの起源がある。

　　1) 人類の進化と適応に関する研究および人類の生態に関する比較研究
　　2) 病気や治療に関する民族誌的研究
　　3) 人類学者と精神科医との協同による「文化とパーソナリティ」の研究
　　4) 発展途上国への医療援助の実践から生じた国際的な公衆衛生

　この 4 つの起源をもつ各領域の方法論の中核はいずれも文化人類学である。上記の特に 2) の領域から現在に至る中心的研究テーマとして、病気観の研究はさらに身体観、病因論、死生観についての研究にまで発展している（クライマン，1996；波平，1984, 1990）。なぜなら、文化人類学が用いる「文化」の概念が、病気という観念や生命観、さらには支援体制に至る広義

の「医療」に関連する人間の行為や結果の解釈に応用されるからである。たとえば、科学では「客観的事実」と捉えられる「疾病」も、文化という枠組みの中ではその人間の人生観や世界観の文脈の中で固有の意味を与えられる「病い」となり、またそれが治療行動に反映されると考える。医療人類学の発想が提示するように、患者と医師のそれぞれの世界観を示す脈略（テクスト間およびコンテクスト）と、背後のそれぞれの文化でもある認識体系のイデオロギーを看破することは、談話分析を深化させるにあたって有益と思われる。

近年注目を浴びている「ナラティブ・ベイスト・メディスン」（Narrative based medicine）、略して"NBM"（＝語りに基づく医療）と呼ばれるアプローチは、この医療人類学的観点から患者の物語りを深く読み解こうとする。従来の「エビデンス・ベイスト・メディスン」（Evidence based medicine）、いわゆる"EBM"（＝実証に基づく医療）と呼ばれる実証中心主義の科学的医療では対象とされない個々の患者の語りに内在する可能性を示し、物語分析の重要性を指摘している。「ナラティブ・ベイスト・メディスン—臨床における物語りと対話」(2001)をまとめたグリーンハルとハーウィッツは、「病いの物語りの文脈を理解することは、患者が抱える問題に全人的にアプローチするための枠組みを提供する。また、同時に診断あるいは治療上の可能な選択肢をも示してくれる」（グリーンハル・ハーウィッツ，2001, p.8）として患者の語りを重視するアプローチの医療的な可能性を示唆している。さらに、「往々にしてこのような選択肢は、患者の緊急事態において無視されやすいものである」(ibid.)と従来のEBMが陥る傾向を指摘し、「病いの物語りは、患者や医療従事者の教育媒体としても利用することが出来る」(ibid.)と教育上の可能性についても主張する。

ナラティブ・ベイスト・メディスンの具体的方法論はまだ確立されていないが、このような医療文化人類学的視点は、医療談話を患者と医師の両者によって生み出される相互行為であり全人的医療行為の表出として捉え直す上で参考となる。本論文の第6章では、この点を踏まえ患者と医師の発話を包括的に解釈する手がかりとして、両者の医療観や疾病観などへのより深い

探索を試みる。

2.3 医療談話に関する鍵概念

　ここまで社会言語学、会話分析（CA）、医療人類学という異なる学問領域で、それぞれどのような医療談話研究が為されてきたかを概観した。本節では医療場面の談話について、特に患者と医師の間で交わされる会話の背景的知識や両者の関係性について理解を深める基本的概念を概括する。本書で用いる診療談話データは、一般外来の診察場面で患者と医師との間で交わされた会話であるが、このような患者―医師間の診察会話で代表される医療コミュニケーションの特徴とはなにか、会話を構成する患者―医師間の関係性にはどのような変遷があるのか、患者―医師間の非対称性とはいかなるものかを次に概観する。なお、本書で分析対象とする診療談話データの詳細については第3章で紹介する。

2.3.1　医療コミュニケーションの特徴

　医療コミュニケーションは、日常生活の中でわれわれが友人や家族と交わす会話とは異なる点がある。医療コミュニケーションの特徴として、藤崎・橋本 (2009, pp.15–18) は、1)「制度的会話である」、2)「まなざしの交錯の場である」、3)「会話自体に治療的な意味が含まれている」、という3点を挙げている。

　最初の 1)「制度的会話である」という認識は、医療現場で医師と患者が会話をする背後にはいくつかの前提が存在し、その会話進行を制限するようなある枠組みの中で発生していると捉える概念である。医療コミュニケーションの担い手である医師は、国家が権限を定める医師としての資格を持ち、その資格を持った医師だけに許される「医療行為」を患者に提供する。つまり、診療場面では「医療」を患者に提供することが前提となっており、一方、患者は病気や健康上の問題を抱えていて解決をはかるという目的をもって診察を受けに来ている。そこでは「病気や病気にまつわる問題」が話題と

なり、必然性をもって取り上げられる。このような制度的会話の典型には、医療場面以外に、司法場面（裁判での裁判官と弁護士や警察）、教育（学校での先生と生徒）があり、いずれもある枠組みを示す制度の中で、最初から特定の前提があり目的をもった会話が交わされる。

　第二に挙げられた、2）「まなざしの交錯の場である」とは、専門家である医師と、非専門家である患者とは異なる世界観（まなざし）を持ってコミュニケーションに臨み、時として「医療側からみた現実（リアリティ）と患者側から見た現実のギャップを生む要因となっている」（藤崎・橋本, 2009, pp.16-17) という捉え方である。具体的に述べれば、医療は医学という独特の文化・認識枠組みを持って、患者の「疾病（disease）」を診断する。一方、患者は、痛みや辛さを体感し、日常と異なる自分の身体の調子に不安や恐れを抱き、それによって日常生活を妨げられるなどの経験を通して「病い（illness）」と対峙している。このように病気という身体症状も、医師にとっては客観的に診断される「疾病」であるが、患者にとっては習慣的に生活の中で経験される「病い」になるという2つの世界観の違いが背景に存在する（Helman, 2007）。このようにたとえ現実に存在する同一の身体症状であっても、前述の医療文化人類学的視点を反映した患者と医師のそれぞれの世界観によって認識されるように、医療コミュニケーションというものは、患者と医師が異なる世界観を交錯させる出来事とみる、いわば異文化コミュニケーションとしての捉え方が可能となる。

　この世界観・文化の違いは、医師の使用する言葉が患者にとっては難解で理解不能な用語になることが多く、そのギャップを埋めるための試みとして2009年に「病院の言葉を分かりやすく―工夫の提案」という本が国立国語研究所（編著）によってまとめられた。このような患者と医師の知識の非対称を改善しようという試みが行われたり、専門的情報や知識がメディアやインターネットで公開され簡単に検索できるようになったりと徐々に両者の齟齬は是正されてきている。医師と患者の「まなざし」で象徴されるそれぞれの「世界観」が対立し、専門的情報・知識を一方的に有する医師とそれに欠ける患者との間で、パワーの不均衡が生じると社会学領域で指摘されていた

(Freidson, 1970)。先に概観した医療談話に関する計量的分析手法のプロセス分析は、この患者と医師の対立モデルを想定して作られている。一方、近年の情報開示や疾病構造の変化などにより、患者と医師は秩序や意味を共同構築し相互に影響し合いながら医療コミュニケーションを進めているとされる(藤崎・橋本，2009, p.17)。

　3つ目の特徴は、「会話自体に治療の意味が含まれる」ことである。単なる情報授受だけが医療コミュニケーションではないという見方であるが、どのように「治療的」であるかを説明するには、まず会話の内容が医学的アウトカムに影響するとして、服薬の理由や効果・副作用などの情報が適切に交わされる必要がある。それによって、患者は治療の必然性をよりよく理解できる。医師の説明や患者の質問を促すことで、高血圧や糖尿病などの治療効果が向上したという研究(Kaplan et al., 1989)が報告されている。さらに、もっと直接的に医療コミュニケーションそのものが治療であるという捉え方は、2.2.3で紹介したナラティブ・ベイスト・メディスン(グリーンハル・ハーウィッツ，2001)の主張である。これは家庭療法などの心理療法理論等に基づき、患者が自らの病いの体験を語り、それを医師が受け止め、さらにまた患者が語り直すことによって治療的効果があるとして「語り」を重視する。「語る」ことにより、病いによって傷つき失われた自己を新たに再構築し、生きる主体性や意味を取り戻せると捉えるのである(Williams, 1984)。

　これらが、医療コミュニケーションの特徴とされる3点であるが、最初の2点は、医療という社会的枠組みの中で発生する制度的談話であり、医師と患者という2つの異なるまなざし(価値観)が交錯する場であること(価値観の相違の程度は別として)という指摘について異論はない。しかし、3つ目の特徴とされる、医療コミュニケーションそのものが治療的であるという主張は、患者の「語ること」を医師が「受け止め」、さらに患者が「語り直す」という過程が十分実現された場合であって、必ずしも常にその一連の過程が実現されているとは限らない。換言すれば、その前提となる語り合う過程を満たさない医療コミュニケーションは(少なくとも患者にとっては)、反治療的とさえなりうる可能性をはらんでいる点に注意を払う必要がある。

2.3.2 患者—医師関係の変遷

ここでは医療コミュニケーションの参与者である患者と医師の関係性に関して、社会学的観点からみた各モデルと変遷を概観する。

患者と医師の関係性を考える上で重要となるのは、医療が人間の生命に直結する高度に専門化した領域であることから、これまで経済社会構造の中における「聖域」として特別視され、医療および医療者は権威性を保ってきたという背景がある。たとえば医師が患者より優位に立っていることは、健康な人間と不健康な人間との間に厳然として存在する身体性と精神性の相違から明白であり、また、医師は患者の病気を治療するという役割を担っているため、患者のいのちとからだを掌握する専門家としての決定的な優位性を持っている。

一方、患者は多少の個人差はあっても医療施設に対して基本的に信頼感を抱き、医師の専門性および人間性に対してもある一定の期待と安心を前提として、医師による診察行為を受ける場合が多いといってよいだろう。

このように専門家としての優位性をもつ医師と、近年になって患者権利を宣言するに至った患者との間には、これまでどのような「患者—医師関係」の変遷があったのか。前提となる「医療者と患者との関係」に関して歴史的に「医師と患者との関係」を中心に論じられることが多いが、本節においても同様に、医師—患者関係のモデル形成を辿る。

まず、最初に患者—医師関係に関するモデルを作ったのは、医療社会学における Parsons (1951) である。パーソンズの主張した古典的機能論モデルでは、医師—患者関係は治療という共通目的を共有する調和的な関係として、相互の特権と義務の組み合わせの構造として定義している。そもそも医療という職業領域の制度化というのは、社会に分散していた病気の処理に関する業務を一元化し、医師という職能集団に委譲することを意味する。

そして病人役割に規定する医師の社会的役割として、パーソンズ (1974, pp.442–449 [1951]) は、①業績性 (高度の技術的能力) (achievement)、②普遍主義 (universalism)、③感情的中立性 (affective neutrality)、④機能的限定性 (functional specificity)、⑤集合 (社会) 指向性 (collectivity-orientation) という

特質をもつと指摘した。そして、さらに専門職としてこれらの義務遂行の限りにおいて許可される医師の権限には、①治療的なプライバシーの侵犯、②専門職としての自律性、③治療関係における権威という3つの権利があるとした。また一方、患者の社会的役割についても同様にパーソンズ（1974, pp.435–442［1951］）は、①病気に対する責任免除、②通常の社会役割免除という2つの権利と、①回復努力義務、②専門的援助を受容・協力する義務という2つの義務をもつと指摘した。

　換言すると、患者の社会的役割（病人役割）の2つの権利（特権）、すなわち①病気に対する責任免除および②通常の社会役割免除は、いずれも医師に対する患者の義務委譲を意味する。また、患者の社会的役割（病人役割）の2つの義務、すなわち①回復努力義務および②専門的援助の受容・協力の義務は、同様に医師に対する患者の権利委譲の裏面となる（進藤，1990, p.120）。

　パーソンズの医師―患者関係論の根底には、動機づけられた〈逸脱としての病気＝社会統制装置としての医療〉という視座が貫かれている。この視座は統制主体である医師の正統化の問題と、動機づけの統制という問題とを共に対照させているが、前者は医師役割の「集合体志向」と「業績性」に関連し、後者は「普遍主義」・「機能的限定性」・「感情中立性」に関わってくる。そのためパーソンズが主張する患者役割モデルは、専門職である医師からみた社会規範的な色彩が強く、患者の主体性が生かされているとはいいがたい。また現代において疾病構造が急性期から糖尿病などの慢性的生活習慣病へと変化しており、患者―医師関係を単一モデルで論じることは難しくなっている（新藤，1990）。

　このパーソンズとは異なる観点で患者―医師関係モデルを提唱したのが、次に紹介する Szasz & Hollender（1956）である。パーソンズのモデルより医師の優位と患者の劣位とを明確な前提とした彼らのモデルは、患者―医師関係を疾病のタイプによって3分類し、表2.1で示される。表2.1の日本語の訳語は砂原（1983, p.46）に基づく。

　表2.1でみると、医師―患者関係の第一のモデルは、1.「能動―受動」（activity-passivity）とあるように、医師が手取り足取り医療を提供し、患者は

与えられるままに受け取るという、心筋梗塞や交通事故等の緊急な病気、麻酔中や昏睡時などの患者に意識がない場合に適合されるモデルである。

第二のモデルは、2.「指導―協力」(guidance-cooperation)とされる。医師が与えた指導や注意を患者は教えられた通りに守るというもので、風邪等の急性期間感染時に短期間で医師の指示通りに患者が服薬したり、絶食したりする場合のモデルである。

そして第三のモデルは、3.「相互参加」(mutual participation)であり、「協同作業」である。これは、医師と患者とが対等に責任をもって医療に参加するもので、糖尿病や高血圧、肝臓病など慢性疾患である患者自身がセルフケアの主体となり、医師と協力しながら治療していくという患者―医師関係である。

表2.1 Three Basic Models of the Physician-Patient Relationship（3つの医師―患者関係のモデル）

モデル	Physician's Role 医者の役割	Patient's Role 患者の役割	Clinical Application of Model 臨床の場面	Prototype of Model 原型
1. Activity-passivity 能動―受動	Does something to patient 患者のためにしてやる	Recipient (unable to respond or inert) 対応不能	Anesthesia, acute Trauma, Coma, Delirium, etc. 昏睡・麻酔・急性外傷等急性病	Parent-Infant 親―幼児
2. Guidance-cooperation 指導―協力	Tells patient what to do 患者に指令	Cooperator 協力者	Acute infectious processes, etc. 急性病	Parent-Child (adolescent) 親―年長児
3. Mutual participation 協同作業	Helps patient to help himself 患者の自立を助ける	Participant to "partnership" 医者に助けられた協同作業の一員	Most chronic illnesses, psycho-analysis, etc. 慢性病	Adult-Adult 成人―成人

注）砂原(1983, p. 46)「医者―患者関係（サスら）」の表より引用。

しかし、Freidson (1970) は、これらのモデルが依然、治療者側からのみの視点で想定した予定調和的構造に過ぎないと疑問を投げかけ、4つの点から批判を行った。第一は、医師―患者関係が規範的に構成されているため、現実の関係を説明できない点である。第二は、患者の役割が医師の観点から構成され、患者自身の視点が無視されている。第三では、複数の役割が期待されると考えられる場合、その期待度の優先が役割関係に影響を与えることを過小評価している。第四は、医師―患者関係の葛藤を無視している点である。そこで、患者―医師関係を相互の期待が衝突し合う構造と捉えて葛藤が必然的に生じると指摘した。また、素人である患者は、素人仲間同士の相互参照システムを重視しており、患者にとっては医師も多様な相談相手の1人に過ぎず、一方で医師はこの葛藤を何とか乗り切るために様々な政治力学を患者に対して展開すると主張した (Freidson, 1970, pp.190-191)。

また、Eisenberg (1977, p.11) は、"patients suffer 'illnesses'; physicians diagnose and treat 'diseases'."「患者は病気 (illness) を苦しみ、医師は疾病 (disease) を診断し、治療する」として、そもそも患者と医師とがそれぞれに病気と疾病という別々の社会的リアリティから出発しており、両者の間で異なるまなざしの存在を指摘した。

1990年代になって、Emanuel ら (1992) が、新たに4つの医師―患者モデルを提示したが、それらは 1) 父権主義 (paternalism)、2) 消費者主義 (consumerism)、3) 相互性 (mutuality)、4) 機能停止 (default) というものであった。

その他にも Roter ら (1992) は、これらの医師―患者間の関係を、相互の支配と取引のダイナミズムが交錯する関係として捉え、支配力の高低をマトリックスとして、①父権主義 (paternalism；医師支配高、患者支配低)、②消費者主義 (consumerism)(患者支配高、医師支配低)、③相互協力関係 (医師支配高、患者支配低)、④関係欠如 (医師支配低、患者支配高) の4つに整理している。

以上医師―患者関係の枠組みの変遷をみてきたが、Szasz & Hollender (1956) が第一のモデルとした、ヒポクラテスに代表される医師が患者のた

めに全面的に医療を行う父権主義的(paternalistic)な医療から、半世紀を経た近年では患者の自己決定や意志を重んじ、医師と患者は対等な関係を築くモデルへと変化が伺える。

つまり、父権主義的な医療に対して、医師と患者が相互に情報を共有し、患者も治療に主体的に取り組む「相互参加型医療」(the mutual participation model)への転換が、社会および現代の疾病構造の変化から望まれている。

その最大の背景として、1980年以降、欧米を中心に広まった"patient-centered medicine"(患者中心の医療)(Stewart, et al., 1995)へのパラダイムシフトの影響が大きい。そこで基軸となる患者―医師関係が、表2.3でみる第3の協同作業型、すなわち「相互参加型」(the mutual participation model)であり、このように移行してきたのは、社会および疾病構造の変化によるとされる(新藤, 1990)。

2.3.3 患者と医師の非対称性

前項の医療コミュニケーションの特徴(2.3.1)および患者―医師関係の変遷(2.3.2)でも示したように、患者と医師の間には何らかの非対称性が存在し、その非対称性は患者と医師間以外にも見いだされる。社会言語学的手法の談話分析(discourse analysis)を用いた医療コミュニケーションの実証研究である医師と患者の診察会話(Mishler, 1984; Shuy, 1976)だけでなく、セラピストとクライアントとのセラピー会話(Ferrara, 1994; Labov & Fanshel, 1977)である医療従事者と患者・クライアント、また医師と患者の家族を対象とした談話(Tannen & Wallat, 1993)でも、会話参与者間の非対称性という特徴が明らかにされている。

医療場面の談話分析は、会話参与者間で役割、知識、立場等が異なるinstitutional discourse(制度的談話)の研究として位置づけられるが、このジャンルには、医療のほかに教育(学校の教室)、司法(法廷)、ニュース・インタビューなどの談話が分析対象とされている。

そして、特に会話分析(CA)領域において制度的談話を対象とした研究が精力的に行われていることは前述した通りである(2.2.2参照)。それ以外に

も制度的談話分析として、参与者の力関係に準じて生まれる相互行為の非対称性に焦点を当てた研究が多くなされ (Coupland, Robinson & Coupland, 1994; Fisher, 1984; Fisher, 1985; Robinson, 1998)、主として医師と患者は専門家と素人という非対称な関係にあるとして発話内容やターンにおける非対称性 (asymmetry) を示すことで、両者の非対称な関係の特徴を明らかにしてきた点は、会話分析 (CA) の成果と結果的に同じである。

　たとえば、1) 医師による会話主導権の独占、2) 医師による情報の保持という2つの特徴において非対称性が認められ (West, 1983)、また、1) トピックおよび2) 与えられる課題に対する非対称性からも明らかにされている (ten Have, 1991)。

　同様に、社会言語学領域での成果として発話行為の一つである質問に関する研究が数多く行われてきたことは先述した通りである (2.2.1 参照)。繰り返しになるが、1) 医師が患者より質問する傾向にある (Frankel, 1990; Todd, 1993; West, 1984)、2) 患者が質問することは好まれない (Frankel, 1984, 1990; West, 1983)、3) 質問形式は短く事実を聞くなど制限的である (Frankel, 1984, 1990; Mishler, 1984; West, 1984)、4) 質問の流れは3部構成とすると医師が質問を主導して患者の答えを聞き、3つめのターンで評価を行ってフロアを維持する (Frankel, 1984, 1990; Mishler, 1984) などといった分析結果は、いずれも医師と患者の非対称性を明確に示す質問の発話数および質問形式の相違から導き出された。

　また、質問という1つの統語的形式に限らず、患者－医師間の非対称性を導く最大要因として「(医師の) 専門性 (expertise)」に注目した Mishler (1984) の研究を再び紹介すると (2.2.1 参照)、医師は医療に関する特定の専門的知識を有す一方、患者もその「病い」(すなわち医学的対象としての「疾病」ではなく日常生活の連続としての医療人類学的認識) の専門家であると捉えた点が評価される。Mishler は医師と患者が "world of medicine" (医療世界) と、"lifeworld" (日常世界) のそれぞれの専門家として医療コミュニケーションに臨む重要性を指摘することで、医師と患者の非対称性を解消する可能性を示したともいえる。

さらに、ジェンダーの観点から患者―医師間のコミュニケーションにおける非対称性の分析がなされている。医師のジェンダーの相違がコミュニケーション・スタイルに影響している事例として、男性医師と女性医師とではその表現形式の選択等で明白な違いがあるなどの研究報告がなされている。West（1990）によると、男性医師は直接命令形などの患者との非対称性を強化する命令発話を行っているが、それに比べて女性医師は共同行為の提案などの表現を使い、患者とより等しい関係性を構築しているのである。

　また Ainsworth-Vaughn（1992）はトピック展開の相違について、男性医師と女性医師による患者との談話を分析比較している。その結果、一方的なトピック展開を行う unilateral topic change であるのか、互恵的展開の reciprocal topic change であるのかを比較すると、その割合は男女の医師間で異なり、女性医師の方が互恵的なトピック展開を行うという結果が示された。つまり、トピックの展開に関して、男性医師よりも女性医師の方が、患者との関係形成において対称性を構築している可能性が示されたのである。一方向的でなく互恵的なトピック展開を行う方が、患者との関係における非対称性の緩和となることが確認された。

　ここまで医療談話の内容をより的確に把握するための有益な鍵概念として、医療コミュニケーションの特徴、患者―医師関係の変化、患者と医師の非対称性について先行研究を概括しながら確認した。

　本章の前半では、計量的分析手法として医療および医療社会学分野で用いられている主としてカテゴリー分類とコーディングに基づく分析システムを概観し、特に汎用され中心的アプローチである RIAS を枠組みとした先行研究を概括した。これにより大規模調査として多数の事例を集計比較するメリットが示唆され、他国との対照や異なる属性間での比較が容易に統計処理で行える可能性が示された。

　本章の後半では、計量的分析の対極とされる質的分析の主要な3つのアプローチ、すなわち、社会言語学、会話分析（CA）、医療人類学の領域における医療談話研究の成果を示したが、これらの主たる分析テーマを簡潔に述べれば、患者と医師との非対称性が中心となり、さらに発展して患者間およ

び医師間での性差を軸とした非対称性に関する研究が主であった。

　次の第3章では、計量的分析手法に関する実証的考察を深めるため、実際の診療談話資料に対するRIAS分析を行う。続く第4章、第5章では、第3章で得られたRIAS分析結果に対する批判的検討を行い、RIASのアプローチの特徴および問題点を実証的に同定する。さらに、質的分析が中心的対象としてきた患者と医師の非対称性に関する新たな知見並びにそれ以外の分析観点、同時に医療談話における患者と医師の相互行為を焦点化する方法論を示し、第6章にてその分析試案を提示する。

第3章　RIASによる分析

　ここまで先行研究の概観を通して、主に医療分野での談話研究ではRIASが最も中心的な役割を果たし、計量分析手法を用いた代表的アプローチであることを紹介した。

　そこで本章の目的は、本書で最大の焦点となるRIASについて具体的なデータを用いた実証的分析を行い、RIASの有効性と限界性を明確化し掘り下げることである。これまでRIASの特徴的利点として主張される6項目（1. 抽出の範囲、2. 数量化、3. 汎用性、4. コーディング上の利点、5. 組合せの柔軟性、6. 評価上の利点）を前章で引用したが、本章ではこれら6項目を前提として分析する。実際に診察室で録音された患者と医師の談話データに基づく具体的分析を通して、RIASの分析過程から分析結果に至る有効性と限界性を検証していく。

3.1　RIASの概略

　RIASとは、医師と患者による全ての発話(utterance)を約42の機能カテゴリーごとの最小単位に分け、分類・集計する分析方法である。医療面接中の質問や説明などの感情を交えない「業務的機能」(task-oriented)と、あいさつ・共感・励ましなど何らかの感情が含まれる「社会情緒的機能」(socio-emotional)の各発話群が、総発話数に占める比率を求め、有意差や相関係数を求めて関連する因子との検討を行う(Roter, 1977)。本書は開発者Roter氏との協議、承認を経て2007年出版された日本語改訂版RIASマニュアル(野

呂・阿部・石川, 2007)に準拠する。その後、第 2 版(2011)が出版された。

3.2 RIAS の目的

RIAS を用いて、次の 3 点を目的とした分析を行う。
1) 日本の一般外来診療場面における患者―医師間のコミュニケーション・パターンの特徴を明らかにする。
2) 患者―医師間のコミュニケーション・パターンの特徴に対して、居住地域の差(東京と大阪)との関連を検討する。
3) 患者―医師間のコミュニケーション・パターンの相互行為の特徴に対して、患者の性差(男性患者と女性患者)との関連を検討する。

3.3 分析対象と方法

分析対象とするデータの収集方法と概要、RIAS の分析方法について以下に記す。

3.3.1 データの収集

本書の分析対象データは、3 か所の医療施設(東京都内診療所 1 か所と大阪市内病院 1 か所・診療所 1 か所)において、研究趣旨に学問的に賛同し協力が得られた医師および患者との診療場面における会話を収集したものである[1]。明瞭な音声録音と患者の年齢情報がともに得られたものは、東京都内診療所と大阪市内病院・診療所の診療談話 80 ケースであった。内訳は、東京の診療談話が 43 ケース(54%)、大阪の診療談話が 37 ケース(46%)(大阪市内病院:24 ケース、大阪市内診療所:13 ケース)である。各医療施設ともに医師数は複数で、男性医師による診療は 78 ケース、女性医師による診療は東京での 2 ケース(診療所においていずれも同じ女性医師による診療)だった。

患者 80 名はすべて一般外来の通院患者(新患は含まれない)で、患者の平

均年齢は 63.5 歳（SD^2 = 12.0）、性別は男性 31 名（39%）（平均年齢 62.2 歳、SD = 11.1）、女性 49 名（61%）（平均年齢 64.2 歳、SD = 12.5）である。患者の平均年齢は地域別、性別共に有意差は見られない。全体を通した平均診療時間は、5.3 分（SD = 4.2）である。

東京診療データと大阪診療データの最大の相違は、医師の属性に関し、東京には女性医師による診療談話 2 ケースが含まれていたが、この 2 ケースは次の理由で分析から除外することとした。まず、同一女性医師による女性患者への診療でいずれも診療時間が 20 分および 11 分と平均診療時間（5.3 分）の 4 倍（最大値）および 2 倍という一方向への偏りを有していることが判明した。さらに、医師の性差が患者のコミュニケーション・スタイルと交絡する恐れがあるので除外値として外すこととした。

除外データとした女性医師の診療データは、先行研究で指摘されている医師の性差がコミュニケーション・スタイルに与える影響の探索的ケース分析として今後の検討課題とする。

---

1 文部省科学研究費補助金（奨励研究 A）課題番号 10771335「慢性疾患患者の受療満足度と受療継続行動に関するプロスペクティブ研究―患者と医療従事者のコミュニケーション分析を交えて―」（代表者長谷川（今中）万希子）により 1998 年に録音された医師―患者間の診療談話データを用いる。東京と大阪と名古屋の診療談話から構成されていたが、本書で対象としたのは東京と大阪の診療談話データである。

2 標準偏差である Standard Deviation の略。以下 SD と記す。

3.3.2　データの概要

78 ケース（東京 41 ケース、大阪 37 ケース）の概要は以下の通りである。一般外来の受診患者は 78 名（内訳は東京 41 ケース＝男性患者 13 名＋女性患者 28 名，大阪 37 ケース＝男性患者 18 名＋女性患者 19 名）で、平均年齢 63.4 歳（SD = 11.8）、性別は男性患者 31 名（40%）（平均年齢 62.2 歳、SD = 11.1）、女性患者 47 名（60%）（平均年齢 64.1 歳、SD = 12.2）である。

平均年齢（表 3.1）の地域間と性別の有意差[3]はない。また平均診療時間（表 3.2）5.2 分（SD = 4.2）は、男性患者（平均 5.2 分、SD = 12.0）と女性患者（平

均 5.4 分、SD = 4.0)で有意差はみられないが (t = 1.67, ns)、地域間では差があり (t = 3.93, p < 0.01)、東京(平均診療時間 3.5 分、SD = 2.5)より、大阪(平均診療時間 6.7 分、SD = 4.4)の方が約 3 分平均診療時間が有意に長い。なお、大阪は規模の違う 2 施設(診療所と病院)の診療データであったため、施設間の平均診療時間を比較したが、その診療所と病院(平均診療時間各 5.9 分と 7.1 分)の間での有意差はみられなかった (t = 0.43, ns)。

表 3.1 地域別・性別の平均患者年齢

	男性平均年齢(SD)	女性平均年齢(SD)	地域別平均
東 京	63.8 (9.8)	66.6(12.6)	65.7(11.6)
大 阪	61.1(11.8)	60.4(12.2)	60.8(11.5)
男女別平均	62.2(11.1)	64.1(12.2)	
総平均	63.4(11.8)		

表 3.2 地域別・性別の平均診療時間

	男性患者(分)(SD)	女性患者(分)(SD)	地域別平均
東 京	3.5(2.2)	4.3(4.1)	3.5＊＊(2.5)
大 阪	6.4(5.3)	7.1(3.3)	6.7＊＊(4.4)
男女別平均	5.2(12.0)	5.4(4.0)	
総平均	5.2(4.2)		

＊＊p < 0.01

録音した音声データの内容は次の項目から構成される。

i) 　ID 番号:1 から 78 までのデータ通し番号
ii) 　地域番号:1 = 大阪市内診療所、2 = 大阪市内病院、3 = 東京都内診療所
iii) 　テープ番号:録音時に付与されたテープ番号(分析には使用しない)
iv) 　D = Doctor 医師を示す。1 = 男性、2 = 女性
v) 　P = Patient 患者を示す。1 = 男性、2 = 女性

vi) 年齢：録音時に調査票に記載された年齢
vii) 診療時間：診察開始時から終了時までの所要時間を秒数で示す。
viii) 医師の属性：東京と大阪の診療場所での差異の有無に関する分析とし、医師の個別性に関する属性はデータ上の制約から考慮しない[4]。

---

3 有意差検定は Student の t 検定を用いた。
4 医師の個別性に関する属性について、性別以外は個人情報保護の制約から不開示である。

3.3.3 分析方法
(1)RIAS における発話カテゴリー

RIAS の日本語改訂版(野呂・阿部・石川, 2007)のマニュアルに準拠して大きく2分類し(社会情緒的15カテゴリーと、業務的2カテゴリー)、さらに全部で42のカテゴリー分類(付表1)の発話のコーディングを筆者が行った。手順は、録音された医師と患者の診察時の談話資料から、それぞれの会話における発話、笑い声、呼吸音等を全て記録した逐語録を「文字化の規則」(付表2)に従って作成し[5]、RIAS で定義された発話カテゴリーに準拠して、最小単位とみなす各「発話」を分類し、カテゴリーごとの発話数を集計した。

RIAS による分析方法は、医療場面の録画または録音をもとに医療者(医師)と患者の各発話を、その機能と内容によってコーディングし、頻度、割合、相関関係などについて計量的に解析するものである。RIAS のコード化の単位を「発話(utterance)」と呼ぶ。RIAS における「発話」の定義は以下の通りである。

「発話とは、カテゴリーに分類することが可能で、分割できる最小単位である。発話の長さは様々であり、一語のときもあれば長々と続く文のときもある。一文がどんなに長くても、それが一つの考えや事柄を伝えているときは一つの発話とみなす。逆に複文は、一文であっても、複数の考えや事柄を含んでいるときは複数の発話とみなす。その場合接続詞の箇所で文を分割する」(野呂・阿部・石川, 2007, p.5)。

このように RIAS における「発話」の捉え方は、カテゴリー分類に基づいた発話内容が優先されており、文法形式はそれに準じる扱いとなっている。そのため発話内容をどう解釈するかによって発話カテゴリー化の妥当性および再現性に問題が生じるため、一部ダブル・コーディングを行って信頼性の検討を行う。

RIAS の定義により分割された「発話」は付表1にある 42 のカテゴリーに分類される。最終的には医療従事者と患者のそれぞれの発話の各カテゴリーあたりの使用頻度をもとに、対象とする会話の特徴が分析される。研究目的に応じ、RIAS の各カテゴリーをさらにクラスターにまとめて、コミュニケーションの傾向や特徴を分析することが可能である。

(2) 本書で用いるクラスター分類

本書では、Roter & Hall (2006)、Ishikawa et al. (2002a, 2002b) の分類を参考にして、RIAS の各発話カテゴリー「RIAS による 42 の発話カテゴリー」(付表1)をもとに、表 3.3 で示す 12 のクラスターにまとめる。

表 3.3　本書でのクラスター分類と構成発話カテゴリー番号

クラスター	RIAS による構成発話カテゴリー
a) 開放型の質問	23　医学的状態 24　治療方法 25　生活習慣 26　社会心理的事項 27　その他
b) 閉鎖型の質問	28　医学的状態 29　治療方法 30　生活習慣 31　社会心理的事項 32　その他
c) 情報提供	16　医学的状態、 17　治療方法 18　生活習慣 20　その他
d) 助言・指示 (D)	21　医学的状態・治療方法 22　生活習慣・社会心理的事項

e) 感情表現(P) 　情緒的対応(D)	13	不安・心配
	14	楽観・励まし
	12	(Dのみ)自己開示
	10	共感
	15	励まし
	19	(Pのみ)社会心理的事項
f) 促し	36	理解の確認・正確な伝達・明確化のための言い換え
	37	繰返しの要請
	34	(Dのみ)意見の要請
g) 肯定的応答	2	笑い・冗談
	3	相手の直接的な承認・誉め
	4	相手以外の承認・誉め
	5	同意・理解
	6	あいづち
	7	謝罪・関係修復・気づかい
h) 否定的応答	8	相手への直接的な非同意・批判
	9	相手以外への非同意・批判
i) 方向付け(D)	39	(Dのみ)指示・方向付け
j) サービスや薬の要請(P)	40	(Pのみ)サービスや薬の要請
k) 社交的会話	1	個人的なコメント・社交的会話

D = Doctor；医師、P = Patient；患者

5　RIASでは逐語録作成を要求していないが、より正確な分析を行うために、本書では録音音声を繰り返し聞き、付表2に記載した「文字化の規則」に基づいて、言語的な発話以外の非言語的要素や発話の重なりが明確に示される逐語録を作成した。この逐語録（トランスクリプト）と録音音声テープの2点を用いて、RIASの分析（カテゴリー分類に基づくコード化および入力作業）を行った。

3.4　集計結果の概要

　RIAS分析結果として、コーダー間の信頼性、診療談話の特徴・総発話数・診療時間、診療談話の各カテゴリー間の比較、各カテゴリー間の相関関係を詳述する。

3.4.1 コーダー間の信頼性

　前提となるコーディングの際の発話の切り方や、カテゴリー分類の客観性を確実にするため、筆者ともう1名のコーダーとの合意の上で信頼性の確保を行った。

　事前準備として筆者は「RIAS研究会日本支部」主催のワークショップ（2009年8月開催）に参加して集中的にコーディング技術を学び、「RIASコーダー」として正式認定を受けた。次に今回のコーディングの信頼性を確保するために、全診療ケースの20%（16ケース）に対するダブル・コーディングを「RIAS研究会日本支部」のインストラクター（助産師資格およびコミュニケーション学博士号取得者）に依頼し、相互のコーディング結果の相関関係を求めた。その際、筆者とそのコーダーとの信頼性は、1診療ケースにおける出現回数が2回以上のカテゴリーに関して検討し、診察ケースごとに2人が判定した各カテゴリーの発話数について相関係数を求め検討した。その結果、医師の発話カテゴリー分類に関する相関係数は、0.69〜0.94（平均0.88）、患者の発話カテゴリー分類に関する相関係数は、0.73〜0.97（平均0.88）を示し、いずれも先行研究の平均0.85とほぼ同等またはそれ以上の高水準となったため、2者のコーダー間の信頼性が確認された。これにより信頼性が確保できたので、残る80%の診療会話については筆者が単独で分類作業を行った。

　このように高水準の相関が得られた理由としては2つ考えられる。まず、通常RIASでは会話の書きおこしの文字化資料は使用せず、直接ビデオまたは録音テープを聞きながら発話のコード分類を行うことになっているが、今回はトランスクリプトを作成し音声と共にコーディング作業を行ったため、両者ともにコード分類の正確さが向上したと考えられる。また、ダブル・コーディングの対象データのうち、事前に2ケースについては直接二人が対面してコード分類の結果を照合し、発話単位の取り方や発話内容の解釈の相違点を検討して見解の統一をはかったことが、今回の信頼性をより高水準にしたと推測される。

3.4.2 診療談話の特徴・総発話数・診療時間

　本書の分析対象の一般内科外来診療78ケースは、通常の診療パターンとされる「開始部」「病歴聴取」「検査」「助言」「終了部」の5つの診療段階から同様に構成されており、診療談話の儀礼的特徴を示している。RIASの全ての発話カテゴリーはどの診療段階においても起こりうるが、ある段階で典型的に見られるものもある。たとえば、1. 社交的会話［Personal］（付表1参照）は「開始部」に特有のカテゴリーといえる。それぞれの診療段階の説明を以下に(1)～(5)として略記する（cf. 野呂・阿部・石川，2007, pp.9–10）。

　(1) 開始部（Opening）：「開始」の区分は、挨拶や医師がはじめに患者の来院理由に関することを聞く全ての発話を含む。この区分は、閉じた質問が発せられたときに終わりになる。つまり閉じた質問は病歴聴取へ移行する印である。

　(2) 病歴聴取（History）：「病歴聴取」の区分は、特定のトピック（例えば患者の医学的問題、患者自身の家族の病歴、医学的背景、過去に受けた治療、その他の生活習慣、心理社会的な心配事）に関する質問で始まる。そして、医師が「それでは診察をします」と告げることで終了するのが一般的である。

　(3) 検査（Exam）：「検査」の区分は、身体診察の全てのプロセスを含む。診察の間にも医師と患者は患者の医学的状態や他の話題について話を続けるかもしれないが、主として続いている動作は検査である。「開始部」や「病歴聴取」の区分に比べて、「検査」の区分では「指示・方向づけ［Orient］」のカテゴリーが増えることが多い。それは医師がここで、検査の手順に関連して患者にして欲しいこと、これから起こることを伝えるためである。「検査」の区分は患者の着衣のために医師が退室することで終わる場合もある。次の「助言」の区分への移行がはっきりしない場合もあるが、普通はやり取りの内容が変わったことによってわかることが多い。

(4)助言(Counsel)：「検査」の区分の終わり(「助言」の区分の始まり)は、一般的に「指示・方向付け［Orient］の発言が減り、医師、患者のどちらかによる「情報提供」や「助言・指示」の発話が増えることが特徴である。この区分では、「情報提供」や患者の医学的状況、治療過程、生活習慣、社会・心理的情報についての「助言・指示」が行われる。

(5)終了部(Closing)：「助言」の区分は、医師が「終わり」を告げることで終結する。「終わり」はしばしば、これまでの診察を整理することを示すような声のトーンや以降の言葉によって示される。興味深いことには、患者は診察が終わりになることに気づくと、「あっ、ところで…」と新しい問題を話し始めることがある。「終了部」に注目すると、前の4つの区分のいずれかに戻ったり、あるいはそのまま終了したりという動きが観察でき、そこから医師と患者の力関係が推察できる。たとえば、医師が患者に質問があるかどうかを聞かずに、「じゃあ、薬を出しますので、それでいいですね」と一方的に診療を終えた場合は、医師の力が優位と言える。しかし、患者が「いえ、質問があります」と言って質問し、医師がそれに応じて助言をした場合は、患者によって前の「助言」の区分に戻ったことになり、患者の力が優位と言える。

次に、RIASのカテゴリー分類から示された診療談話の特徴を示す。1診療ケースあたりの患者と医師の発話から、RIASに基づく各カテゴリー別の平均発話数および標準偏差(SD)を算出した。また、東京と大阪の診療時間には有意差が認められるため、診療時間の長短が発話回数の多少に影響を与えないよう考慮する。そこで、平均発話数による指標のほかに、もう一つの指標として医師と患者のそれぞれの総発話数に占めるカテゴリー別発話率も用いて検討する。

平均発話数／ケース：医師と患者による1ケース当りのそれぞれの平均発話数およびSDは、医師が85.5回(SD = 61.3)、患者は72.3回(SD = 51.1)となり、平均発話数でみると、医師が患者より1.2倍多く発話してい

た。同様に、1ケースあたりの医師と患者を合わせた総発話量に占めるそれぞれの発話数割合で比較した場合でも、医師の発話数割合は平均して54.2％、患者の発話数割合は45.8％となり、やはり医師の方が患者より多い割合で発話していることが確認された（$t = 5.14, p < 0.001$）。

　総発話量比率：医師と患者における総発話比率（＝患者の総発話数／医師の総発話数）の平均を求めると、0.88（SD = 0.3）となり、上記のケースあたりの平均発話数の結果と同様、この指標においても医師の方が患者より有意に多く発話していることとなった（$t = 3.53$，両側 $p < 0.05$）。なお、この傾向は、日本のがん診療について RIAS の枠組みで分析した研究（Ishikawa, et al., 2002a, b）での医師と患者が同等の発話量であったこととは異なる結果である。

　医師・患者間の相関：医師と患者の平均発話数の相関係数を求めたところ、強い正の相関を示し（相関係数 $r = 0.87$）、これにより医師の発話量が多くなれば、患者も多く発話する傾向が認められた（表 3.4）。

表 3.4　医師と患者の平均発話数および発話比と相関係数

	平均発話数(SD)	(％)	相関係数(r)
医師	85.5 回(61.3)	54.2	0.87
患者	72.3 回(51.1)	45.8	

ケース数：n = 78

　時間の考慮：診療時間が増加したことで、医師と患者双方の発話数が相対的に増加した可能性もある。そこで、時間（秒）あたりの発話数で比較したところ、医師は平均 0.29 回／秒、患者は平均 0.25 回／秒となり、時間（秒）あたりでも同様に医師が有意に多く発話していた（$t = 4.88, p < 0.01$）。患者の発話数との相関係数（$r = 0.62$）から弱い正の相関がみられたため、医師の発話数が増すことで、患者の発話数も増加していることが示唆された。

地域比較：医師の平均発話数を地域比較でみると（ケース数：東京 n = 43，大阪 m = 35）、東京の医師（平均発話数 57.6 回，SD = 41.3）と大阪の医師（平均発話数 116.4 回，SD = 64.9）では有意差を示した（t = 4.76, p < 0.001）。しかし、時間あたりの発話数で比較すると、東京の医師（0.27 回／秒）と大阪の医師（0.30 回／秒）間に有意差は認められなかった（t = 1.34, ns）。すなわち、医師の発話スピードに関して地域間の相違はなかった。

　一方、患者の平均発話数を地域別でみると、東京の患者（n = 43，平均発話数 55.3 回）より大阪の患者（m = 35，平均数 91.1 回）の方が有意に多かった（t = 3.24, p < 0.001）。しかし、医師の場合と同様に、時間あたりの発話数で比較すると東京の患者（0.25 回／秒）と大阪の患者（0.24 回／秒）には有意差が認められない（t = 0.39, ns）。すなわち、患者の発話スピードについても医師と同様、地域差はなかった。

　性別：性別間で比較すると、男性患者（n = 31，平均発話数 63.0 回）と女性患者（m = 47，平均発話数 78.3 回）の平均発話数において有意差はなく（t = 1.29, ns）、東京と大阪の各地域別における男性患者と女性患者のいずれの比較でも、有意差は認められなかった（東京における男性患者と女性患者の平均発話数：51.5 回および 57.0 回、大阪における男性患者と女性患者の平均発話数：71.3 回および 110.0 回）。

　以上の結果から、医師と患者の 1 診療あたりの平均発話数は、地域および患者の性別に関係なく、医師の方が患者より有意に多いことが示された。

3.4.3　診療談話の各カテゴリー間の比較
(1) 2 指標の導入
　発話カテゴリー別にみると、医師と患者ではその発話の構成に大きな違いがみられた（表 3.5 参照）。表 3.5 は、医師と患者の各カテゴリー別の発話を組み合わせて 12 のクラスターにまとめたものである。医師と患者の比較、および患者間の性差の比較を行うために、以下の 2 つの指標①と指標②を用いることとする。1％水準の有意差があった場合は＊＊で示す[6]。

指標①：平均発話数およびその標準偏差(SD)
指標②：医師と患者のそれぞれの総発話数における各クラスターの発話率

指標①(平均発話数)は、診療時間が同一の医師と患者の比較、ならびに診療時間の有意な違いがなかった男性患者と女性患者の性差の比較に対して用いる。

指標②(発話率)は、主として診療時間が有意に異なった東京と大阪の地域差の比較に対して、診療時間の影響を排除するために用いる。なお、指標②の発話率を求める際の分母は、医師と患者の全体の総発話数ではなく、医師と患者のそれぞれの総発話数とする。全総発話数とした場合は分母が大きくなり出現率の低い発話カテゴリーの指標が矮小化されてしまうのを回避するためである。

12のクラスターに分類した理由は、これまでの欧米での先行研究(Roter & Hall 2006)と、日本における最初のRIASによる先行研究(Ishikawa et al., 2002b)に準じたことによる。先行研究との対照により、わが国における一般外来診療のコミュニケーション・パターンがより明確に示されると考える。

表3.5 医師と患者の発話カテゴリー別平均発話数およびSDと発話率

クラスター項目	医師 平均発話数(SD)(指標①)	医師 発話率(%)(指標②)	患者 平均発話数(SD)(指標①)	患者 発話率(%)(指標②)	有意差 医師vs患者
a)開放型の質問	1.8回(1.9)	全 2.2 東京 2.0 大阪 2.4	全 0.4回(0.9) 男性 0.1回 女性 0.6回	全 0.5 東京 0.3 大阪 0.6	**
b)閉鎖型の質問	5.6回(5.6)	全 6.4 東京 5.2 ⎱** 大阪 7.4 ⎰	全 2.0回(2.5) 男性 1.4回 女性 2.4回	全 2.5 東京 2.2 大阪 2.9	**
c)情報提供	18.3回(19.1)	全 19.6 東京 16.3 ⎱** 大阪 23.2 ⎰	全 19.6回(18.8) 男性 19.2回 女性 19.8回	全 23.9 東京 16.3 ⎱** 大阪 26.1 ⎰	ns

d）助言（Dr）	2.7回(3.6)	全 2.6 東京 1.9 大阪 3.4 }**	N.A.	N.A.	N.A.	
e）感情表現	5.8回(7.0)	全 6.5 東京 8.3 大阪 4.5 }**	全 4.6回(6.0) 男性 2.6回 女性 5.9回 }**	全 5.6 東京 6.1 大阪 5.0	ns	
f）促し	7.7回(9.0)	全 8.3 東京 6.0 大阪 10.8 }**	全 2.6回(3.8) 男性 2.2回 女性 2.8回	全 3.4 東京 3.1 大阪 3.9	**	
g）肯定的応答	23.8回(15.6)	全 30.2 東京 35.0 大阪 25.0 }**	全 32.8回(22.9) 男性 20.8回 女性 27.1回	全 48.1 東京 3.1 大阪 3.9	**	
h）否定的応答	0.7回(3.3)	全 0.5 東京 0.4 大阪 0.7	全 1.2回(2.4) 男性 0.9回 女性 1.4回	全 1.4 東京 1.1 大阪 1.7	**	
i）方向付け（D）	2.7回(3.6)	全 6.8 東京 8.3 大阪 5.0 }**	N.A.	N.A.	N.A.	
j）サービスの要求（P）	N.A.	N.A.	全 0.4回(0.9) 男性 0.5回 女性 0.6回	全 0.6 東京 0.8 大阪 0.5	N.A.	
k）社交的会話	2.2回(1.9)	全 2.5 東京 3.7 大阪 2.5	全 2.2回(2.6) 男性 1.8回 女性 2.5回	全 3.1 東京 6.0 大阪 2.2 }**	ns	
l）その他	12.6回(12.7)	14.7	6.4回(6.3)	8.9		
合計	85.5回(61.3)	54.2	72.3回(51.1)	45.8	**	

$^{*}p < 0.05$, $^{**}p < 0.01$

(2) 各クラスター項目の特徴の抽出

a) 開放型質問

　表3.6のように、開放型質問回数は、医師（平均1.8回、SD = 1.9）の方が患者（平均0.4回, SD = 0.9）より有意に多かった（$t = 5.82, p < 0.001$）。次に、医師の地域差については指標②（発話率）を用いて、有意差を検討する。以下、地域別の相違の検討では常に指標②の発話率を用いる。

　開放型質問（表3.6）の地域差に関し、東京の医師（平均発話率2.0％）と大

阪の医師（平均発話率 2.4%）を指標②（発話率）で比較すると有意差はみられなかった（$t = 0.67$, ns）。同様に質問の情報別発話率でみても、医学的状態に関する開放型質問（東京の医師：平均発話数 1.4%、大阪の医師：平均発話数 1.3%）および治療情報に関する開放型質問（東京の医師：平均発話率 0.3%、大阪の医師：平均発話率 0.6%）のいずれにおいても、有意差は認められなかった（$t = 0.26$, ns；および $t = 1.32$, ns）。

表 3.6　医師と患者の開放型質問の平均回数および SD と平均発話率

			医　師		患　者	
医師 vs. 患者	$t = 5.82$ $p < 0.001$	平均 発話率	1.8 回(1.9) 2.2%		0.4 回(0.9) 0.5%	
地域別 発話率 比較	東京	平均 発話率	1.2 回 2.0%	(1.8) $t = 0.67$ ns	0.1 回(0.4) 0.3%	$t = 0.31$ ns
	大阪	平均 発話率	2.4 回(1.9) 2.4%		0.6 回(1.2) 0.6%	
性　別	男性	平均			0.1 回(0.4)	$t = 0.13$
	女性	平均			0.6 回(1.2)	ns

ケース数：n = 78,（　）内は SD

次に患者の開放型質問発話における地域差ならびに性差について検討する。まず、東京と大阪における患者の開放型質問について、指標②の発話率で比較すると有意差はなかった（東京の患者：平均発話率 0.3%、大阪の患者：平均発話率 0.6%、$t = 1.48$, ns）。

なお、開放型質問を情報別で検討したが、医学的状態に関する質問においても（東京の患者：平均発話率 0.3%、大阪の患者：平均発話率 0.6%、$t = 1.99$, ns）、また治療方法に関する質問においても（東京の患者：平均発話率 0.1%、大阪の患者：0.4%、$t = 1.94$, ns）、いずれでも地域間の有意差はみられなかった。

また、患者の性差についても、開放型質問における男性患者（平均 0.1 回、

SD = 0.8)と女性患者(平均 0.6 回,SD = 1.2)の違いに有意差はみられなかった(t = 0.13, ns)。

b) 閉鎖型質問

表 3.7 のように、医師による閉鎖型質問は全体で平均発話数 5.6 回(SD = 5.6)となり、患者による閉鎖型質問の平均発話数 2.0 回(SD = 2.5)より有意に多かった(t = 6.18, p < 0.001)。

次に、医師の地域差をみると、a)開放型質問とは異なり、b)閉鎖型質問については有意差が認められ(t = 4.40, p < 0.01)、大阪の医師(発話率 7.6%)の発話率の方が、東京の医師より(発話率 5.2%)、有意に高いことが示された。

質問の種類別でみると、医学情報に関する閉鎖型質問の地域別有意差はみられなかった(東京の医師:発話率 3.9%,大阪の医師:発話率 4.1%)。しかし、治療情報に関する閉鎖型質問では、大阪の医師(発話率 3.0%)の方が、東京の医師(発話率 1.1%)より、発話率が有意に高い傾向を示した(t = 3.06, p < 0.1)。

表 3.7　医師と患者の閉鎖型質問の平均回数(SD)と平均発話

			医　師		患　者	
医師	t = 6.18	平均	5.6 回(5.6)		2.0 回(2.5)	
vs. 患者	p < 0.001	発話率	6.4%		2.5%	
地域別	東京	平均	3.2 回(3.2)	t = 2.49	1.0 回(1.2)	t = 1.20
		発話率	5.2%	p < 0.01	2.2%	ns
	大阪	平均	8.2 回(6.4)		3.1 回(3.1)	
		発話率	7.6%		2.9%	
性　別	男性	平均			1.4 回(0.4)	t = 1.40
	女性	平均			2.4 回(2.8)	ns

ケース数:n = 78,(　)内は SD

次に、患者における地域差を検討したところ、閉鎖型質問で東京の患者（発話率2.2%）と大阪の患者（発話率2.9%）の間に有意差はみられなかった（$t = 1.20, \text{ns}$）。さらに閉鎖型質問の種類別でみても、医学的情報および治療に関する情報のいずれにおいても、患者の発話率に関する地域別有意差は認められなかった。具体的にみると、閉鎖型質問の医学的情報に関して、東京の患者の発話率は1.2%で、大阪の患者の発話率は1.1%となり両者に有意差はない（$t = 0.20, \text{ns}$）。同様に、治療的情報に関しても、東京の患者（発話率0.8%）と大阪の患者（発話率1.4%）で発話率に有意差はみられなかった（$t = 1.73, \text{ns}$）。

患者の性差も閉鎖型質問の発話率に影響は与えず、男性患者（平均1.4回、SD = 0.4 平均発話率2.0%）と女性患者（平均2.4回、SD = 2.8、平均発話率2.9%）の間に有意差はなかった（$t = 1.40, \text{ns}$）。

c) 情報提供

表3.8に見るように、医師による情報提供の発話数は平均18.3回（SD = 19.1）で、患者による平均発話数19.6回（SD = 18.8）とほぼ同数となり、有意差はない（$t = 0.49, \text{ns}$）。しかし、地域別でみると、大阪の医師（平均発話率23.2%）の情報提供の発話率の方が、東京の医師（平均発話率16.3%）より有意に高い（$t = 2.93, p < 0.01$）。

さらに情報種類別でみると、医学的情報提供における東京の医師（発話率10.0%）と大阪の医師（発話率12.0%）の発話率に有意差は見られないが（$t = 1.00, \text{ns}$）、治療に関する情報提供でみると、大阪の医師（発話率10.0%）の方が、東京の医師（発話率5.2%）より有意に発話率が高い結果となった（$t = 3.37, p < 0.01$）。

表 3.8 医師と患者の情報提供の平均発話回数(SD)と平均発話率

			医　師		患　者	
医師 vs. 患者	t = 0.49 ns	平均 発話率	18.3回(19.1) 19.6%		19.6回(18.8) 23.9%	
地域別	東京	平均 発話率	8.6回(6.2) 16.3%	t = 2.49 p < 0.01	16.3回(20.4) 16.3%	t = 1.59 ns
	大阪	平均 発話率	29.0回(22.5) 23.2%		23.1回(16.0) 26.1	
性　別	男性	平均			19.2回(18.5)	t = 0.15
	女性	平均			19.8回(19.0)	ns

ケース数：n = 78, (　)内は SD

　患者の地域差の影響について、東京の患者(平均発話率 16.3%)と大阪の患者(平均発話率 26.1%)での情報提供の発話率の相違は見られなかった(t = 1.59, ns)。情報提供の種類別では、医学的情報の提供の患者間の地域差は認められなかった(t = 0.47, ns)。しかし、治療的情報の提供でみると、大阪の患者(発話率 7.9%)の方が、東京の患者(平均発話率 4.0%)より有意に発話率が高かった(t = 2.64, p < 0.01)。

　患者の性差が情報提供に与える影響については、男性患者(平均 19.2 回、SD：18.5、平均発話率 27.6%)と女性患者(平均 19.8 回、SD = 19.0、平均発話率 23.8%)とほぼ同数となり有意差はみられなかった(t = 0.15, ns)。

d) 医師の助言

　助言は、医師のみの発話カテゴリーである(表 3.9)。医師による助言の平均発話数は 2.7 回(SD = 3.6)、平均発話率は 2.6%であるが、地域差で比べると、東京の医師による助言の平均発話率 1.9%より、大阪の医師の平均発話率 3.4%の方が有意に高かった(t = 2.10, p < 0.05)。

表 3.9　医師による助言の平均発話回数(SD)と平均発話率

			医　師	
		平均	2.7 回(3.6)	
		発話率	2.6%	
地域別	東京	平均	1.4 回(2.1)	$t = 2.10$
		発話率	1.9%	$p < 0.05$
	大阪	平均	4.1 回(4.4)	
		発話率	3.4%	

ケース数：n = 78,（　）内は SD

e) 感情表現

　表 3.10 で示すように感情表現の全体的傾向としては、医師（平均発話回数 5.8 回、SD = 7.0、平均発話率 6.5%）と患者（平均発話回数 4.6 回、SD = 6.0、平均発話率 5.6%）の発話回数（発話率）間に有意差はなかった（$t = 1.67$, ns）。だが、医師の地域差で比較すると、東京の医師（平均発話率 8.3%）の方が、大阪の医師（平均発話率 4.5%）より有意に感情表現の発話率は高かった（$t = 3.20, p < 0.01$）。

　また、患者の地域差で比べると、東京の患者（平均発話率 6.1%）と大阪の患者（平均 5.0%）で発話率に有意差はないが（$t = 0.91$, ns）、患者の性差で比較すると、男性患者（平均 2.6 回、SD = 3.6、発話率 4.1%）より女性患者（平均 5.9 回、SD = 6.9、平均発話率 6.7%）の方が 2 倍以上も発話率が高く、著しく有意差を示す結果となった（$t = 2.38, p < 0.05$）。

表 3.10　医師と患者の感情表現の平均発話回数(SD)と平均発話率

			医　師		患　者	
医師 vs. 患者	$t = 1.67$ ns	平均	5.8回(7.0)		4.6回(6.0)	
		発話率	6.8%		5.6%	
地域別	東京	平均	5.9回(7.4)	$t = 3.20$ $p < 0.01$	3.7回(4.5)	$t = 0.92$ ns
		発話率	8.3%		6.1回	
	大阪	平均	5.6回(6.6)		5.6回(7.3)	
		発話率	4.5%		5.0%	
性　別	男性	平均			2.6回(3.6)	$t = 2.38$ $p < 0.05$
		発話率			4.1%	
	女性	平均			5.9回(6.9)	
		発話率			6.7%	

ケース数：n = 78,（　）内は SD

　さらに、感情表現を構成する主要 3 カテゴリーの i)「不安・心配」(Concern)、ii)「安心させる言葉・励まし・楽観的な姿勢」(R/O)、iii)「共感」(Empathy)の各発話率について比較する。

　まず、i)「不安・心配」(表 3.11)の発話では、患者(平均 1.9 回、SD：3.9、平均発話率 2.3%)の方が医師(平均 0.5 回、SD：1.4、平均発話率 0.4%)より有意に多かった($t = 3.18, p < 0.01$)。さらに、「不安・心配」発話を患者の性差で比較すると、男性患者(平均 0.7 回、SD：1.8、平均発話率 1.1%)より、女性患者(平均 2.7 回、SD：4.6、平均発話率 3.0%)の方が「不安・心配」を 4 倍近く著しく多く述べている($t = 2.27, p < 0.05$)。また、患者の「不安・心配」の発話率の地域差はみられない(東京の患者平均 1.4 回、大阪の患者平均 2.5 回、$t = 0.82$, ns)。これにより地域に関係なく女性患者は、男性患者より約 4 倍と顕著に不安感情を述べる傾向にあることが明らかである。

表 3.11　医師と患者の「不安・心配」発話の平均発話回数(SD)と平均発話率

			医　　師		患　　者	
医師 vs. 患者	$t = 3.18$ ns	平均 発話率	0.5回(1.4) 0.4%		1.9回(3.9) 2.3%	
地域別	東京	平均 発話率	0.2回(0.6) 0.3%	$t = 1.78$ $p < 0.05$	1.4回(2.0) 2.5%	$t = 0.82$ ns
	大阪	平均 発話率	0.8回(1.4) 0.6%		2.5回(5.1) 1.9%	
性　別	男性	平均 発話率			0.7回(1.8) 1.1%	$t = 2.27$ $p < 0.05$
	女性	平均 発話率			2.7回(4.6) 3.0%	

ケース数：n = 78, (　)内は SD

　感情表現の主要素 2 番目の ii）[R/O]「安心させる言葉・励まし・楽観的な姿勢」(表 3.12) を検討する。医師全体の平均発話数 2.6 回 (SD = 3.4)・発話率 3.4% であり、患者全体の平均発話数 0.4 回 (SD = 0.9)・発話率：0.3% と比べて、医師による発話数が極めて有意に高かった ($t = 6.2, p < 0.01$)。

　医師における地域差をみると、東京の医師 (平均発話率 4.2%) と大阪の医師 (平均発話率 2.5%) では、0.5% 水準で有意で ($t = -1.78, p < 0.05$)、東京の医師の方がより多く [R/O]「安心させる言葉」を患者に発していた。患者の性別では、女性患者 (平均 0.5 回, SD = 1.0, 発話率 0.4%) が、男性患者 (平均 0.1 回, SD = 0.3, 発話率 0.1%) より多く「安心させる言葉・励まし・楽観的な姿勢」の発話を行う傾向を示した ($t = 2.11, p < 0.05$)。

表 3.12　医師と患者の［R/O］表現の平均発話回数(SD)と平均発話率

			医　師		患　者	
医師 vs. 患者	$t = 6.2$ $p < 0.01$	平均 発話率	2.6 回(3.4) 3.4%		0.4 回(0.9) 0.3%	
地域別	東京	平均 発話率	2.2 回(2.9) 4.2%	$t = 1.36$ ns	0.3 回(0.9) 2.5%	$t = 0.82$ ns
	大阪	平均 発話率	3.1 回(3.9) 2.5%		0.4 回(0.8) 1.9%	
性　別	男性	平均 発話率			0.1 回(0.3) 0.1%	$t = 2.11$ $p < 0.05$
	女性	平均 発話率			0.5 回(1.0) 0.4%	

ケース数：n = 78,（　）内は SD

　最後に、感情表現の主要素 3 番目の「共感」(Empathy)について検討する（表 3.13）。医師（平均 2.4 回、SD：4.7、発話率 2.5%）の方が患者（平均 0.5 回、SD：0.3、発話率 0.0%）より有意に多く（$t = 4.47, p < 0.01$）、医師間の地域差で比較すると、東京の医師（発話率 3.5%）の方が大阪の医師（発話率 1.3%）より有意に多かった（$t = 2.59, ns$）。一方、患者間では地域差も（$t = 0.34, ns$）性差も（$t = 1.35, ns$）共に有意差はない。

　ただし、同じカテゴリー「共感」に分類されるもので、明確な共感的陳述発話文と、単音節長音に共感的音調が付与された（と認識される）非常に短いあいづち「あー」等を全く同等に扱うには、発話内容や会話への影響が異なる。例えば、同じ医師の発話（会話 454、大阪）で、患者が述べる「60P：夜中に起きて塗らー塗らないかんからねえ」という治療の辛さに対して、医師の「61D：あー、そっか」の共感的音調を含む（と解釈した）「あー」のあいづちと、続けて患者が感情吐露する「62P：それがちょっと辛いねえ」に対して、医師の「63D：かなわんなー」という明確な患者の気持ちへの共感発話とでは、共感のレベルに差異がある。少なくとも、前者の音調付与の

表 3.13　医師と患者の「共感」の平均発話回数および(SD)と平均発話率

			医　　師		患　　者	
医師 vs. 患者	$t = 4.47$ $p < 0.01$	平均 発話率	2.4回(4.7) 2.5%		0.5回(0.3) 0.0%	
地域別	東京	平均 発話率	3.3回(5.9) 3.5%	$t = 2.59$ $p < 0.01$	0.02回(0.2) 0.04%	$t = 0.34$ ns
	大阪	平均 発話率	1.5回(2.3) 1.3%		0.1回(0.4) 5.9%	
性　別	男性	平均			0.0回(0.0)	$t = 1.35$ ns
	女性	平均			0.1回(0.3)	

ケース数：n = 78,（　）内は SD

「あー、」のあいづちは、後者の患者の心情や状況に向けて明確に言語化される具体的共感発話に比べて、共感と判断するための客観的情報が乏しい。

このカテゴリー「共感」の「非明確性」に関する詳細な検討は、後ほど4.5 で行う。

f) 促し

クラスター「促し」(表 3.14)を構成する各カテゴリーは、言い換え・確認、相手の理解を「確認」(36)、「繰返しを求める」(37)、「意見を求める」(医師のみ)(34)という3つであるが、医師(平均 7.7 回，SD = 9.0)の方が、患者(平均 2.6 回，SD = 3.8)よりクラスター「促し」の発話数が有意に多かった ($t = 5.13, p < 0.01$)。医師のクラスター「促し」発話の地域差をみると、大阪の医師(発話率 10.8%)の方が、東京の医師(発話率 6.0%)より、発話率が有意に高かった ($t = 4.02, p < 0.001$)。

一方、患者間では地域差 ($t = 0.91$, ns)および性差 ($t = 0.68$, ns)ともに有意差なし。さらに、クラスター「促し」を構成する3カテゴリーの詳細をみると、最も発話回数が患者・医師共に多いものが相手の理解に対するカテゴリー「確認」だが、統語形式では相手への「確認」と分類されても共起す

表 3.14 医師と患者の「促し」表現の平均発話回数(SD)と平均発話率

			医　師		患　者	
医師 vs. 患者	$t = 6.2$ $p < 0.01$	平均 発話率	7.7回(9.0) 8.3%		2.6回(3.8) 3.4%	
地域別	東京	平均 発話率	3.7回(5.1) 6.0%	$t = 4.02$ $p < 0.01$	1.5回(1.9) 3.1%	$t = 0.91$ ns
	大阪	平均 発話率	12.1回(10.3) 10.8%		3.8回(5.0) 3.9%	
性　別	男性	平均 発話率			2.2回(2.3) 3.6%	$t = 0.68$ ns
	女性	平均 発話率			2.8回(4.5) 3.3%	

ケース数：n = 78, (　)内は SD

る意味・語用論機能には多様性が観察されたため、上位概念となるクラスター「促し」の意味とは異なる相互行為的影響の可能性が示唆された。このカテゴリー「確認」の詳細な検討を 4.3 で行い、この確認発話に関する「多重性」について吟味する。

g) 肯定的応答

表 3.15 で示した患者の肯定的応答 (positive talk：= approve + agree + comp + laugh + BC + remediation)（平均 32.8 回, SD = 22.9）の特徴は、肯定的発話の比率が患者の総発話数の半数近くを占め (48.1%)、最も高頻度のクラスターという点である。一方、医師の肯定的応答（平均 23.8 回, SD = 15.6）は、総発話数の 3 割 (30.2%) に留まり、患者の方が医師より「肯定的応答」を約 1.5 倍有意に多く発話している ($t = 4.58, p < 0.01$)。

医師の地域差に関しては、東京の医師（発話率 35.0%）の方が、大阪の医師（発話率 25.0%）より肯定的応答は有意に高い発話率だった ($t = 4.41, p < 0.01$)。

表 3.15　医師と患者の「肯定的応答」の平均発話回数（SD）と平均発話率

			医　　師		患　　者	
医師 vs. 患者	$t = 4.58$ $p < 0.01$	平均 発話率	23.8回(15.6) 30.2%		32.8回(22.9) 48.1%	
地域別	東京	平均 発話率	20.8回(11.1) 35.0%	$t = 4.41$ $p < 0.01$	20.8回(17.6) 47.2%	$t = 1.80$ ns
	大阪	平均 発話率	27.1回(6.5) 25.0%		27.1回(23.5) 48.7%	
性別	男性	平均 発話率			23.4回(17.3) 3.6%	$t = 15.09$ $p < 0.001$
	女性	平均 発話率			43.2回(25.4) 48.2%	

ケース数：n = 78，（　）内は SD

　患者間での地域差は有意ではなかったが（$t = 1.80$, ns）、性差においては女性患者（平均 43.2 回、SD = 25.4、平均発話率 48.2%）の方が、男性患者（平均 23.4 回、SD = 17.3、平均発話率 3.6%）より約 2 倍も有意に多く肯定的応答を発話する傾向が示された（$t = 15.09, p < 0.001$）。

　なお、肯定的応答に含まれている「笑い」について、患者の笑い（平均 5.6 回 SD：7.6）は、医師の笑い（平均 2.0 回 SD：2.7）の 3 倍近い回数を示し 1% 水準で有意であった（$t = 5.42, p < 0.01$）。また、医師と患者との相関が認められたため（$r = 0.75$）、医師の笑いが増えれば、患者の笑いも増すことが示唆された。さらに性差でみると、男性患者（平均 3.0 回 SD = 3.4，発話率 5.5%）より、女性患者（平均 7.1 回 SD = 9.0，発話率 8.7%）の方が、約 2.5 倍多く笑っている傾向が有意に認められた（$t = 2.29, p < 0.05$）。

　ただし、この肯定的応答の下位分類となる「笑い」の中には、必ずしも肯定的内容の発話内とは限らない場合が、医師でも患者の場合でも観察され、特に患者の笑いにはむしろ否定的内容の発話を伴うケースが多くみられた。

　例えば、医師が患者の肝臓の検査数値について「79–80D：ほんでねー、

逆にねー、@今度ねー@、肝臓の数値、ちょっと上がってきてるからー、」（会話742、大阪）と、bad newsを医師は笑いながら述べている。否定的内容を伴う患者の発話例（会話946、東京）では、血圧測定で160と高く出たことに対して、患者は「55P：160、@ふっ@随分多いですね」とbad newsでありながら笑いを含んだ発言を行う。そのほか、患者にとって好ましくない内容、いわゆるbad news（例：検査数値が悪い、体調不良、親族や友人が亡くなった等）を意外にも笑いと共に発話しているケースが散見された。

このカテゴリー「笑い」にみられる「多義性」の分析は後述の4.4で検討する。

h) 否定的応答

表3.16の否定的応答について、医師は平均0.7回（SD = 3.3）であるが、患者の方は平均1.2回（SD：2.4）と上回っており有意差が認められた（$t = 2.20, p < 0.05$）。一方、医師間の地域差、また患者間の地域差および性差はいずれも有意ではなかった（$t = 1.24,$ ns：$t = 0.04,$ ns）。

表3.16 医師と患者の「否定的応答」の平均発話回数(SD)と平均発話率

			医　師		患　者	
医師 vs. 患者	$t = 2.20$ $p < 0.05$	平均 発話率	0.7回(3.3) 0.5%		1.2回(2.4) 1.4%	
地域別	東京	平均 発話率	0.2回(0.6) 0.4%	$t = 1.12$ ns	0.7回(0.9) 1.1%	$t = 1.24$ ns
	大阪	平均 発話率	1.1回(1.8) 0.7%		1.8回(3.1) 1.7%	
性別	男性	平均 発話率			0.9回(1.3) 1.4%	$t = 0.04$ ns
	女性	平均 発話率			1.4回(2.9) 1.4%	

ケース数：n = 78, (　)内はSD

i) 医師による ORIENT（指示・方向づけ）

　Orient は、医師のみの「指示・方向付け」の発話カテゴリーである。この医師による Orient の平均発話数は 2.7 回（SD = 3.6）であった（表 3.17）。地域差を発話率で比較すると、東京の医師（発話率 8.3％）の方が、大阪の医師（発話率 5.0％）より有意に高い傾向を示した（t = 3.40、p < 0.01）。

表 3.17　医師の［Orient］の平均発話回数（SD）と平均発話率

			医　師	
		平均	2.7 回（3.6）	
		発話率	6.8％	
地域別	東京	平均	1.4 回（2.1）	t = 3.40
		発話率	8.3％	p < 0.05
	大阪	平均	4.1 回（4.4）	
		発話率	5.0％	

ケース数：n = 78,（　）内は SD

　6　医師の総発話数および診療時間あたりの発話数のヒストグラムは正規分布に準じたことから、本書の有意差検定は全て Student の t 検定を用いた。

j) 患者による REQUEST（サービスの要求）

表 3.18 のリクエスト（サービスの要求）は患者のみの発話カテゴリーである。平均発話数は 0.4 回（SD = 0.9）と少なく、患者間の地域差および性差は認められなかった。

表 3.18　患者の「サービスの要求」の助言の平均発話回数および SD と平均発話率

			患　　者	
		平均	0.4 回(0.9)	
		発話率	0.6%	
地域別	東京	平均	0.3 回(0.9)	$t = 1.00$
		発話率	0.8%	ns
	大阪	平均	0.5 回(0.9)	
		発話率	0.5%	
性　別	男性	平均	0.5 回(0.9)	$t = 0.90$
		発話率	0.7%	ns
	女性	平均	0.4 回(0.9)	
		発話率	0.6%	

ケース数：n = 78,（　）内は SD

k) 社交的会話

表 3.19 のように、社交的会話については、医師も患者も平均 2.2 回と同数で（医師 SD = 1.9、患者 SD = 2.6）有意差はなかった。

次に、医師の地域差について指標②（発話率）で比較すると、東京の医師（平均発話率 3.7%）と大阪の医師（平均発話率 2.5%）の間に有意差はなかった（$t = 1.9$, ns）。

一方、患者を地域別でみると、東京の患者（発話率 6.0%）が大阪の患者（発話率 2.2%）より社交的会話の発話率が有意に高かった（$t = 5.28, p < 0.01$）が、患者の性差は有意ではなかった（男性患者平均 1.8 回、女性患者平均 2.5 回、$t = 1.10$, ns）。

表 3.19　医師と患者の「社交的会話」の平均発話回数および SD と平均発話率

			医　師		患　者	
医師 vs. 患者	t = 0.21 ns	平均 発話率	2.2 回(1.9) 2.5%		2.2 回(2.6) 3.1%	
地域別	東京	平均 発話率	1.8 回(1.7) 3.7%	t = 1.9 ns	2.7 回(3.4) 6.0%	t = 5.28 p < 0.01
	大阪	平均 発話率	2.6 回(2.1) 2.5%		1.7 回(1.1) 2.2%	
性　別	男性	平均 発話率			1.8 回(1.5) 4.0%	t = 1.10 ns
	女性	平均 発話率			2.5 回(3.2) 4.3%	

ケース数：n = 78, （　）内は SD

3.4.4　各カテゴリー間の相関関係

次ページでは、医師と患者の各発話カテゴリー間の相関係数(表3.20)と、患者自身の発話カテゴリー間の相関係数(表3.21)を求めた。さらに、それらをまとめてわかりやすいように相関係数の高い順位で並べたものが表3.22である。表中の数値をまとめて示すため、ページ毎に列挙していく。

表 3.20　医師と患者の各発話カテゴリー間の相関関係(r)

医師 \ 患者		全質問	開放型質問	閉鎖型質問	情報提供全体	医学的状態	治療方法	生活習慣	社会情緒的表現全体	不安・心配	安心させる・励まし等	共感	促し	肯定的応答全体	笑い・冗談	謝罪・関係修復等	社交的会話等
全質問	全質問	0.36	0.13	0.39	0.70	0.07	0.24	-0.09	0.30	0.19	0.10	0.16	0.18	0.46	0.42	0.24	0.07
	開放型質問	0.17	0.07	0.18	0.71	0.14	0.24	-0.04	0.31	0.21	N/A	0.19	0.15	0.36	0.26	0.24	0.35
	閉鎖型質問	0.44	0.14	0.42	0.61	0.03	0.21	-0.09	0.26	0.15	N/A	0.13	0.17	0.44	0.42	0.21	-0.03
情報提供	情報提供全体	0.80	0.41	0.82	0.28	0.61	0.30	0.31	0.45	0.43	0.28	0.18	0.59	0.82	0.29	0.30	0.05
	医学的状態	0.73	0.43	0.73	0.13	0.69	0.15	0.29	0.38	0.45	0.28	0.04	0.46	0.75	0.11	0.15	0.05
	治療方法	0.64	0.25	0.68	0.40	0.33	0.37	0.25	0.40	0.27	0.20	0.32	0.59	0.64	0.45	0.37	0.05
	生活習慣	-0.04	0.00	0.08	0.21	0.37	0.23	-0.03	0.12	0.04	0.25	-0.05	0.04	0.31	0.11	0.23	0.23
助言		0.26	0.28	0.55	0.41	0.33	0.30	0.20	0.36	0.34	0.31	0.33	0.55	0.58	0.42	0.30	0.23
社会情緒的表現	社会情緒的表現全体	0.67	0.23	0.35	0.61	0.29	0.20	-0.01	0.62	0.46	0.54	0.24	0.28	0.55	0.39	0.20	0.39
	不安・心配	0.20	0.11	0.49	0.70	0.12	0.15	-0.04	0.24	0.14	0.23	0.00	0.13	0.36	0.16	0.15	0.10
	安心・励まし等	0.08	0.36	0.00	0.19	0.19	0.08	-0.02	0.51	0.52	0.30	0.34	0.30	0.49	0.34	0.08	0.12
	共感	0.35	0.00	0.00	0.68	0.25	0.19	0.01	0.43	0.22	0.50	0.06	0.12	0.31	0.21	0.19	0.48
	促し	-0.34	0.13	0.46	0.61	0.16	0.12	-0.08	0.37	0.26	0.12	0.35	0.30	0.45	0.29	0.12	0.01
肯定的応答	肯定的応答全体	0.78	0.17	0.36	0.81	0.31	0.43	0.07	0.58	0.40	0.53	0.17	0.32	0.66	0.55	0.43	0.51
	笑い・冗談	0.20	0.04	0.39	0.46	0.13	0.11	0.04	0.26	0.14	0.29	0.03	0.13	0.52	0.75	0.11	0.21
	謝罪・関係修復等	0.23	0.23	0.19	0.20	0.15	0.38	0.09	0.25	0.14	0.29	-0.10	0.12	0.30	0.14	0.38	0.27
社交的会話等		0.06	0.25	0.22	0.39	0.16	0.18	-0.07	0.37	0.32	0.32	-0.02	0.06	0.48	0.35	0.18	0.32

表 3.21　患者自身の各発話カテゴリー間の相関関係（r）

		全質問			情報提供		社会情緒的表現					肯定的応答	
		全質問	開放型質問	閉鎖型質問	情報提供全体	医学的状態	社会情緒的表現全体	不安・心配	安心させる・励まし等	共感	促し	肯定的応答全体	笑い・冗談
全質問	全質問	1.00											
	開放型質問	0.67	1.00										
	閉鎖型質問	0.96	0.45	1.00									
情報提供	情報提供全体	0.22	0.12	0.23	1.00								
	医学的状態	0.42	0.15	0.45	0.24	1.00							
社会情緒的表現	社会情緒的表現全体	0.58	0.42	0.55	0.50	0.14	1.00						
	不安・心配	0.56	0.37	0.54	0.31	0.15	0.87	1.00					
	安心させる・励まし等	0.34	0.37	0.28	0.39	0.32	0.54	0.36	1.00				
	共感	0.35	0.34	0.00	0.22	0.02	0.23	0.17	0.31	1.00			
	促し	0.49	0.27	0.50	0.29	0.31	0.33	0.24	0.33	0.35	1.00		
肯定的応答	肯定的応答全体	0.64	0.38	0.64	0.54	0.73	0.53	0.43	0.48	0.18	0.49	1.00	
	笑い・冗談	0.22	0.16	0.21	0.53	0.05	0.44	0.25	0.40	0.28	0.21	0.53	1.00
	謝罪・関係修復等	0.31			0.23			0.28	0.05				
社会的会話等		0.05	0.07	0.04	0.36	0.27	0.29	0.13	0.70	0.02	0.15	0.33	0.22

表3.22では、患者―医師間のコミュニケーションについて、発話カテゴリー間の相互関係を表す仮説を提示し、対応する相関係数について高いものから順に並べ、その値が高い発話カテゴリーの組み合わせに関して大略の性格付けを行う。なお、相関係数は方向性を持たないことから、正確を期するため両方向の記述を行った。

表3.22　患者―医師間の相関関係(r)

(1) 質問と答の相関関係

　i) 高度の相関関係がある (相関係数 > 0.8)

1. 医師の情報提供が増える(減る)と患者の閉鎖型質問も増える(減る)。
また、患者の閉鎖型質問が増える(減る)と医師の情報提供が増える(減る)。　0.82

1′. 医師の情報提供が増える(減る)と患者の肯定的応答も増える(減る)。
また患者の肯定的応答が増える(減る)と医師の情報提供が増える(減る)。　0.82

2. 医師の情報提供が増える(減る)と患者の質問が増える(減る)。
また、患者の質問が増える(減る)と医師の情報提供が増える(減る)。　0.80

　すなわち、医師の情報提供一般は、患者の反応(質問・肯定的応答)を引き出す傾向が強い。また、患者の反応(特に閉鎖型質問・肯定的応答)は、医師の情報提供一般を引き出す傾向が強い。この傾向はすべての相関関係の中で最も強い。

　ii) やや高度の相関関係がある (相関係数 > 0.7)

1. 医師の医学的情報提供が増える(減る)と患者の肯定的応答も増える(減る)。また、患者の肯定的応答が増える(減る)と医師の医学的情報提供が増える(減る)。　0.75

2. 医師の医学的情報提供が増える(減る)と患者の閉鎖型質問も増える(減る)。また、患者の閉鎖型質問が増える(減る)と医師の医学的情報提供も増える(減る)。　0.73

3. 医師の開放型質問が増える(減る)と患者の情報提供も増える(減る)。
また、患者の情報提供が増える(減る)と医師の開放型質問が増える(減る)。　0.71

4. 医師の質問が増える(減る)と患者の情報提供も増える(減る)。
また、患者の情報提供が増える(減る)と医師の質問も増える(減る)。　0.70

すなわち、医師の情報提供・質問が個別特定な場合は、患者の反応も対応して制約され相関関係が相対的に弱化するが、それでもやや高度の相関関係がある。また、患者の反応（特に閉鎖型質問・肯定的応答）が、医師の個別特定の情報提供に対応して制約され相関関係が相対的に弱化するが、それでもやや高度の相関関係がある。

ⅲ）低いが相関関係がある（相関係数 > 0.6）

1. 医師の医学的情報提供が増える（減る）と患者の医学的情報提供も増す（減る）。また、患者の医学的情報提供が増す（減る）と医師の医学的情報提供も増える（減る）。　0.69

2. 医師の治療的情報提供が増える（減る）と患者の閉鎖型質問も増える（減る）。また、患者の閉鎖型質問が増える（減る）と医師の治療的情報提供が増える（減る）。　0.68

3. 医師の治療的情報提供が増える（減る）と患者の肯定的応答も増える（減る）。また、患者の肯定的応答が増える（減る）と医師の治療的情報提供が増える（減る）。　0.64

4. 医師の閉鎖型質問が増える（減る）と患者の情報提供も増える（減る）。また、患者の情報提供が増える（減る）と医師の閉鎖型質問が増える（減る）。　0.61

4. 医師の情報提供が増える（減る）と患者の医学的情報提供も増える（減る）。また、患者の医学的情報が増える（減る）と医師の情報提供も増える（減る）。　0.61

4. 医師の促しが増える（減る）と患者の医学的情報提供も増える（減る）。また、患者の医学的情報提供が増える（減る）と医師の促しが増える（減る）。　0.61

　すなわち、医師の情報提供の特定化や促しが進むと、患者の反応（情報提供・質問・肯定的応答）も対応して制約され相関関係が相対的に弱化するが、それでも相関関係は低いがある。また、患者の情報提供・質問・肯定的応答が進むと、医師の情報提供の特定化や促しも対応して制約され相関関係が相対的に弱化するが、それでも相関関係が低いがある。

---

(2) 医師の「共感」と低いが相関関係がある（相関係数 > 0.6）

1. 医師の共感が増える（減る）と患者の情報提供も増える（減る）。また、患者の情報提供が増える（減る）と医師の共感が増える（減る）。　0.68

　医師からの共感が、患者の情報提供を引き出す力が低いがある。また、患者の情報提供が医師の共感を引き出す力が低いがある。

---

(3)医師の「肯定的応答」との相関関係

 i)高度の相関関係がある(相関係数 > 0.8)

1. 医師の肯定的応答が増える(減る)と患者の情報提供も増える(減る)。
   また、患者の情報提供が増える(減る)と医師の肯定的応答が増える(減る)。　0.81

 ii)やや高度の相関関係がある(相関係数 > 0.7)

1. 医師の肯定的応答が増える(減る)と患者の質問も増える(減る)。
   また、患者の質問が増える(減る)と医師の肯定的応答が増える(減る)。　0.78

 iii)低いが相関関係がある(相関係数 > 0.6)

1. 医師の肯定的応答が増える(減る)と患者の肯定的応答も増える(減る)。
   患者の肯定的応答が増える(減る)と医師の肯定的応答も増える(減る)。　0.66

　　医師の応答についてはそれが肯定的な場合、患者の情報提供一般を促し、肯定に肯定で返す傾向は相対的に低いがある。

---

(4)医師の「感情表現」を中心とする相関関係

低いが相関関係がある(相関係数 > 0.6)

1. 医師の感情表現が増える(減る)と患者の質問も増える(減る)。
   また、患者の質問が増える(減る)と医師の感情表現も増える(減る)。　0.67

2. 医師の感情表現が増える(減る)と患者の感情表現も増える(減る)。
   また、患者の感情表現が増える(減る)と医師の感情表現も増える(減る)。　0.62

3. 医師の感情表現が増える(減る)と患者の閉鎖型質問も増える(減る)。
   また、患者の閉鎖型質問が増える(減る)と医師の感情表現も増える。　0.61

　　医師の感情表現については患者の質問や感情表現を引き出す力が低いがある。

---

(5)「笑い」を中心とするやや高度の相関関係がある(相関係数 > 0.7)

1. 医師の笑いが増える(減る)と患者の笑いも増える(減る)。
   また、患者の笑いが増える(減る)と医師の笑いも増える(減る)。　0.75

　　医師の笑いに対し患者も笑いで返す傾向がはっきりとみられる。また、患者の笑いに対し医師も笑いで返す傾向がはっきりとみられる。

---

(6)「促し」を中心とした低いが相関関係がある(相関係数 > 0.6)

1. 医師の促しが増える(減る)と患者の情報提供も増える(減る)。
   また、患者の情報提供が増える(減る)と医師の促しも増える(減る)。　　0.61

   　医師の促しが患者の情報提供の増加に影響する傾向が低いがある。また、患者の情報提供が医師の促しの増加に影響する傾向が低いがある。

---

(7) 患者を中心とした相関関係

　やや高度の相関関係(相関係数 > 0.7)

1. 患者の医学的情報提供が増える(減る)と患者の肯定的応答が増す(減る)。
   また、患者の肯定的応答が増える(減る)と患者の医学的情報提供が増える(減る)。　　0.73

2. 患者の社交的会話が増える(減る)と患者の R/O が増える(減る)。
   また、患者の R/O が増える(減る)と患者の社交的会話が増える(減る)。　　0.70

   　患者の情報提供と肯定的応答、および社交的会話と R/O は、それぞれにやや高度の相関関係にある。

3.5　診療談話の考察

　ここまで記した RIAS による分析結果から、患者―医師間の関係性の特徴的傾向、両者の発話の特徴と地域差および性差との関連が示された。

　以下に、医師の診察スタイルおよび患者の受診スタイルの特徴、東京と大阪の二地域の地域差や患者の性差に関して考察する。さらに RIAS の応用的利用として、同じ RIAS の分析枠組みで行われたがん診療談話研究との比較を行うことで、今回明らかになった一般外来診療談話の特徴を解明する。

3.5.1　患者―医師間の関係性

　まず、一般外来の診療談話における発話数は医師の方が患者より有意に多い。また、平均発話数の相関係数が強い正の相関を示したことから($r = 0.87$)、医師の発話量が増えると患者も活発に発話数が増加することが示された。

　個別の発話カテゴリーをみていくと、開放型質問は指標①②ともに、医師

が患者より有意に多く発話している。情報提供全体では医師も患者も同数であったが、種類別では治療的情報について医師が患者より有意に多く情報提供する。感情表現全体では医師も患者も同数であったが、感情表現の下位分類でみると、不安については患者が医師よりも表明し、安心については医師の方が患者より安心を与える発話をしている。

これは診療談話の基本的特徴が、医師が患者にその病状を聞き患者はそれに答えながら不安を訴え、また、医師は情報の中でも特に治療に関する情報を多く提供し患者を安心させる言葉をかけるという相互行為にあることを端的に示すものである。

さらに、共感についても医師が患者より多く感情表明している。ただし全体でみると、医師の方の発話数が患者より有意に多い。肯定的発話および否定的発話は、指標①②共に患者が医師より有意に多く、社交的会話で医師と患者の有意差はみられなかった。

以上の傾向も診療談話の特徴を示すものである。医師が病める患者に対し、専らその状況に共感したり、診療をすすめる動作の促しを述べたりする。医師の質問が主となっているため、患者は肯定でも否定でもそれぞれの応答が増える。社交的会話は主に診療開始部と終了部で医師と患者が挨拶し合うといった相互行為であると想定され、医師と患者の発話数はあまり変わらなかったと考えられる。

3.5.2 地域差および性差の影響

診療時間は大阪の方が東京より有意に長い。しかし、どちらも患者の男女差による診療時間の違いはみられなかった。ただし、東京の男性患者と大阪の女性患者を比較すると、発話数でも診療時間でも大阪女性患者の方が有意に多い結果となった。

3.5.3 医師発話における東京と大阪の地域差の影響

医師の発話で地域差が見られるのは、閉鎖型質問で、特に治療的情報に関する閉鎖型質問において大阪医師の方が東京医師より有意に指標①②のいず

れも多い。また、開放型質問に関して、指標①では大阪医師の方が東京医師より有意に多かったが、指標②では有意差は認めらなかった。大阪医師の方が東京医師に比べて、閉鎖型質問を用いた情報収集により積極的で、そのため大阪患者の情報提供も東京患者に比べて有意に高いことが考えられる。情報提供については、大阪医師の方が東京医師より多く、その内訳をみると特に治療的情報の提供について、大阪医師の方が東京医師より多い。

　感情表明での大きな特徴は、東京医師の方が大阪医師より特に安心を与える発話と共感の発話が多い。感情表現の下位分類で比較すると、不安表明については医師の地域差はない。安心を与える発話では、医師の地域差があり東京医師の方が大阪医師より多く安心させる発話を発している。共感については、東京医師の方が大阪医師より共感的発話が多い。共感の発話数が多くなったのは、共感的な音調であれば短いあいづちでも、一つの発話として集計することが影響していると考えられる。また、安心を与える発話においても東京医師が大阪医師より有意に多いことから、医師による気遣いの発話が東京の方が大阪より全体として多い傾向が示唆される。促しに関する医師の地域差では、大阪医師の方が東京医師より指標①②ともに有意に多い。

　肯定的発話についての医師間の地域差はなく、その下位分類となる笑いについても医師間の地域差はなかった。

　医師のみのカテゴリーである方向付け発話は、指標①では微かに大阪医師が有意に多い結果となったが、指標②でみると、逆転して東京医師の方が大阪医師より割合が多いため、今回の調査ではどちらともいえない。

　同じく医師のみのカテゴリーである助言は、指標①および指標②のいずれにおいても、有意に大阪医師の方が東京医師より多かった。

　社交的会話については、医師の地域差に関して指標①②ともに有意とは認められなかった。

3.5.4　患者発話における東京と大阪の地域差および性差の影響

　質問に関する患者の地域差および性差はみられない。情報提供については、女性患者が男性患者より有意に多い。次に地域別に情報の種類をみる

と、特に治療的情報に関して、大阪患者がより多く情報提供している。患者の性差による情報提供の種類での相違はなかったが、全体でみると大阪患者は情報提供について発話率が高く、さらに女性患者が両地域ともに共通して有意に情報提供が多く積極的であった。

　感情表現での患者間の地域差はなかった。一方、患者間の性差は生じており、女性患者の方が男性患者より有意に多く感情表現している。さらに感情表現を構成する主要3要素の不安と安心と共感について検討すると、不安表明に関しての地域差はないが、性差では女性患者の方が男性患者より不安を表明する。共感に関しては患者間で、地域差も性差もなかった。

　促しに関しても患者間で地域差および性差は認められなかった。

　肯定的発話全体では有意差は認められなかったが、肯定的発話の下位分類の笑いを詳しくみると、女性患者の方が男性患者より指標①②ともに有意に多く笑っている。

　否定的発話については、指標①（発話数）では大阪患者の方が、東京患者より有意に多い（$t = 2.20, p < 0.05$）が、指標②（発話率）では有意ではない。患者の性差はいずれも認められなかった。患者のみのカテゴリーであるサービス要求は、地域差および性差は認められなかった。社交的会話について、患者は指標①では地域差および性差はなかったが、指標②では、東京患者の方が大阪患者より有意に発話率が高かった。東京患者の方が、社交的会話で気遣いながら会話を進めている可能性が高い。

　以上、RIASによる分析結果の考察を概括すると、まず、医師は患者より有意に発話数が多く、質問も多いことから医師の優位性が示唆される。次に、東京と大阪での二地域での診療談話を比較したことで、医師および患者のそれぞれの発話内容に地域差が認められた。診療時間の相違は地域差としてはなかったが、大阪女性患者の診療時間だけは有意に長い結果を示したことは特徴的である。

　医師の診察スタイルについて、東京と大阪での違いが部分的に認められ、大阪医師はより積極的に質問や情報提供を行い、東京医師は安心を与える、共感を示すなどの患者への気遣いの発話が大阪医師より多い傾向を示した。

医師の診療スタイルの相違については、医師の属性としての生育歴等の地域性に関する情報が取得できないデータ上の制約から、診療での医師および患者のコミュニケーション・スタイルに与える地域差の可能性があることを指摘するに留める。

　患者は地域差よりも性差の違いが認められ、女性患者は男性患者より積極的に情報提供や不安表明の発話を行い、笑いを多く発している傾向が認められたことから、東京―大阪間の地域差を越えた、女性患者特有のコミュニケーション行動の共通点が見出されたと考えられる。

3.5.5　RIAS の応用的価値

　ここまで報告した本書の分析結果は、一般外来診療という生活習慣病を中心とした、いわば日常的場面に近い医療コミュニケーション談話に関しRIAS を用いて分析したものであった。そこで、疾病タイプの異なる、より重篤で生死に関わる場面も想定されるがん診療談話の分析結果と比較対照させることで、一般外来診療談話の患者―医師間コミュニケーションの特徴に関する考察を深める。同時に、がん診療談話のコミュニケーションの特徴もより明確に示されると考える。

　近年、わが国での患者―医師間のコミュニケーション研究は、RIAS を取り入れた医療社会学系研究者によって精力的に行われてきた (Ishikawa et al., 2002a, Ishikawa et al., 2002b, Ishikawa et al., 2005a, Ishiakwa et al., 2005b, Ishikawa et al., 2006)。特に、疾病的にみて一般外来診療とは異なると予想される、外来がん診療場面における先駆的研究を紹介し (Ishikawa et al., 2002a, Ishikawa et al., 2002b、石川・中尾、2007)、本書で行った一般外来診療談話と比較対照する。

　Ishikawa et al. (2002a, 2002b) の研究目的は、(1) 日本の外来がん診療場面における患者―医師間の相互作用の特徴を明らかにする、(2) 診察における患者―医師間のコミュニケーションと患者満足感との関連を検討する、という２点である。ここで定義される患者―医師間の相互作用とは、「態度、知識、コミュニケーションスタイルなどの個人的特性と、どのように自分のコ

ミュニケーションを相手に適応させるかという相互作用的プロセスによる個人的、相互的影響のプロセス」(Stiles, 1992)である。がん患者を取り上げる理由は、がん診療は主として医師主導型といわれ、生物医学的な話題に比べ心理社会的やりとりが少ないという指摘(Ford., et al., 1996)に基づく。特に医師を全面的に信頼し「お任せする」という意識が強い日本では、欧米よりも患者の自律性に対する意識が総じて低い傾向がみられると予測されるので、第1の仮説として、「がん診療場面における患者―医師間の相互作用は、主に医師によって主導され、話題は、ライフスタイル・心理社会的事柄より医学・治療に関することに偏重する」と考え、第2の仮説は、患者の満足度との関連を調べ、「診察における患者中心的なコミュニケーションは、患者満足度と正の相関をもつ」とするものである。

Ishikawa, et al. (2002b)の分析対象は、都内某専門病院外来がん患者140名とその担当医師12名であり、患者の平均年齢は58.5歳、女性患者の占める割合は60％(84名)、医師は男性11名、女性1名で、分析対象データは診察の録音と患者に記入を依頼した調査票である。

表3.23は、外来がん診療における患者―医師間のコミュニケーションの構成につき、RIASによる談話データ分析結果を医師と患者それぞれの平均発話数、平均使用割合で示し、本研究の同じ枠組みによるRIAS分析で得た結果と併記している。左側2列の一般外来の医師と患者が本研究の結果であり、右側2列のがん診療の医師と患者がIshikawa, et al. (2002b)の結果である。平均発話数(SD)と、発話率(医師と患者それぞれの総発話数に対する各カテゴリーの発話数の割合)を算出している。

がん診療と比較して、本書の一般外来診療コミュニケーションの特徴に挙げられる点は以下の通りである。平均診察時間について、がん診療は9.1分(SD = 5.2)と長く、本書は平均5.2分(SD = 3.5)と約半分近く短い。医師と患者の発話の割合をみると、がん診療では医師と患者がほぼ同数だが、本書では医師が患者より多く発話している。

さらに、がん診療と比較して、本書の方が発話率の低いカテゴリーは網掛けとし、発話率の高いカテゴリーについては太字で示してみると、一般

表 3.23　本書の結果と Ishikawa et al. (2002b) との比較

	本書[a]				Ishikawa, et al.[b]			
	一般外来医師		一般外来患者		がん科医師		がん科患者	
	平均発話数 (SD)	(%)	平均発話数 (SD)	(%)	平均発話数	(%)	平均発話数	(%)
開放型の質問	1.8(1.9)	2.2	0.4(0.9)	0.5	2.4	2.9	1.1	1.4
閉鎖型の質問	5.6(5.6)	6.4	2.0(2.5)	2.5	9.7	11.6	6.0	6.3
情報提供	18.3(19.1)	19.6	19.6(18.8)	23.9	32.1	35.2	29.8	34.3
助言 (D)	2.7(3.6)	2.6	—	—	5.5	5.9	—	—
感情表現	5.8(7.0)	6.5	4.6(6.0)	5.6	2.4	3.0	4.1	4.5
促し	7.7(9.0)	8.3	2.6(3.8)	3.4	6.3	7.0	4.4	4.9
肯定的応答	23.8(15.6)	30.2	32.8(22.9)	48.1	16.9	19.8	32.0	39.8
否定的応答	0.7(1.4)	0.5	1.2(2.4)	1.4	0.2	0.2	0.3	0.4
方向付け (D)	4.5(3.4)	6.8	—	—	2.7	3.8	—	—
サービス要求 (P)	—	—	0.4(0.9)	0.6	—	—	0.4	0.4
社交的会話	2.2(1.9)	2.5	2.3(2.6)	4.1	2.7	3.8	2.5	3.6
その他	12.6(12.7)	14.7	6.4(6.3)	8.9	5.8	6.8	4.3	4.5
合計	85.5(61.3)	54.2	72.3(51.1)	45.8	86.8	50.9	84.9	49.1

[a] 本書 (n = 78)
[b] "Physician-patient communication and patient satisfaction in Japanese cancer consultations" Ishikawa et al. (2002b) (n = 140).

| がん診療に比べて発話が少ない一般診療でのカテゴリー | 網掛け表示 |
| がん診療に比べて発話が多い一般診療でのカテゴリー | **太字表示** |

外来とがん外来とのコミュニケーション・パターンの傾向の違いがより顕著に表される。一見して比較対照するために、一般外来診療とがん外来診療との違いを棒グラフにして表示したものが、図 3.1 と図 3.2 である。

　まず、発話比ががん診療では医師と患者がほぼ同数 (50.9%, 49.1%) だが、一般外来診療データでは、医師 (54.2%) が約 1.2 倍多く患者 (45.8%) より発話している。

　次に、がん診療に比較して、医師患者共に一般外来診療で少ない発話率を

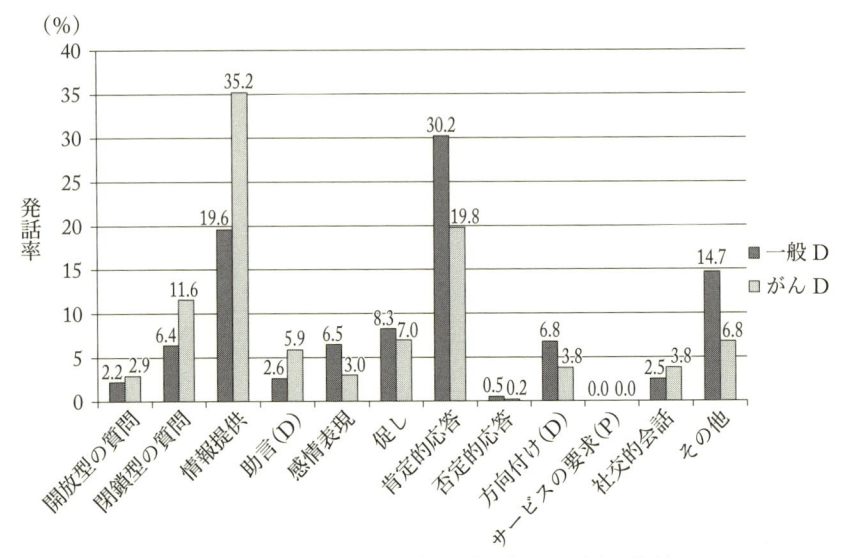

図3.1 一般外来医師とがん診療医師の発話率の比較

示した発話カテゴリーは、全ての質問(開放型と閉鎖型共に)と情報提供である。特に、情報提供はがん診療の医師が35.2%だったのに比べ、一般外来診療の医師は19.6%と半分近く少ない。同じく、患者からの情報提供もがん診療の34.3%と比べて、一般外来診療の患者は23.9%と発話率が3分の2に低下している。

これと対照的に、感情表現、肯定的応答および否定的応答では、一般外来診療の方ががん診療に比べて、医師も患者も発話傾向が高い。

このように、一般外来診療とがん外来診療のコミュニケーション・パターンの傾向を概括すると、一般外来を受診する慢性疾患患者は生活習慣病などで緊急性も低く、医師に伝えるべき情報量も多くないことが推認される。それに対し、がん診療では医師も患者も情報収集において特に活発であり、がん診療の医師も患者も、一般外来診療に比べてより多くの情報提供と質問を発している。感情表現については、一般外来診療の医師も患者も発話率が上回ることから、両者ともに自由に喜怒哀楽を示していると推測される。一方、がん外来では医師も患者も感情表現が言語化されていないことから感情

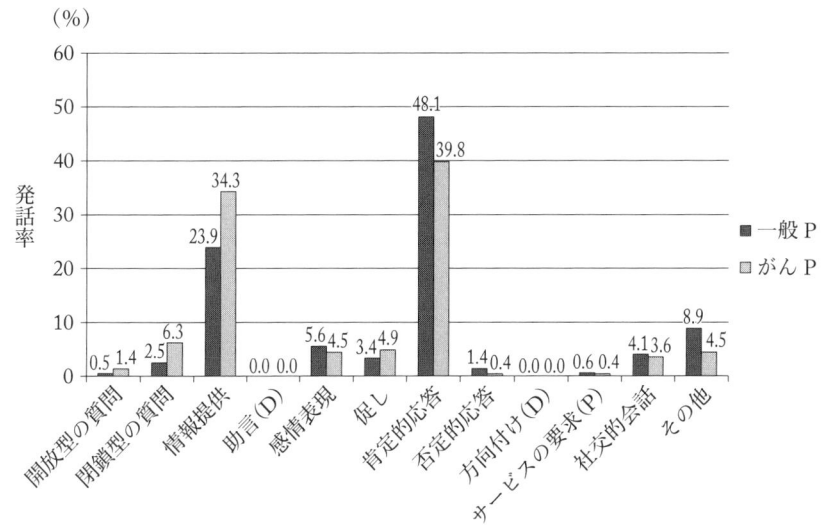

図 3.2 一般外来患者とがん患者の発話率の比較

の抑制、または感情表現の回避の傾向が推測される。肯定的応答については、一般外来診療の医師も患者もがん診療の場合よりも多く、さらに否定的応答についてももともと微少な割合であるが、一般外来診療の方が上回っている。

以上、一般外来診療とがん診療における患者と医師の発話に対する RIAS 分析の 2 つの研究を比較対照させた結果から、次のことが推測される。

まず、一般外来診療では、患者も医師と同様に率直なコミュニケーション・パターンを示し、情報授受の発話量が相対的に低いのは、患者の症状や治療に関する緊急性が低く、日常生活に近似した会話であることが想定される。それに比して、がん診療では医師も患者も情報授受に比重が置かれ感情表出が少なく、特に否定的応答については相対的に少ないことから、患者の症状や治療に関する情報量が医師・患者共に多い。また、一般外来患者の主たる生活習慣病などに比べ、がんというより重篤な疾病が診療談話に与える影響として、慎重に相手を気遣うコミュニケーションを医師・患者共にとっていることが示唆される。

3.6 RIASの有効性と限界性

以上、RIASによる一般外来診療談話の東京と大阪でのデータに関する分析結果の詳細を概括し、考察ならびに応用的利用としてがん診療談話との比較対照を補足した。

次に本章でのRIAS分析を通して得られたRIASの有効性と限界性について総括する。

3.6.1 有効性

全体としてRIASの分析で明らかになったことは、医師および患者の各発話カテゴリーの頻度からみた平均的発話傾向や、相関関係の強弱による発話カテゴリー間の関係性や影響である。詳細に比較検討したところ医師と患者のそれぞれにおいて、東京と大阪での発話傾向の地域差、そして患者は発話傾向の性差の影響も示唆された。今回の診療談話データでは医師が全員男性であるため比較検討できなかったが、もし女性医師との比較が可能であれば、医師における発話傾向の性差も示されることが予想される。

このようにRIASを用いることで、ある集団の発話傾向を示し統計的有意差や相関係数を用いて、それぞれの結果の妥当性および関係性を検証することができる。医師患者ともに分析データが十分な条件を満たせば、発話傾向に対する地域差や性差の影響を関連付けることもできるだろう。今回の分析データでは、地域差に関して居住地域による属性をその判断基準としたが、より精度を上げるのであれば詳細な属性情報(例えば、出生地、成育歴、教育歴、居住地の特定など)が必要である。

RIASの有効性は、1)結果が明確な数値で示される、2)客観的である、3)数値化されているため他の分析結果と比較が容易にできる、という3つの点に集約されると考える。

では、2.1.2であげた、RIASの利点とされる6項目についてはどうであろうか。以下に順次列挙してここまでの見解を記す。

まず、「1. 抽出の範囲」が広いとして、業務的会話と情緒的会話の両方

第 3 章　RIAS による分析　　91

の発話情報が引き出せると主張されていたが、実際に診療談話データの発話をカテゴリー分類してみると、定義によっては必ずしもどちらか一方には決められないケースなど、RIAS の定義と現実の発話との間には差異がみられる。これはカテゴリー分類の妥当性およびカテゴリーの定義上の問題点に深く関わると考えられる。

　2 番目の「数量化」による比較の容易さについては、先の応用的利用での比較 (3.5.5) でみられたように明快な利点といえる。しかしながら、RIAS が定義する発話カテゴリーを一律の数量化で測れる発話単位であるのか、具体的な発話データに戻った検証が必要であると考える。

　3 番目の利点とされる「3. 汎用性」については、40 あまりのカテゴリーを組み合わせることで分析者の目的に応じた柔軟なアプローチは可能となるだろう。しかし、この点も上記の 1 と 2 と同じく、RIAS のカテゴリーの定義と実際の発話の等価性、数量化の妥当性、クラスターとその構成要素の各カテゴリーの組み合わせに整合性があるかなどに関しての実証的な確認が必要である。

　4 番目にあげられた「4. コーディング上の利点」であるが、実際に RIAS のコード化の作業経験から、直接音声の聞き取りだけで発話単位の決定およびカテゴリー分類に基づくコード化を行うことは極めて困難と言わざるを得ない。特に、自然会話の特徴とも言える、発話者間のオーバーラップ、発話の断片的表現、広範囲に点在する談話的文脈、録音状態に影響される不明瞭な発話や言い淀みや笑いなど、音声資料の聞き取りだけでは限界がある。通常の言語学での談話分析で行われる、トランスクリプトの作成を行い、その逐語録情報と音声情報の両面による分析が必須である。

　RIAS が直接音声からのコーディングを推奨する理由には、医学教育的見地から迅速な教育現場へのフィードバックの必要性が優先されるという副次的要因が影響しているのではないだろうか。

　5 番目として、「組み合わせの柔軟性」があげられている。RIAS の基本である二者間の対話を三者間、それ以上にも柔軟に変更できるという主張である。物理的には発話者を増やしても分析は可能かもしれないが、現実的に考

えると複数の会話参加者による発話の重なり、音声の聞きわけ、アイコンタクト、あいづち、表情、姿勢といった非言語的要素の処理がまず困難である。映像情報を撮るとしても複数のカメラの撮影が必要となる。さらに、相互作用をみるためには複数の会話者による談話展開の流れを押さえなければならない。

6番目として、「評価上の利点」である豊富な先行研究との比較対照は研究上のメリットであると認める。そのためにも RIAS そのものに対する分析方法の信頼性と妥当性を検討しなくてはならない。

以上、RIAS の利点と主張された6項目のうち、検討が必要とされるのは、いずれもカテゴリー分類の妥当性に関連するものである。

3.6.2 限界性

RIAS の限界は大別して、1) 発話カテゴリー分類の妥当性、2) コード化の方法論的制約、3) 判断基準の曖昧さ、の3つの点があげられる。これら3点の限界は部分的な重複が認められ、相互に関連するものである。

既に、RIAS 分析の結果記述の中で一部言及してきたが (3.4.3 参照)、最も重要な限界は、1) 発話カテゴリー分類の妥当性である。RIAS のカテゴリー分類に関する全体的検討と、特に問題が認められるカテゴリーの定義および該当部分の発話に関する全体的な検討が必要と考える。

その理由として今回の分析結果から、たとえば、「共感」の発話率は、東京の医師の方が大阪の医師より有意に高いと統計的に示された。しかし、この発話傾向に関して、ではなぜ東京の医師の方が大阪の医師より共感発話が多い傾向を示したのか、どのような語彙やスタイルで共感を表明したのか、その語彙やスタイルに地域差の影響はみられたのか、両者の相互行為として具体的にどのような談話展開が進行したのか、明確な答えが RIAS では求められず、解明する手がかりも得られない。

ここで示される RIAS の限界には、発話カテゴリー「共感」の定義そのものが妥当であるのか、という第一の問題が大きく関わる。しかしそれだけに留まらず、残りの二つの限界性、2) コード化の方法論的制約、および 3) 判

断基準の曖昧さ、も同時に関係している。

　それは、2) コード化の方法論的制約として、対象ユニットとして取り出した発話部分をいずれか一つだけのカテゴリーに対応させ、それをコード化したものの集計結果だけが提示されることにより、具体的な発話内容の詳細な(統語的・意味的・語用論的)差異や、一連の相互作用で産出される発話のプロセスが不明となってしまう。さらに、「統計的に『有意』として導き出される『エビデンス』は、平均的なサンプルを想定した世界の中での産物に他ならない。現実の患者は、きわめて多種多様な生活世界の住人であり、偏差の世界に生きている。」(松繁，2010，p.141)。

　そして、3) 判断基準の曖昧さがみられるカテゴリーに関しては、1) 発話カテゴリーの妥当性の問題と関連する。それと同時に、2) コード化の方法論的制約も加わり、曖昧さを回避するために、場合によっては「直感」をもとにした主観的で断定的な解釈を行って一対一対応のコード分類をすることにより、実際の発話の「内容」(contents)と、談話展開の流れである「文脈」(context)を見失ってしまうのである。

　特に談話展開全体の流れが見えないため、各発話間の相互作用のプロセスや話されるトピックの文脈的理解が得られない。

　橋本(2000, p.183)は、RIASについて「各発話が文脈から切り離されているため、面接会話の流れ全体の中での機能を明らかにできない点が、最も重大な欠陥として指摘される」と批判した。しかしRIASの限界性は脱コンテクスト化の問題だけには留まらないといえよう。

　他にも問題が示唆される発話カテゴリーがある。肯定的応答の下位分類である「笑い」についても、医師よりも患者が多く、さらに男性患者より女性患者が有意に多い結果となったが、肯定的応答と定義された笑いのカテゴリー解釈が妥当であるか、共感と同様に前後の文脈や音調も含めた総合的な検討が必要である。

　このように、RIASによる分析結果では、発話の個別的・具体的な内容(何について話されたか)、発話に影響したコンテクストの内容(どのような文脈の流れがあったのか)、発話と同時に示されるパラ言語(笑い声、表情として

の笑い、沈黙、涙など)の解釈、そして会話者同士の相互行為を確認する具体的なやりとりは明らかにされない。

　以上のRIASの限界性を考慮すると、RIAS分析の根幹となるカテゴリー分類が適切であるのか、まず、1)発話カテゴリー分類の妥当性についてその定義と具体的発話に対する批判的検討を行う必要がある。併せて、2)コード化の方法論的制約、3)判断基準の曖昧さに関する検証が必要と考える。

　次の第4章ではRIASのカテゴリー化に対して、本章で示した分析結果をもとに、実際の発話内容からミクロな視点で批判的検討を行い、特に3つのカテゴリー「確認」、「笑い」、「共感」について本章と同一の診療談話データを用いて実証的批判を行っていく。

第 4 章 RIAS のカテゴリー化に対する批判的検討

　第 3 章では実際の診療談話を RIAS に準拠して分析し、その有効性と限界性を指摘した。それをふまえ、本章の目的は、RIAS 分析の根幹を成す 1) 発話カテゴリー分類の妥当性、2) コード化の方法論的制約、3) 判断基準の曖昧性に関して検討を行うことである。

　まず、RIAS の前提とする古典的カテゴリー分類[1]がコミュニケーション分析において妥当性をもつか検討し、発話のもつ 3 つの特徴である 1) 多重性、2) 多義性、3) 非明確性が問題となることを指摘する。次にその具体的検証として RIAS の発話カテゴリー「確認」、「笑い」、「共感」を取り上げ、前章の RIAS 分析と同じ診療場面の談話データを用いてミクロな視点から批判的検討を行う。

　1　カテゴリー化に対する古典的アプローチについて、テイラー (2008, p.43) は、「私は古典的 (classical) という用語を 2 つの意味で用いている。(中略) 1 つは、それが究極的には古代ギリシャにさかのぼるという点においてであり、もう 1 つは、それが 20 世紀の長い期間を通して、心理学、哲学、言語学の中で支配的な考え方であったという点においてである」と説明する。たとえば、アリストテレスは、事物 (a thing) の本質と偶有的性質とを区別した。

4.1　カテゴリー化の理論的背景

　RIAS が前提とする古典的・アリストテレス的カテゴリー化は、言語コミュニケーションの分類に適用できるのだろうか。まず古典的カテゴリー化における問題点を示す。次に、RIAS のカテゴリー化そのものに見出される

不適切さを洗い出し、現実のコミュニケーションへの対応が不十分な可能性のある発話カテゴリーの存在を指摘する。

4.1.1 認知言語学からみたカテゴリー化

RIASでは発話のカテゴリー化が分析の根幹を成しているが、カテゴリーについてRIASの分析法を記した日本語版マニュアルでは次のように説明されている——「約40用意されているカテゴリーは相互に排他的なもので、診察におけるコミュニケーションの機能や内容を反映するよう網羅的に区分されている」。(阿部・石川・野呂・高山, 2009, p.55)

この説明が示すようにRIASのカテゴリー分類は、「相互に排他的・網羅的」であり、カテゴリーに対して古典的アプローチをとる立場に立っている。しかしながら、カテゴリーに対する古典的アプローチは認知言語学において批判の対象とされてきた。そこでカテゴリーに関する古典的アプローチの定義を確認し、基本的問題点を指摘したい。

まず、このカテゴリー化の古典的アプローチとしてアリストテレスは次の4つを仮定した (テイラー, 2008, pp.45–46)。

> (1) カテゴリーは必要かつ十分な素性の連言(conjunction)によって定義される。
> (2) 素性は2項的(binary)である。
> (3) カテゴリーは明確な境界を持つ。
> (4) カテゴリーのすべての成員は同等の地位を持つ。

カテゴリー化に対する古典的アプローチが示す上記4つの仮定を説明しよう。

第一に、「カテゴリーは必要かつ十分な素性の連言(conjunction)によって定義される」と記される素性とは、「白黒どちらかの問題」であり、また、「ある素性は、カテゴリーの定義に含まれるか含まれないかのいずれかであり、ある対象はこの素性を持つか持たないかのいずれかである」(テイラー,

2008, p.45)。すなわち、結果として素性は2つの値のうちの1つであり、［＋］存在するか［－］しないか、つまり1か0かのいずれかの値を取るということである。

　第二に、「素性は2項的(binary)である」とされる定義は、最初の仮定である「カテゴリーは必要かつ十分な素性の連言(conjunction)によって定義される」という前提から導かれたもので、ある素性を備えているか否かは2者択一の問題であり、対象はある1つのカテゴリーに属するか否かのどちらかを意味する。このように、あるカテゴリーに属する対象の集合は明確に規定され、「あいまいまたは不明確なケースは存在せず、『ある意味で』または『ある程度』カテゴリーに属するような対象は存在しない」(テイラー, 2008, p.45)となるのである。

　第三に、「カテゴリーは明確な境界を持つ」という定義について詳述すると、「あるカテゴリーの定義的素性(defining features)をすべて持っている対象はそのカテゴリーの完全な成員である。一方、いかなる対象も、定義的素性のすべてを持っていない限り、成員ではない」(テイラー, 2008, p.46)。つまり、カテゴリー内に成員性の強弱の程度などのファジーな概念は存在しないことを意味している。

　最後の「カテゴリーのすべての成員は同等の地位を持つ」という定義は、第3の仮定「カテゴリーは明確な境界を持つ」が示すように、カテゴリーに境界はあるが、一方、カテゴリーに上下や抱合などの内部構造がないことを意味する。

　では、このように厳密な古典的・アリストテレス的カテゴリー分類が人間のコミュニケーションの分類に果たして適合しているだろうか。これまでにも、RIASが前提とする古典的なアリストテレス的カテゴリー論は既に認知言語学領域で批判されてきた(レイコフ, 1993；テイラー, 2008［2003］)。

　実際のコミュニケーションに対して不適切となる点は、次のように3点予想される。

　第一に、「相互に排他的・網羅的」とする古典的カテゴリー分類の問題は、コミュニケーションの「多重性」あるいは「共起性」(cf. 小山, 2011,

p.496)を説明できない。発話において複数のコミュニケーションの機能が作用する場合を考えてみよう。たとえば、言及指示的機能と同時に社会指標的(相互行為的)機能を示す発話の場合、複数の意味機能を担っており、どちらか1つだけには限定できない。この言及指示的機能(referential function)および社会指標的機能(social-indexical function)とは次のように説明される。

　　言及指示的機能とは、言及指示内容、つまり「言われていること」[what is said]、または語られていることを指す(志向する)ものである。それに対し、社会指標的機能とは、「為されていること」[what is done]を指すもので、たとえば、何かを言うことによって(またはその言い方によって)、発話出来事の参与者のアイデンティティ(たとえば、発話者のジェンダー、職業、出身地域など)や、権力・地位関係などの「(社会的人間)関係」を指標する機能のことである。(小山、2008、p.309)

　比較的意識化しにくい社会指標的機能を担う事例を挙げると、医師が発話において「丁寧体」で述べるのか「普通体」で述べるのか、または「専門用語」なのか「日常語」なのかという違いにより、権威や親和性としての社会的・心理的距離を指標することが可能である。しかし、同時に言及指示的機能と社会指標的(相互行為的)機能が発話で実現されると、2番目の仮定「素性は二項的(binary)である」という項目に抵触してしまい、現実に起こり得るコミュニケーションの多重性を古典的カテゴリー分類では提示できなくなる。
　第二に、古典的カテゴリー分類は、コミュニケーションの「多義性」と矛盾してしまう。つまり、先の1番目の仮定「素性は二項的(binary)である」ことと、4番目の仮定「カテゴリーのすべての成員は同等の地位を持つ」というこの2項目が、現実のコミュニケーションで生じる「多義的」発話に対して適合しない。複数の解釈可能な多義性を含む発話の場合、その素性を二項的(binary)に単純化できるとは限らないからである。複数解釈が並行し

て可能な場合もあれば、どちらかを包括する場合もある。また、カテゴリーのすべての成員が同等の地位を持つかという点に関しても、複数の意味が包合関係で存在する場合は、必ずしも相互に同等とは限らない。

　第三の古典的カテゴリー分類の問題は、コミュニケーションの「非明確性」を考慮していない点である。古典的カテゴリー分類では、「カテゴリーは明確な境界を持つ」と仮定していた。しかし、先見的に既に社会言語学者 Labov(1973) が一連の実験で日常的使用の指示範囲を予測することができない語が少なくとも複数あると報告している。Labov(1973) はカテゴリーに明確な境界がないことを単語レベルで実証したのである。

　以上の理由から古典的カテゴリー分類は、現実のコミュニケーションの発話における意味の多重性、多義性、非明確性に対して適合していないことが想定される。

4.1.2　RIAS におけるカテゴリー化

　先に RIAS のカテゴリーが前提とする古典的カテゴリー分類自体が、現実のコミュニケーションには適合しない可能性を指摘した。次に、RIAS 分析で規定されるカテゴリーが古典的・アリストテレス的カテゴリー分類といえるのか、またカテゴリー化の内容が妥当であるのかを検討する。

　まず、RIAS でのカテゴリー分類が「相互に排他的・網羅的」であるためは、先に紹介したアリストテレスの4つの仮定条件(テイラー，2008, pp.45-46) を満たしていなければならない。しかしながら実は、RIAS のカテゴリーの設定の仕方そのものが厳密には古典的カテゴリーに従っていないにもかかわらず、疑似的に古典的カテゴリー観を踏襲していることで混乱を招いている部分がある。以下に、RIAS のカテゴリー化に関する規則や記述から示される特徴を示し、この点をより詳細に検討していく。

(1) 社会情緒的カテゴリーと業務的カテゴリーの多重性

　RIAS では発話のカテゴリー分類を大きく2つに分けて、Part1：社会情緒的カテゴリー(Socio-emotional category) と、Part2：業務的カテゴリー(Task-oriented category）と区別している。この2つの違いについて、野呂・阿部・石川（2007, p.6）は、「業務的カテゴリーは「中立的に情報を伝える言葉」であり、情緒的カテゴリーとは「情緒的メッセージが込められた発話」としている。そして、どちらに分類するか迷ったときは「情緒的カテゴリーに分類すべき」とし、その理由は「明らかに業務的な内容の発話であれば迷うことなくそちらに分類するはずなので、情緒的メッセージではないかと迷うということは、発話に込められた情緒的メッセージに我々の直感が反応しているということだからである」と記している（野呂・阿部・石川, 2007, p.6）。

しかしながら、必ずしもこの2つのどちらかに明確に判断できない発話がRIASの日本語マニュアルの発話例においても少なからず見出される。

まず、情緒的メッセージを含むと規定するPart1：社会情緒的カテゴリーの発話カテゴリーは、全部で15である。それらは、「個人的なコメント・社交的会話【Personal】」、「笑い・冗談【Laughs】」、「相手の直接的な承認・誉め【Approve】」、「相手以外の承認・誉め【Comp】」、「同意・理解【Agree】」、「あいづち【BC】」、「謝罪・関係修復・気づかい【Remediation】」、「相手への直接的な非同意・批判【Disapprove】」、「相手以外への非同意・批判【Crit】」、「共感【Empathy】」、「正当性の承認【Legit】」、「自己開示【Sdis】」、「不安・心配【Concern】」、「安心させる言葉・励まし・楽観的な姿勢【R/O】」、「安心・励ましの要請【?Reassure】」となっている。

これらの15の発話カテゴリーに、「情緒的メッセージ」が込められているということは各カテゴリーの名前から想定されると考えられるが、いくつかのカテゴリーは判別し難い。例えば、次の2つのカテゴリー「同意・理解【Agree】」と「あいづち【BC】」については情緒的メッセージが常に含まれるとは限らない。次に示す「同意・理解【Agree】」の定義の記載項目と例示の会話文から解釈すると、必ずしも「同意・理解【Agree】」に常に情緒的メッセージが込められているとは言い難い。

「同意・理解【Agree】」の定義説明の一部（野呂・阿部・石川, 2007, p.22）：

相手の【Check】に同意する意味で「はい／いいえ」と言った場合は、常に【Agree】に分類する。

> 医師：「吐き気があるとおっしゃいましたね」【Check】　患者：「ええ」【Agree】

　この「吐き気があるとおっしゃいましたね」という業務的カテゴリー内の「情報確認【Check】」に対する同意の「ええ」に、常に情緒的メッセージが含まれているとは限らない。業務的カテゴリーと分類される「情報確認【Check】」の発話に対して、単純にその事実を認めるだけで情緒的メッセージは含まない「同意【Agree】」もあり得る。少なくとも情報確認に対する返答が常に情緒性を含んでいるわけではないだろう。
　このように、社会情緒的カテゴリーに含まれる発話2種「同意・理解【Agree】」・「あいづち【BC】」の中には、情緒的メッセージの有無という基準で判断すると、業務的カテゴリーに近似する発話が予想される。特に明確な情緒的メッセージを含んでいる他の社会情緒的カテゴリー群（例えば、「笑い・冗談【Laughs】」、「相手の直接的な承認・誉め【Approve】」、「相手以外の承認・誉め【Comp】」、「謝罪・関係修復・気づかい【Remediation】」、「共感【Empathy】」、「不安・心配【Concern】」）と比べると、情緒的メッセージが相対的に微弱である。
　しかし、明らかに情緒的メッセージ性がないと判断された場合でも、RIASでは対応するカテゴリーが立てられていないため、「同意・理解【Agree】」・「あいづち【BC】」は常に社会情緒的発話として、排他的に分類されていることを意味する。また、実際のコミュニケーション上のやりとりと異なっていても、便宜的な分類、すなわち常に情緒的メッセージがあるという分類をしても、元来「同意・理解【Agree】」・「あいづち【BC】」のような短音節（「はい」「ええ」「うん」「えー」「あー」「はー」「ふーん」）（野呂・阿部・石川，2007，pp.22-23）の発話からは、特別なメッセージとしての情緒性が見出しにくい。つまり、「社会情緒的カテゴリー」とされる発話には、特に情緒的メッセージ性が見出せない場合でも、自動的に「社会情緒

カテゴリー」として分類されることになる。（Sandvik et. al., 2002, pp.238-239）

では、情緒的メッセージを含まないと規定される「Part2：業務的カテゴリー」はどうであろうか。

「Part2：業務的カテゴリー」に分類される発話カテゴリーは全部で24である。それらはさらに大きく4つに分類され、それぞれ「情報提供」、「助言・指示」、「質問」「プロセス」に分かれる。このうち、「情報提供」、「助言・指示」、「質問」は業務的なやり取りである情報授受の発話としてみなされる。しかし、「プロセス」と名付けられた中の9つのカテゴリー：「パートナーシップ（医師のみ）【Partner】」、「意見の要請（医師のみ）【?Opinion】」、「許可の要請（医師のみ）【?Permission】」、「理解の確認・正確な伝達・明確化のための言い換え【Check】」、「繰り返しの要請【?Bid】」、「相手の理解の確認【?Understand】」、「指示・方向付け（医師のみ）【Orient】」、「サービスや薬の要請〈患者のみ〉【?Service】」、「接続語・移行の合図【Trans】」においては、情緒的メッセージが含まれると予想される発話がある。その発話カテゴリーとは、業務的な要請内容よりむしろ相手の認知や心理面に働きかける内容の発話が該当すると推測される。9つのカテゴリーで最もその可能性が高いものは、「理解の確認・正確な伝達・明確化のための言い換え【Check】」、「繰り返しの要請【?Bid】」、「相手の理解の確認【?Understand】」の3つと考えられる。

これらの3つの発話カテゴリーとなる「理解の確認・正確な伝達・明確化のための言い換え【Check】」、「繰り返しの要請【?Bid】、「相手の理解の確認【?Understand】」の中で、1番目の「理解の確認・正確な伝達・明確化のための言い換え【Check】」はカテゴリー名が3つ列挙されているように定義も3つ列記された多機能発話となっている。他方、残りの2つは単独の定義のみである。このことから、問題を含むと予想されるのは、多機能を担う「理解の確認・正確な伝達・明確化のための言い換え【Check】」と予想される。いずれも相手に対して働きかけを行う機能であり、情報の確認といっても相手の認知に働きかけ確認することから、何らかの情緒的メッセージの生じる可能性が考えられる。

ここまでの観察から、RIASのカテゴリー化の基準は、発話内容の実態—この場合は多重性—に応じて分類したものではなく、便宜的に発話を2分する排他的分類がとられたという方法論上の制約が想定される。なぜなら、提示されている発話例からも、社会情緒的カテゴリーと業務的カテゴリーの区別が判然としないことが明らかである。

　また、同様にコミュニケーションの言及指示的機能と社会指標的機能の多重性についても、RIASのカテゴリー化の手法ではそれらを識別し明確に提示することはできない。

　なお、先に指摘した業務的カテゴリーの中でも多機能を有す「理解の確認・正確な伝達・明確化のための言い換え」の情報確認カテゴリー「確認」については、4.3にて詳細な検討を行う。

(2) コミュニケーションの多義性による不一致

　RIASの約40にのぼる「カテゴリー」の定義は、言語および非言語のコミュニケーションが伝える内容を広義にとっているものもあれば狭義に限定しているものもあり、必ずしも同程度の意味範疇を反映していない。

　たとえば、RIASにおけるカテゴリー「笑い」の定義は、肯定的笑いや冗談だけを広く示しただけであり、笑いが担う多義性は区別しない。そのため、どのようなタイプの笑いであっても1つのカテゴリーに押し込んでしまうことになり、定義で示された範疇が広い。笑いという簡単な定義の記載しか示されていないため、快の感情を示す「笑い」と、対照的な不快（痛み、無力感、自己弁護など）の感情を表す「笑い」のいずれもが同一カテゴリーの範疇になってしまう不都合が生じている。どちらも同じ「笑い」と分類されるため、パラ言語として「笑い声」の示す多義性も、一緒に発話されるメッセージの相違も状況による解釈の多様性も失われてしまうのである。

　快、または、不快の感情と2分し、さらに下位分類することで「笑い」の多義性への対応は改善されると思われる。または、快と不快に2分するよりも、連続性を帯びたファジー・カテゴリーとして。さらに発話と笑い声が結合した場合には、カテゴリー「笑い」には複数の意味が加わる可能性が

ある。実際の診療会話のデータの中でも、カテゴリー「笑い」には肯定的応答の下位分類の範疇とするよりも、患者または医師の否定的な発話内容との共起がみられた会話例が、3.4.2 で紹介したように観察されている。

　カテゴリー「笑い」に含まれた「多義性」を整理し、後述 4.4 で検討する。

(3) 統語的基準と語用論的基準の相違による非明確性

　RIAS のカテゴリー化の定義において統語的基準と語用論的基準が混然としているものがある。RIAS の日本語版マニュアルで 3 つの修正点が加えられたが、そのうちの 1 つが「共感【Empathy】」の拡大解釈である（野呂・阿部・石川，2007，p.2）。これによると、従来のオリジナル英語版では「相手が言った感情に関する内容を言い換えたり、解釈したり、言葉で表現したり、認知したりする発言」と定義していたが、日本語版になり新たに、「間接的な表現や声のトーン、非言語」に注意を払いながらコード化することとなった。例として、「あー」「そうですか」「そうですね」などが挙げられ、共感的な声のトーンや顔の表情を伴っている場合とされる（野呂・阿部・石川，2007，p.27）。その理由として日本語会話では共感を明確に言語化しないからとしている。

　このように、発話文として成立する「明示的共感」と共感的トーンを含んだ単音節およびそれに準じる短音節のあいづちによる「非明示的共感」とでは、統語的基準の異なる発話だが、日本語修正版では語用論的基準の方を優先させ、どちらの場合も同じカテゴリー「共感」とみなすことにした。

　しかしながら、前章 3.4.2 の「e) 感情表現」（pp.53-54）で例示したように、たとえ同一人物の発話であっても、また同一人物による発話であるからこそ、2 つのタイプの「共感」表現を比較すると、それぞれを同等・同質と判断するだけの明快な確信がもてるとはいえない。

　さらに、他のカテゴリーも同様に語用論的基準で分類されているかというとそうとは限らない。特に、質問のカテゴリーは 2 つに分かれ、「開かれた質問」（Open-ended question）と「閉じた質問」（Closed-ended question）で区別され、基本的に統語的基準によって分類されるのが原則である。また、文

脈によっても判断するとして、患者の質問内容から帰納的に質問のタイプを判断してもよいと記載されてはいるがあくまでも補助的な注記であり、医学教育的配慮により統語的基準の分類を優先させている。

　拡大定義により「共感【Empathy】」の判断基準が、統語的基準より語用論的基準を優先したことから、この定義に則った適切な「共感」の認識判断を行うには、ごく短い音節であっても共感的トーンを察知する鋭敏な感覚能力が必要であり、それは主観的判断に委ねられる。このように、カテゴリー分類を行う際の判断基準に非明確性が生じている「共感」について、後ほど4.5 で詳細を検討する。

　以上、RIAS のカテゴリー化の問題を指摘し、これらのカテゴリー定義では現実の患者と医師のコミュニケーションの実態を掌握していない可能性が強く想定されるため、改めて各カテゴリーで整理して再検討を行う。

(4) 社会指標的機能への不対応

　排他的な古典的カテゴリー分類は、社会指標的機能と言及指示的機能が共起する発話コミュニケーションの分析には対応は難しいと前述した(4.1.1)。さらに RIAS のカテゴリー分類においても、発話の社会指標的(非言及指示的・相互行為的)機能を抽出するには必要十分ではないと考えられる。なぜなら RIAS のカテゴリー分類は、言及指示的機能を中心とした発話分類を行っており、換言すれば、RIAS の発話カテゴリーは、「言われていること」[what is said]、すなわち言及指示的機能による分類基準を適用させているにも関わらず、あたかも「為されていること」[what is done]、すなわち社会指標的機能の分析であるとする前提の分類・分析であるため、ずれが生じている。もしくは、「何が言われているか」という言語分析と、「何がそこで為されているか」という実践分析は「等価」であるとみなされており、「社会科学的」視座[2](小山, 2008, pp.493-494)の欠落は否めない。

　Austin (1962) が提唱し後に Searle (1969) が系統立てた発話行為論(Speech act theory) と同様に、RIAS のカテゴリー分類も言及指示機能への偏重が強く観察され、そのために具体的なコミュニケーションの過程や内実を矮小化

しているのである。

　社会指標的志向性を識別するのであれば、発話者の「アイデンティティ（たとえば、発話者のジェンダー、職業、出身地域など）や、権力・地位関係などの『（社会的人間）関係』を指標する機能」（小山，2008, p.309）に注目しなければならない。例えば、言語レベルで、敬体か常体かなどの丁寧さの度合いや、発話に笑いが含まれているか否か、標準語か方言かなどの語用論的観点による指標性の識別がその手掛かりとなる。

　RIASにおける言及指示的機能中心のコミュニケーション・イデオロギーについては、第5章で詳述することとし、ここではRIASのカテゴリー化における社会指標的機能への不対応を指摘するにとどめる。

2　小山（2008, pp.493-494）が指摘する「言語の基底に実践を、実践の基底に社会的権力とアイデンティティに関わる社会的確執を見る『社会科学的』視座」に準ずる。

4.2　コード化の方法論的不備

　RIASのカテゴリーの前提とする古典的カテゴリー分類そのものが、現実のコミュニケーションには適合しない場合を前述し（4.1.1）、またRIASのカテゴリー化においても問題が生じていることを前項で指摘した（4.1.2）。さらに、RIASの各カテゴリーに発話を対応させるコード化の方法論的不備を指摘する。

4.2.1　「直感」による判断

　RIASのコード化の作業上の困難点は、1つのカテゴリーに決定できず、選択に迷った場合の解決方法が不確実なことである。発話のカテゴリー化の作業過程で迷う場合、例えば意味の多重性や多義性、非明確性が生じた場合や、社会情緒的カテゴリーか業務的カテゴリーか、あるいは、単なるあいづちか共感的音調を含むあいづちかなどの判断に迷う場合、RIASのマニュアルによると、次のように「直感」に従って情緒的カテゴリーの方を選択するのが適当であると書かれている。

基本的な規則「Bales は、発話を業務的カテゴリーと情緒的カテゴリーのどちらに分類するか迷ったときは、情緒的カテゴリーに分類すべきだと主張している。理由は明らかに業務的な内容の発話であれば迷うことなくそちらに分類するはずなので情緒的カテゴリーではないか迷うということは、発話に込められている情緒的メッセージに我々の直感が反応しているということだからである。情緒的やり取りは業務的やり取りに比べて一般的ではないので、どちらにコード化すべきかという迷いが生じた場合は、直感に従って情緒的カテゴリーにコード化することが適当と言える」。(野呂・阿部・石川，2007，p.6)

そして、「直感」で判断すべき発話例を次のように説明している。

　「たとえば、『こんなに採血が沢山あるなんて、本当にひどいですよね』という発話は、『中立的に情報を伝える言葉』(業務的カテゴリー)とも取れるし、『心配』や『冗談』(情緒的カテゴリー)とも受け取れる。そのような迷いが生じたときは、『中立的に情報を伝える』という選択肢は除外すべきである」。(野呂・阿部・石川，2007，p.6)

以上のまとめとして、あいまいな状況をコード化する際の規則に次の4項目を示している。(野呂・阿部・石川，2007，p.7)

　まとめ：あいまいな状況をコード化する際の規則
　1) 声のトーンや強調の仕方を考慮してコード化すること
　2) 業務的カテゴリーか情緒的カテゴリーか迷ったときは、情緒的カテゴリーにコード化すること
　3) 聞き手の反応を考慮してコード化すること
　4) 会話の内容を考慮してコード化すること

このように RIAS による判断基準は、迷った時は「直感」に従い情緒的カ

テゴリーの発話に分類するというものであるが、この解決方法は次の問題を引き起こす。

カテゴリー化の判断基準をコーディング作業者の「直感」に求めるということは、本来計量分析的手法の利点であった4つのR、すなわち、1) representativeness（代表性）、2) reactivity（反応性）、3) reliability（信頼性）、4) replicability（再現性）(Heritage & Maynard, 2006, p.361)の精度を降下させる可能性を孕む。なぜなら、「直感」というのは、社会文化的な規範から逃れた「透明な」身体感覚ではなく、常に必ず社会文化的な規範、行為者の意識や解釈を介在したものだからである。このような「直感」の危うさについて、小山(2011, p.20)は、「ただ、ネイティヴの内省的な直感が、規範意識から自由でないこと、つまり、直感というものが、意識と無意識の交点に位置しているかぎり、そこには規範意識が介在する可能性が大きいこと」と指摘している。

従って、コーディング作業者の「直感」を最終的な判断基準に求めるならば、その判断結果が分析の信頼性や再現性をより高めることには必ずしもならず、むしろコーディング作業者たちが共有・所属している規範意識を反映したに過ぎない限定的な判断の可能性もある。RIASの情緒的判断の場合でも、また、ネイティブによる文法的判断の場合でも、「直感」を「客観的」分析手法の1つとして規定し、その直感的判断を「我々の直感が反応している」から自明とみなすことには慎重を期すべきであり、判断根拠を明確にする必要がある。

4.2.2 コード化の基本的規則

RIASのコード化に関する基本的規則の特徴的なものの1つに、「発話のコード化は、トランスクリプトによらず録音テープから直接行う」点があり、「このため、やり取りの際の声の調子を考慮しながらコード化することが可能である」と主張されている(野呂・阿部・石川, 2007, p.5)。

しかし少し想像すれば明らかなように、トランスクリプトがなく音声だけを頼りにして、直接コンピュータにコードを入力していくコード化作業を、

正確かつ網羅的に行うのは不可能に近い。仮に音声を繰り返し聞くことでコード化の入力作業が可能になったといっても、切片化された発話の解釈を時間軸に沿って行うわけである。診察会話の全体を通したストーリーをコンテクストとして理解し概括・集約される医師と患者の価値観や意識等に対する分析を聞き取りだけで行うことは不可能である。

録音テープから直接コード化する強みとして、「声のトーンや強調の仕方を考慮することで、言語的解釈の幅を広げることができる」と主張されているのは、あくまで分析に要する時間と労力の短縮をはかり作業効率の優先を正当化するための理由づけであるのかもしれない。

また、あいまいな状況をコード化する際の規則として、「会話の内容を考慮してコード化すること」(野呂・阿部・石川，2007，p.7)があげられているが、音声だけで会話の全体的内容と個々の発話との関連付けをはかる作業も、トランスクリプト無しで行うことは事実上困難である。

4.2.3 3つのカテゴリー分析

ここまでRIASのカテゴリー化が実際のコミュニケーション分析には適合しない可能性として、発話における1)多重性、2)多義性、3)非明確性の存在を指摘した。さらに、RIASのカテゴリー化に関する定義で示された内容や基準に不確実な要素があり、コード化にあたっても困難な点があることを述べた。

このような問題および不確実性が生じているのは、RIAS分析の目的が、「コミュニケーションの相互行為の解明」に置かれているのではなく、教育目的や他の医療行為に関する結果との相関関係の関連付けなどの研究目的のため、簡潔かつ迅速に大量の発話データを処理する方法論として開発されたことによる影響が大きいであろう。RIASの分析手法を用いるときに、これらの問題点を考慮することが必要である。この点については終章で掘り下げる。

本項での目的は、RIASのカテゴリー化において判明した1)多重性、2)多義性、3)非明確性がそれぞれ顕著に示される各カテゴリーでの改善を詳述し、再分析の結果を示す。対象とする発話カテゴリーは、それぞれカテゴ

リー「確認」、カテゴリー「笑い」、カテゴリー「共感」であり、各カテゴリー化の定義の再検討から進めていく。

再分析の手順として、第一にカテゴリー化の各問題点を具体的な発話例をもとに深化させ、第2に改善案を提示し、第三に再分析結果を示してRIAS分析の批判的検討を実証データにより行う。第2章で行ったRIAS分析に使用したものと同一の医師と患者の診療談話データを使用し、RIAS分析の批判的検討を実証的にすすめるものである。

以下「　」および【　】による表示はそれぞれRIASのカテゴリー名（日本語）および省略形（英語）を意味するものとし、具体的に対象となるカテゴリーおよびクラスターについて説明する。また、会話文の逐語録であるトランスクリプトの記載方法は、「付表2．文字化の規則」で示した通りである。

4.3　カテゴリー「確認」の多重性

第3章で示したRIAS分析の作業において、カテゴリーの多重性を示す発話例がカテゴリー「理解の確認・正確な伝達・明確化のための言い換え【Check】」に認められる。統語的基準としては「共同発話」の形式を取る一方で、語用論的基準に照合すると複数の機能が見出された。つまり、「確認」は業務的カテゴリーの範疇であるが、同時に社会情緒的カテゴリーに相当する発話例があり、どちらにも判断できる。従来通りRIASの分類に従って、直感にてすべて社会情緒的カテゴリーと判断するのが妥当か否か。また、複数の機能がすべて言及指示的機能か否かについての検討を行う。

このカテゴリーの日本語名は、「理解の確認・正確な伝達・明確化のための言い換え」であり、英語名は"Paraphrase/Checks for understanding"、英語の省略名は【Check】である。以下、「確認」または【Check】と略記する。RIASではカテゴリーを2つに大別し、Part 1：社会情緒的カテゴリーと、Part 2：業務的カテゴリーに分けていると既に2章で説明したが、本項の検討対象となる「確認」は情報確認として後者の業務的カテゴリーに分類されている。

4.3.1 「確認」の定義

　RIAS のカテゴリーには複数の定義で構成されたものがあるが、ここで検討する「確認」も以下のように 3 項目を主要な定義として記述している。まず、先に主要 3 項目の定義を紹介し、次に補足定義として追記された 2 点を示す。引用例文中の【Check】はカテゴリー名の英語略称であり、これは「理解の確認・正確な伝達・明確化のための言い換え【Check】」と同じである。次に、以下、インデントによって引用内容を示す。(野呂・阿部・石川，2007，pp.56-57)

　　【Check】理解の確認・正確な伝達・明確化のための言い換え
　　1.自分の得た情報が正確かどうかを確認したり、話し合っている事実や問題に対する理解が共有されているかを確認したりするために、相手の言ったことを繰り返したり言い直したりする。質問文あるいは発言文のときもあるが、目的は、相手の言ったことを明確化することである。「あなたの言ったことを私はわかっているでしょうか？」「これで正しいですか？」「私の言ったことは合っていますか？」などの意味

D：「(触診しながら)痛むのはここですね？」

P：「5 キロやせたんですよ」
D：「5 キロ 」【Check】

P：「胸が痛いんです」
D：「胸が痛いんですね」【Check】

2. 相手がはっきりと表現しなかったことを文脈から類推して言い換えたり、話の要点をまとめたり、理解を共有しているかどうかを確認する

> D:「いつ、目の検査をしますか？」
> P:「今週の月曜日の1週間前です」
> D:「大体今日から2週間までですね」【Check】

3. カルテや問診票を見直しながら、明らかに共通の知識を振り返る発言

> 「中村さんですね？」(名前の確認)
> 「前いらしたのは半年前ですね？」【Check】

以上の3項目が「確認」を構成する主要定義と例である。しかし3つに分記された内容を総括すると、いずれも「相手に関する既知情報および既知情報に相当する相手の発話や情報を確認すること」に等しく、実質的には「既知情報の確認」として1つの定義内容に集約できる。よって、「確認」の定義は複数の記載事項があるが、「既知情報の確認」の発話の言い換えと考えてよい。

ただし補足定義が2番目の定義に付記されており(以下に4として示す)、ここで「確認」と定義される発話構造は、会話2者間の相互行為により成立していることに注目すると、片方の会話者による「既知情報の確認」としての分類では、実際の発話の実態と齟齬が生じると考えられる。カテゴリー「確認」の補足定義は次のように示されている。(野呂・阿部・石川, 2007, pp.56-57)

4. 日本語の会話では、相手がこれから言うことを類推し、文を補完しつつ、自分の理解が正しいかどうかを確認することがあるが、これも【Check】の機能の1つして扱う

> D:「この薬を飲むのは・・・」【C-Med;Thera】
> P:「毎日ですね」【Check】

上記 4 の補足定義によると、相手の発話を類推して補完する発話部分を「確認」としているが、この「類推して補完」する構造は、第 2 発話者が第 1 発話者の言いさしを引き取り 1 つの文として完成させる「共話」(水谷, 1988, 1993)の形式と同一であり、会話参与者による文構築の相互行為性を直接反映した現象と指摘できる。また、上記 4 の補足定義の前半部分となる医師による言いさし発話「この薬を飲むのは・・・」は、「医学的状態・治療方法に関する助言・指示【C-Med;Thera】」と RIAS では分類されるが、医師が単独で「この薬を飲むのは毎日ですね」と助言・指示文を述べた場合と、患者と相互行為の結果として文発話を成功させた場合との差異は、以上の RIAS の定義に基づく分類では明らかにされない。

4.3.2 「確認」の補足定義

「確認」について、RIAS の定義通りに発話部分を集めると、必ずしも情報収集という職務的要素だけではない発話例が観察される。しかし、現在の RIAS によるカテゴリー「確認」の定義では、業務的カテゴリーとしての情報確認作用を第一義とするため、ヤコブソンの提唱するコミュニケーションの 6 機能[3] (Jakobson, 1960, p.353) のうち「言及指示的機能 (referential function)」だけを示すことになり、それ以外のコミュニケーションの構成要素や作用についてはまったく考慮されない問題が生じている。すなわち、それ以外の機能となる非言及指示機能、すなわち社会指標的機能もみられるのであろうか。

特に補足定義で示された医師と患者の両者によって共同構築される発話形式は、水谷が「共話」(水谷, 1988, 1993) と呼び、「話し手と聞き手が一緒に 1 つの談話を作り上げる」(水谷, 1988, p.10) と指摘した共同発話と等しいもので、その後半部分がカテゴリー「確認」の発話に相当する。この会話中に生じる引き取りという現象に焦点をあてることで、串田 (2002, p.62) は「日常的なコミュニケーションの姿により適したコミュニケーション論を構築する足場となりうる」と指摘する。コミュニケーションが会話参与者による相互行為であることを明示する発話構造であり、それまでの聞き手が逆転

して話し手へ働きかけるというコミュニケーションの「動能的機能」を担っているといえる。また、共同発話を試みること、さらに共同発話を成功させたことで伝えられる相互行為の結果としての「メタ言語機能」の影響も十分想定できる。

以下、「確認」の中で共同発話形式の後半部分を担うケースについて、具体的にどのような相互行為の作用が生じるかについて発話データから検証する。「確認」として分類された相互行為としてのコミュニケーションの実態を詳細に分析することにより、「確認」に関する再検討を行う。

3　ヤコブソンは、「言語は、それが果たす様々な機能において研究されねばならない」とし、コミュニケーションを構成する要素、つまり、メッセージ（message）を中心に、言及対象［referent］、送り手［addresser］、受け手［addressee］、接触回路［contact］、解釈コード［code］の6つの要素を同定した。これら6つのコミュニケーションの要素のうちどれを主に志向するかによって、メッセージの機能が決定することになる（小山，2008, p.207）。

4.3.3　「確認」にみられる共同発話の機能

患者―医師間の相互作用として「確認」に含まれる共同発話の前後に注目して、共同発話の前半部分の発話者を第1発話者、文を完結させる後半部分の発話者を第2発話者とする。「確認」にあたるのが第2発話者による補完部分である。

RIAS分析によると、第1発話者の発話が言いさしとなる中途文であっても、または完全発話であっても両者の区別はされず、同一カテゴリーとして処理される。後続で予測発話を行う第2発話者の発話意図および第1発話者に対する影響についての説明はなされない。

しかし、「確認」の補足定義で示された共同発話の前後のシークエンスを観察すると、単なる情報提供に留まらない多義性を有している。例えば第1発話者の発話が言いさしとなり、その後を第2発話者が引き取って予測発話を行い情報的に正しい内容で完結させるケースでは、第2発話者の発話意図および第1発話者に与える心理的作用が見出せる。また、第1発話者が意識的に文を完結させずに言いさしのままにし、後半部分を第2発話者

に予測補完させるケースにおいては、第1発話者による中途発話の意図が読み取れる。

このように患者—医師間の相互行為としてカテゴリー「確認」に含まれる共同発話の前後に注目しデータを再検討すると、共同発話部分のシークエンスにおいて、1）医師の患者に対する発話促進作用、2）医師の患者に対する効率的情報収集作用、3）医師の患者に対するラポール構築作用、4）患者の医師に対する負担軽減作用、5）患者の医師に対する会話主導権コントロール作用という5つの機能に概括される。

以下に、データ中に見られた典型的事例をあげ分析する[4]。ここで着目するのは、一連の共同発話構造のシークエンスにおける医師と患者の相互行為である。RIASではすべて「確認」として業務的情報確認と分類する単独発話としての解釈では、医師と患者のコミュニケーションの相互作用は見出せないからである。共同発話の第1発話（言いさし）と第2発話（予測発話による命題文の完成）、および第3発話（予測発話内容の確認）の連関を射程に入れて分析する。共同発話部分の第1発話を契機にして、第2発話の予測発話にて1つの命題文が完結し、第3発話でその予測発話が確認されるというシークエンスである。なお、ここでの共同発話の定義は「ひとり以上の話し手によって作られるひとつの文」（宇佐美・木林，2002，p.15）を参考にして、「医師と患者の話し手によって作られるひとつの文」とする。上記3つの発話文のシークエンスとして捉え「共同発話」と総称する。話しことばの特性を考えて＜　＞による記載は本章における談話分析による再解釈を示し、【　】による記載はRIASによるカテゴリー分類名を示す。注目する発話を矢印（⇒）と太字により記す。

(1) 発話促進

カテゴリー「確認」に含まれる共同発話の中には、医師が患者に対して発話を促進させるという働きを担うものがある。共同発話形式をとることにより、第2発話者の医師が患者の身体的症状を的確に予測して、患者からの積極的な情報提供の契機となる。

例 4.1 では、患者の断片的な症状説明の第 1 発話(178 行目)から、医師が類推してより適切な内容の第 2 発話(180 行目)を行うことで、患者から自発的な追加情報を引き出すことに成功している。

例 4.1　会話 454(大阪)　女性患者
(患者は診察開始部から不快な症状として、皮膚のかゆみ、汗疹を訴え、効果が強力なかゆみ止めの薬を希望し、医師は 2 週間分の頓服を処方する。血液検査の結果を医師は見ながら、鉄分を毎日飲用している割に、貧血が悪化もしないが改善もされていないことを患者に告げる。それを聞いて患者は新情報となる身体の脱力感に関する症状説明を試みている)。

(前略)
　168D：貧血がもー少しねー、
　169P：はあはあはあ。
　170D：良くなってない - 悪くはなってない増えてはいんねん［けどー］、
　171P：　　　　　　　　　　　　　　　　［そー］、おーあの、
　172P：すーっ(息を吸う音)なにかー、
　173P：うーん、
　174P：力がはいらんでね。
　175D：うーん。
　176P：力がはいらんと言うよりも、
　177 　：なんかこう、
　178 　：立ちくらみではないんですけどなー、
⇒ 179P：　なんかこう　＜第 1 発話：患者による医学情報中途発話＞【Trans】
⇒ 180D：ふわふわする　＜第 2 発話：医師による予測発話＞【Check】

⇒ 181P：うーん。　＜第3発話：患者による確認＞【Agree】
⇒ 182P：ま寝てすぐパッとちょっと立つ時ちょっとふらっとするくらい。
　　　　＜第3発話：患者による医学情報追加提供＞【G-Med】
183P：え、あ、前からあんまり変わら［ん］、
184D：　　　　　　　　　　　　　　　［変］わらないけどー、
185　：　　（8 sec.）
186D：変わらないけど、
187　：　　（7 sec.）
188P：＃＃＃だんだんー、
189P 上がってくんすね？【(?)Med】
190D：んー。
191P：あとー、
192P：＃＃荷物もっとったら、
193P：うしろへひ@っくり返って@。
　　　　＜患者による医学情報＞【G-Med】【Laugh】
194D：あー、気をつけなあかんなー。＜医師からの医学情報＞【C-Med/Thera】
195P：歳いったらしょーないなーと思ったやねえ。
　　　　＜患者による社会心理情報＞【G-P/S】
196D：んー。【BC】
197P：手すりもってー、やらなあかん。＜患者による社会心理情報＞【G-P/S】
（後略）

　患者が「なんかこう」(第1発話：179行目)といいかけて、即座に医師が「ふわふわする」(第2発話：180行目)と擬態語[5]「ふわふわ」＋動詞「する」の複合動詞を使用し、患者自身の言語化しにくい身体症状を予測した発話をしている。医師による予測発話が患者の身体症状を的確に表現したため、次

に患者から第3発話の確認と共に「うーん。寝てすぐパッと・・・」(第3発話：181〜183行目)で始まる症状説明等の情報の引き出しに成功している。さらに188行目以降も、患者の発話が促進され自発的な質問と新規の情報提供が続く。医師が触診をしている間の沈黙(185行目の8秒、187行目の7秒)の後、患者からの検査に関する質問「だんだんー、上がってくんすね？」(188〜189行目)、続けて患者からの自発的な医学情報提供「あとー、荷物もっとったらうしろへ@ひっくり返って@」(191〜193行目)、重ねて患者からの社会心理的情報提供「歳いったらしょーないなーと思ったやねえ。」(195行目)、同じく「手すりもってー、やらなあかん。」(197行目)と患者による自発的発話が次々と引き出される。

　当初、176〜179行目「力がはいらんと言うよりも、なんかこう、立ちくらみではないんですけどなー、なんかこう」と「なんかこう」を2回繰り返し適切な表現を捜し言いよどんでいた患者が、医師による共同発話後半の補完部分「ふわふわする」(180行目)の的確な予測発話をきっかけに、発話促進が成され積極的な発話となり情報提供量が増加したと考えられる。

　これは、＜第1発話(主部等の言いさし)→第2発話(述部等で補完する予測発話による命題文の完成)→第3発話(予測発話内容の確認)＞という3部構造のシークエンスを明らかにすることで、医師と患者による情報確認の相互行為が示され、結果としてコミュニケーション促進作用が共同発話を契機として生じることが明確に示される例である。医師が共同発話の後半部分(第2発話)で、患者に帰属する身体情報を代理発話できたことで、発話促進作用が働きコミュニケーションが円滑に進んでいる。

　上記のような談話分析によって、あるまとまりのあるシークエンスに着目し、各々の発話間の関係性と構造を詳細にみていくことで相互行為のプロセスを記述し分析できることが示された。

　一方、従来のRIAS分析では、共同発話の契機(第1発話)となる患者の「なんかこう」は、単なるつなぎの言葉【Trans】としか見なされず、医学的情報提供とするには内容が不十分とされる。第2発話にあたる医師が予測した患者の身体症状の代理発話「ふわふわする」も、カテゴリー「情報確

認」【Check】と分類されるだけである。この捉え方では、医師の予測発話が的確な患者に帰属する医学的情報の代理発話となり、医師から患者に対するコミュニケーションが深まったプロセスを捉えることはできない。

(2) 効率的情報収集

　医師は患者に対する効率的な情報収集を、カテゴリー「確認」を含む共同発話により、行っている。共同発話の第1発話と第3発話を医師が担う場合にも、患者からの迅速な情報収集とその情報確認を可能にすることがある。

　次の例4.2では効率的な情報収集の働きを示す共同発話が2か所（106〜108行目、110〜111行目）にみられ、医師の情報収集が効果的に進められている。医師はトピック提示で言いさし（第1発話）、患者に回答となる述部を完結させ（第2発話）、すぐに医師は患者からの情報の確認（第3発話）を行って迅速かつ確実な情報収集に成功する。

　　　例4.2　会話876（大阪）　女性患者
　　　　　　96D：えーっと痰の薬は？
　　　　　　97P：あのー、7月1ヶ月ぐらいですねー、
　　　　　　98D：うん。
　　　　　　99P：かなり深いところから咳が出たりしてねー、
　　　　　100D：うん。
　　　　　101P：気分悪かったあんな咳初めてだったんですけどね。
　　　　　102D：うん。
　　　　　103P：止まりましたねえ。
　　　　　104D：あ、ほんとにー、
　　　　　105P：ええ。
　　⇒　106D：じゃあもうタンの薬は、＜第1発話：医師による治療的
　　　　　　　情報の中途発話＞【(?)Thera】
　　⇒　107P：(0.1sec.) 要りません。＜第2発話：患者による治療的

報の完結＞

【G-Thera】

⇒ 108D：はい、セキはもう止まったと。＜第3発話：医師による情報確認＞【Check】
(カルテに記入している模様)

109　(20 sec.)

⇒ 110D：たらー、えーっと、薬を、＜第1発話：医師による治療的情報の中途発話＞【(?)Thera】

⇒ 111P：(0.1sec.) 2週間。＜第2発話：患者による治療的情報の完結＞【G-Thera】

⇒ 112D：2週間。＜第3発話：医師による情報確認＞【Check】

113P：はい、もう、いつでも来られますからー。

この例4.2でみられる1つ目の共同発話部分では、医師が「じゃあもうタンの薬は」(第1発話：106行目) とトピックとなる主部提示だけで発話を中断し、ポーズを置き(0.1sec.)、患者は回答述部「要りません」(第2発話：107行目) と治療的情報を述べている。医師のポーズがあることで、その直後に患者は情報提供の発話「要りません」(第2発話：107行目) を可能にしている。医師のポーズは "contextualization cue"(Gumperz, 1982)(＝コンテクスト化の合図) となり、患者は医師の情報収集の発話意図(質問)を察し、「要りません」(第2発話：107行目) という情報提供を行ったのである。すぐに医師は「はい、セキはもう止まったと。」(第3発話：108行目) と患者に対し関連の医学的情報確認を行うことで効率的な情報収集を成功させている。共同発話の第1発話と第3発話を担うことにより、医師は述部発話を省略してエネルギーおよび時間を節約し、即座に関連情報の確認も行っている。

さらに、110行目からの発話シークエンスにおいても、医師が先導する共同発話により、効率的で確実な情報収集作用を発揮することが示されている。医師が「たらー、えーっと、薬を」(第1発話：110行目) とトピックのみを提示する。「薬を」の句末イントネーションは平板で疑問文イントネー

ションの上昇調ではなく継続も考えられるため、ポーズの"contextualization cue"(＝コンテクスト化の合図；Gumperz, 1982)[6]が置かれたことで、患者は医師の発話を質問だと解釈し「2週間」(第2発話：111行目)と情報提供している。それに対し医師は簡潔に「2週間」(第3発話：112行目)とだけ繰り返し、ピンポイントで情報確認を行っている。1つ目の共同発話のシークエンスで示したのと同様、極めて効率的に医師は情報収集を進めている。

　一方、従来のRIASにより例4.2の共同発話を構成する3つの部分を分類すると、「閉鎖型治療的質問」【(?)Thera】→「治療的情報提供」【G-Thera】→「確認」【Check】として集計されるだけであり、共同発話を構成する3つの部分からなるシークエンスが、医師の情報収集に効率的に作用するプロセスは示されていない。

(3) ラポール構築

　医師が共同発話の第2発話として患者情報を予測し、それが的確である場合、患者は医師に親近感を抱き、両者の関係性にラポール(親近感)[7]が増す作用がみられる。

　次に示す例4.3(会話901)においては、患者に帰属する情報(夏バテをしないこと)を、医師が重複しながらも予測発話している。それが正しい内容であったことを患者が確認し、医師と患者が共に笑い合っている。これは、典型的な共同発話形式での情報確認であり、同時に患者の心理状態に肯定的な働きかけが行われ患者─医師関係が深まったことを示す会話例である。

　　例4.3　会話901(東京)　男性患者
　　　(診察開始直後で患者が9月になって調子は変わりないと答えた後、医師は8月実施の血液検査の結果がほぼ目標値に収まったとして「あのちょっと多いかなと思ったんですけどだいじょぶでした」と良い結果を報告し、「まあいちおあの薬変える必要はないですね、今ね。」「だいじょぶと」と患者に対して安心感を与える発話を重ねて、以下の問診談話に続く。)

（前略）

24D：では血圧を。

25D：ま夏バテもなしでした？今年は？

⇒ 26P：夏バテっていうのは［知ら］　＜第1発話：患者の医学情報中途発話＞【G-Med】

⇒ 27D：［ああ］知らない人だね。＜第2発話：医師による情報補完＞

【Check】

⇒ 28P：はい。　　＜第3発話：患者による同意＞【Agree】

29P：［@@@］　　　　　　　　＜笑い＞【Laugh】

30D：［@@@］　　　　　　　　＜笑い＞【Laugh】

31D：@じゃあ大丈夫ね@

例4.3は最初の診察開始部で、医師が「ま夏バテもなしでした？今年は？」(25行目)と患者に質問し、患者が「夏バテっていうのは知ら」(第1発話：26行目)と患者が答えかけたところに重ねて、医師が「ああ知らない人だね」(第2発話：27行目)と患者の答えを予測し、患者情報を医師が代弁する。医師による予測発話を聞いて患者は、「はい」(第3発話：28行目)と自身に関する医師の代理発話の情報が正しいことを確認し、共同発話を含む3部構成の情報確認シークエンスが終了する。

ここで、患者は第3発話(28行目)で「はい」と医師による予測情報が正しかったと同意し、この患者の「はい」という承認の同意発話を契機に、医師と患者が共に笑い合う(29行目と30行目)という相互行為が為されている。笑い合う相互行為は"contextualization cue"(＝コンテクスト化の合図)として働き、医師と患者の両者が、患者情報を医師が的確に予測し、正確に代理発話したことにより両者の親近感と信頼関係が深まったというメタ・メッセージの共有を示している。

笑いをコミュニケーションの要素として捉え、人と人との関係性に与える影響も含め考えてみると、ここで可能性として考えられるのは2つのタイ

プで、1つは『攻撃としての笑い』であり、もう1つは『協調としての笑い』」(井上・織田・昇, 1997, p.94)である[8]。例4.3において、「協調としての笑い」が生じた背景には患者―医師関係におけるラポールの深化があるといえるだろう。

　第2発話「ああ知らない人だね」(27行目)の医師の予測発話は全くの未知情報ではない。「ああ知らない人だね」(第2発話:27行目)という終助詞「ね」の使用は、「話し手の知識と聞き手の知識が基本的に一致すると判断される場合には『ね』が用いられ」(益岡, 1991, p.96)、または、「終助詞『ね』は、当該の命題の妥当性を計算中であるという標識」(田窪・金水, 1996, p.32)を示していることから、この第2発話(27行目)は、医師が慢性疾患の通院患者とのこれまでの診療経験(または何かの手がかり)を基に推測した発話であることがわかる。

　一方、RIASの分析では、共同発話を構成する3つの発話は、患者からの言いさし(第1発話)が「医学的情報提供」【G-Med】、医師による予測発話(第2発話)が「情報確認」【Check】、患者による承認(第3発話)が「同意」【Agree】と別々にコーディングされ、共同発話が成立したことによって生成される患者―医師間での親近感や信頼関係の深化のプロセスは、単独のカテゴリー分類では明らかにされない。

　共同発話が成立するためには、1)第1発話者の言いさし文を、第2発話者が引き取って完結させる、2)第2発話者の予測発話が正しいという2条件が必要である。ここでは第2発話者の医師の予測発話が正しく行われ共同発話が成立したことにより、医師と患者間にラポールが生まれるのである。

(4)負担軽減

　カテゴリー「確認」を含む共同発話には、患者が医師の負担軽減をはかる作用を担う場合がある。患者は共同発話形式の第2発話者となり、医師にとって言い難いと思われる内容を言語化させず、患者が先回りして自身に関する否定的情報(この場合は悪い検査結果)を述べていることがある。患者は

医師に対して負担軽減を行うと同時に、否定的情報ではあるが自分の知りたい情報を共同発話により先取りし、明確な情報確認を果たす。医師は、患者が率先して否定的情報を予測して代理に発話してくれたので心理的に楽になる。

　以下の例4.4では、否定的情報を予測させる医者からの第1発話「だけど1番、」(63行目)から、患者が後続の内容を推測し第2発話として否定的情報の陳述「悪いのが増えてますね」(64行目)を行い、1つの発話文が完成する。

　　例4.4　会話881（大阪）　女性患者
　　（医師と患者は検査結果の紙を見ながら話している）
　　（前略）
　　　54D：ちょっと高いなー、今回は、これ。（何か紙を見せている様子）
　　　55D：ちょっと見にくいけどー。
　　　56P：いやいや。
　　　57D：ほら、ま LTLVLATL（＃＃）ミクロン下いくほど悪いんやけどー、
　　　58P：はい。
　　　59D：LTV は 936 から 782 にまで減ってんのやな。
　　　60P：はい。
　　　61D：VL も、まちょっと減って 474 ［から 410］、
　　　62P：　　　　　　　　　　　　　　［はあ、はあ、はあ］
　⇒　63D：だけど1番、　　＜第1発話：「だけど」逆接接続詞を含む中途発話＞【G-Med】
　⇒　64P：悪いのが増えてますね＜第2発話：否定的情報の確認＞【Check】
　⇒　65D：悪いのが 68 から 210 やろ。＜第3発話：第2発話の追加情報提供＞【G-Med】

66P：ふーん。
67D：でこれは、これは1つの目安やけど、
68P：はい。
69D：その、全体としての目安としてもー、これがじゅうた -13.3 が 19.8
70　：　　　に増えてんねん。
71P：あー、あー随分増えてますね。

　例4.4の前半で、医師は患者の検査結果について、「ちょっと高いなー」(54行目)、「……下いくほど悪いんやけどー、」(57行目)と否定的情報を伝え、「LTVは(中略)減ってんのやな」(59行目)、「VLも、まちょっと減って(後略)」(61行目)とやや肯定的情報を示すが、「だけど1番、」(63行目)と言うことにより、最重要とする否定的情報の存在を示唆する。その医師の発話を引き取って、患者が「悪いのが増えてますね」(64行目)と第2発話となる述部を述べ発話文が完結する。「増えてますね」と終助詞「ね」の使用により、医師と患者が共有している情報を確認する。
　医師にとっては否定的情報の明確な発話が回避できて心理的負担が軽減される。一方、患者は否定的情報であっても確実に入手できる。否定的情報を患者側からすすんで第2発話で予測することで、患者は情報確認だけでなく、そのような情報を告知しなければならない立場にある医師に対する対人配慮行為をしている。医師は、患者が先取り発話で述べた否定的内容について、第3発話で「悪いのが68から210やろ。」(65行目)とより正確に言いよどみなく述べ、悪い数値結果に関する情報提供を行っている。
　RIASの分析では、医者からの部分的情報を含む言いさし(第1発話)は「医学的情報提供」【G-Med】、患者による予測発話(第2発話)は「情報確認」【Check】、医師による承認および追加情報(第3発話)は「情報提供」【G-Med】となるが、情報の授受に関する発話数が示されるものの、共同発話を患者の方から成立させることによる医師への負担軽減や配慮は浮かび上がってこない。

(5) 会話主導権コントロール

　カテゴリー「確認」に含まれる共同発話には、患者のほうから発話を中断させ医師に予測発話を促すケース（例4.5）があり、患者が会話主導権をコントロールすることがある。共同発話形式を使って医師の予測発話が正しいか否か確認する患者は、一時的であれ医師より優位な立場に立てる。

　　例4.5　会話856（大阪）　男性患者
　　　　（診察開始すぐに医師は患者に「慢性肝炎に進んでいる」と検査結果を告げて問診に入る。患者は服薬が指示通り行われていないことを笑いを交えながら説明する。「ダンリッチあるねん@飲む気ー飲む気せんの@」、「（便秘の薬）まだ飲んでない」「忘れてしまうもんで」と続き、便秘薬の次は痛み止めと胃の薬の話になる）。
　　　（前略）
　　　　99D：古いのはもうあのー、すてたらいいと思うわ。
　⇒ 102P：それから、痛み止めと一緒にもろた胃の薬ーも、
　　　　　　＜第1発話：患者による治療的提供＞【G-Thera】
　⇒ 103D：(0.3 sec.) もう［ない？］＜第2発話：医師による予測発話＞【Check】
　⇒ 104P：［まだ］、@残ってんねん@、へへ（笑）
　　　　　　＜第3発話：患者による治療情報提供・笑い＞【G-Thera】【Laugh】
　　　105D：ふ、く、ら、は、ぎ、（カルテに記入しながら読みあげている）
　　　106D：これはいつや、しばらく前やな。

　例4.5では患者が「それから、痛み止めと一緒にもろた胃の薬ーも、」（第1発話：102行目）と言いさして発話を中断させることで、医師に「もうない？」（第2発話：103行目）と予測発話をさせる。すなわち、意図的に患者

が第 1 発話を言いさし、ポーズを置いて引き込むように、医師に患者側に属する服薬情報について推量発話を促す。そして医師の予測発話の成否を患者が確認することで、一時的にせよ患者が医師より優位に立っている。

医師が予測発話「もうない？」(第 2 発話：103 行目)で「薬はもうない」ことを予想したのは誤りであったことが、第 3 発話の患者の「まだ、@残ってんねん@、へへ(笑)」(104 行目)とおかしそうな笑いを含んだ情報提供で判明する。患者は医師に薬についての情報を予測させ、その情報が正しいか否か確認することで、一時的ではあるが会話の主導権獲得を可能にしたのである。医師に予測発話をさせるように、患者が共同発話の第 1 発話を仕掛けることで、患者と医師との権力関係は一瞬逆転し患者優位に転じる。医師の指示通りの服薬行動になっていない状況を説明していた患者が、共同発話の持つ会話主導権コントロール作用を行使して、医師との関係における劣勢を挽回しようと試みたと考えられる。

このような患者のふるまいは、言いさしの分析において串田(2002, p.62)が指摘する、「受け手＝読み手の方も同時にさまざまな関心から送り手のふるまいをモニターしているというのが、私たちが日常出会うコミュニケーションの常態」であることを示す発話例でもある。同じく串田の主張する、従来の「送り手優位主義」に偏りがちなコミュニケーション論を「受け手優位主義」で見直す上でも興味深い。

そして、医師の予測発話の誤りを示す患者の第 3 発話「まだ、@残ってんねん@、へへ(笑)」(104 行目)における笑いは、「攻撃としての笑い」(井上・織田・昇，1997, p.94)とも解釈できる。また、患者の第 3 発話以降は(105 行目～)、医師はカルテ記載に集中し患者とのコミュニケーションが中断される。医師はこれ以降の患者との情報確認の駆け引きを回避したとも考えられる。

RIAS 分析では、患者による部分的情報の言いさし(第 1 発話)は「治療的情報提供」【G-Thera】→医師による予測発話(第 2 発話)は「情報確認」【Check】→患者による否認および追加情報(第 3 発話)は「治療的情報提供」【G-Thera】となる。だが、このように分析するのでは、患者が主導権をコ

ントロールし、医師との関係性を優位に逆転させる相互作用に焦点を合わせることができない。

(6) その他

医師はカルテに患者の情報を記載する際、内容を同時に読み上げる場合がある。記載内容の読み上げによる間接的な医師から患者への情報確認または情報開示ともいえるが、明確な発話作用は見出せない。RIASでは、カルテ記載の読み上げはカテゴリー「確認」【Check】に分類される。例 4.6 で示す。

例 4.6　会話 881（大阪）　女性患者
　　（前略）
⇒　88P：120 台と 70 位ですねえ、コンスタントに。
　　　　　＜第 1 発話　患者による医学的情報提供＞【G-Med】
⇒　89D：120, 70 と血圧落ち着いてきてる。＜第 2 発話　医師による情報確認＞【Check】
⇒　90D：落ち着いて、きていると。（カルテに記入中）
　　　　　＜同じく第 2 発話　医師による情報確認＞【Check】
⇒　91P：やっぱりあのー、ゆっくり寝れないんでね。
　　　　　＜第 1 発話　患者による医学的情報提供＞【G-Med】
⇒　92D：えー、薬が、ないと、夜は眠れないと。（カルテに記入）
　　　　【Check】
　　（後略）

この例 4.6 において、医師の発話「120, 70 と血圧落ち着いてきてる。」（89 行目）が、共同発話の後半部分（第 2 発話）に相当する。続けてカルテ記載と同時に再び「落ち着いて、きていると。」（90 行目）と読み上げている。同様に、カルテ記載の際の読み上げがすべてカテゴリー「確認」【Check】に分類される。

(1)から(5)に至る「確認」を含む共同発話の作用を分析してきたが、(1)から(4)までは、患者―医師間で相互に働きかけるものであり、両者の関係性に影響を与える作用である。ヤコブソンのコミュニケーションの6機能に当てはめれば、(1)発話促進は、受け手へ働きかける動能的機能であり、(2)情報収集の促進も同様、(3)ラポール構築は予測発話の内容が正しかった場合において親和的態度表明のメタ言語機能として作用し、(4)負担軽減作用は受け手へ働きかける動能的機能であり、(4)会話主導権コントロールは、受け手側が主導権を持つことで「参与役割の配置転換」(串田、2002, p.44)を含むがやはり相手への働きかけ(動能的機能)を担っている。これらと比べると、最後の(5)カルテ読み上げの発話は、積極的な確認の意図やメッセージ機能を持たないので、カテゴリー「確認」から除外することが適切だと考える。

4　本書での共同発話構造の機能分析は、植田(2004)「医師と患者の診察場面会話における共同発話の機能」の分析結果より修正を加えている。
5　擬態語および擬音語に関する分析は植田(2013b)を参照のこと。
6　6.1.2「社会言語学的分析観点」にて詳細を説明する。
7　「ラポール構築」の定義や詳細な談話分析は本章6.2を参照のこと。
8　「笑い」の作用については、本章4.4.4で検討する。

4.3.4　考察

　以上、カテゴリー「確認」に含まれる共同発話を形成する統語構造に注目し、明確な5つの作用―(1)発話促進、(2)効率的情報収集、(3)ラポール構築、(4)負担軽減、(5)会話主導権コントロールを示すことで、カテゴリー「確認」に含まれる共同発話の多重性について考察した。

(1) RIASによる「確認」

　第3章のRIAS分析において、カテゴリー「確認」は、他のカテゴリー「相手の理解の確認」、「医師による意見の要請」、「繰り返しの要請」とともにクラスター「促し」の構成要素として分析した。RIAS分析では、基本となるカテゴリー分類に関し、図4.1で示すように大きく「Part1: 社会情緒的

```
Part1  社会情緒的カテゴリー ──→ 【Personal】【Laughs】【Approve】、など

Part2  業務的カテゴリー ┬→ 情報提供
                       ├→ 助言・指示
                       ├→ 質問 ┬→ 開かれた質問
                       │       └→ 閉じた質問
                       └→ プロセス 【Check】【Orient】【?Permission】
                                   【Trans】【?Understand】【?Bid】
                                   【Partner】【?Opinion】【?Service】
```

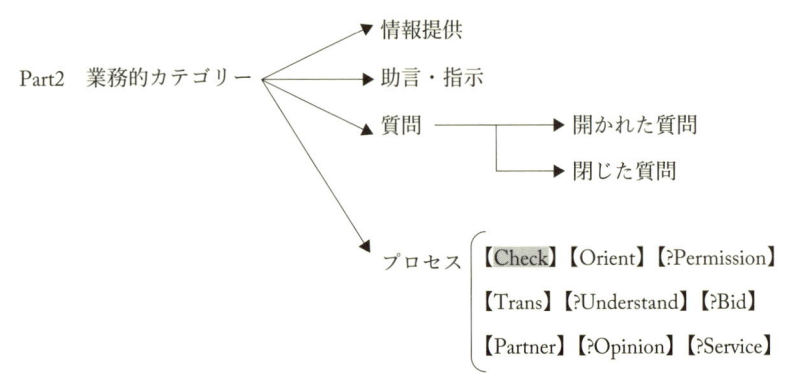

図 4.1　RIAS 分析におけるカテゴリー分類の内訳

カテゴリー」と「Part 2: 業務的カテゴリー」に 2 分する。後者の「Part 2: 業務的カテゴリー」について、さらに 4 つの下位分類──1) 情報提供、2) 助言・指示、3) 質問、4) プロセスに分かれ、本項で検討したカテゴリー「確認」は、4) プロセスに属する。

　この中の、4) プロセスは主に会話の円滑化をはかりコミュニケーションを促進(プロセス)させる発話カテゴリー群を意味し、会話のプロセスが示されるわけではない。カテゴリー「確認」【Check】以外で、4) プロセスに属するカテゴリーは、「指示・方向づけ」【Orient】、「許可の要請」【?Permission】、「接続語・移行の合図」【Trans】、「相手の理解の確認」【?Understand】、「繰り返しの要請」【?Bid】、「パートナーシップ」【Partner】、「意見の要請」【?Opinion】、「サービスや薬の要請」【?Service】である。

　第 3 章の RIAS 分析の集計結果を見ると、クラスター「促し」におけるカテゴリー「確認」の発話数の割合は、医師は 8 割(クラスター「促し」の総発話数 597 回中、カテゴリー「確認」発話が 494 回)、患者に至っては 9 割(クラスター「促し」の総発話数 202 回中、カテゴリー「確認」発話数が 178 回)とほとんどを占め、全体ではクラスター「促し」の 84.1% と、高い

割合のカテゴリー「確認」発話で占められている。

　ここまでがRIAS分析で把握できる平均化されたカテゴリー「チェック」の発話数の割合であり、全体の平均値による傾向の把握に限定される。また、会話を促進させるコミュニケーション・パターンとしてクラスター「促し」が設けられているが、RIAS分析では医師と患者がどのように会話の「促し」を行っているかプロセスについては不明であった。

(2)「確認」の再分析

　このようにカテゴリー「確認」を含む共同発話のシークエンスを対象とした分析を行ったところ、コミュニケーション促進作用は多様であり、主体別因子となる医師と患者において、それぞれの共同発話の特徴が明らかになった。

　まず、医師による共同発話構築の働きかけで示されるコミュニケーション促進作用は、(1)発話促進、(2)効率的情報収集、(3)ラポール構築である。患者に対する対人配慮が発揮されるのは、この中の(1)発話促進と(3)ラポール構築である。対人配慮となる患者に対する気遣いが共同発話を通して作用し、結果として(1)発話の促進がなされ、(3)ラポールの構築という患者との親しい関係性が深まる。

　一方、患者による共同発話構築の働きかけによるコミュニケーション促進作用は、(4)負担軽減である。医師が患者を気遣って言い難いと思われる否定的情報を、患者自らが先回りして代理発話することは、医師に対する気遣いの対人配慮行為である。医師にとって言い難い否定的情報を患者が先取りして代理発話することにより、医師の心理的負担を軽減する。

　ただし、患者による共同発話を利用した(5)会話主導権コントロールについては、患者自身に属する情報をあえて医師側に予測発話させることから、効率的な情報授受に反する結果となっている。これはコミュニケーションの「促進」ではなく「保留」であり、患者は情報を意識的に「保留」してコントロールすることにより、「医師より優位に立つ」目的を達成している。このため、(5)会話主導権コントロールを担う共同発話の含まれたカテゴリー

「確認」の発話文の場合は、会話の「促し」には該当しないということになる。すなわち、クラスター「促し」の構成発話カテゴリーとして含むのは適切でないことを示唆する。

　以上の分析から、カテゴリー「確認」が「Part2: 業務的カテゴリー」とされる点についても議論の余地がある。本項での再分類の結果をみると、カテゴリー「確認」を含む共同発話のシークエンスにおいて、(2)効率的情報収集を除く、(1)発話促進、(3)ラポール構築、(4)負担軽減、(5)会話主導権コントロールは、単なる業務的な情報確認に留まらない。1つの発話文を単独でみれば情報確認がされているが、むしろ共同発話のシークエンスの中で果たす作用を考慮すると、医師も患者も相互に対人配慮を示し、関係性における親密度の向上を行い、さらに、患者は医師に対して関係性を逆転させ一時的な優位性も獲得するなどの対人調整の言語装置として利用している。言い換えると、共同発話を含む「確認」が、単なる情報を確認するという業務的カテゴリーだけに留まらず、Part1: 社会情緒的カテゴリーに含まれる心理的作用も担っているといえるだろう。

　さらに、重要なことは、共同発話のシークエンスにおける相互行為として「確認」の機能には、文字通り相手の言ったことを確認する「言及指示的機能」と同時に、人間関係の調整を果たす「非言及指示的(社会指標的)機能」もまた見出された点である。すなわち、「確認」発話における意味と機能の多重性は重層的と考えてよいだろう。このように相互行為として「確認」発話を捉えたことで、コミュニケーションの機能の多重性を示すことができた。

　一方、RIAS分析では「確認」発話の多重性の抽出や説明が捨象されてしまうことが明示された。しかしながら、RIASにおける改善を図るといっても、RIASの単一的なカテゴリー化およびコード化の分類手法そのものが、共同発話という2名の会話参与者によって構成されるシークエンスを分析対象としないため不都合を生じる。共同発話だけのカテゴリーを新規に立てることは理論上可能であるが、統計処理で有意差を検出できるほど共同発話を形成するシークエンスはみられない。本項で明らかになった「確認」発話

の機能多重性は、共同発話の相互行為を個別に解釈して初めて明らかにされる。

4.4 カテゴリー「笑い」の多義性

　第 3 章でみた RIAS 分析では、クラスター「肯定的応答」(英語名 ＜ Positive talk ＞）は 6 つのカテゴリーで構成されている。その 6 つのカテゴリーについて、患者と医師共に発話数が多かった順に列記すると、1)「同意・理解」【Agree】、2)「あいづち」【BC】、3)「笑い・冗談」【Laughs】、4)「相手への直接的な承認・誉め」【Approve】、5)「謝罪・関係修復・気づかい」【Remediation】、6)「相手以外の承認・誉め」【Comp】である。

　1)「同意・理解」および 2)「あいづち」は、相手の発話に対する肯定的応答であり、クラスター「肯定的応答」の構成要素となることは論を待たない。3 番目に発話数が多い 3) カテゴリー「笑い・冗談」の「笑い」については複数の種類が確認されている（長谷川，1999；3 植田，2008）ことから、クラスター「肯定的応答」を構成する発話カテゴリーであるのか検証が必要と考えられる。

　RIAS 分析で用いられるクラスター「肯定的応答」というのは、患者―医師間の診察会話において文字通り「肯定的に」相手に対し「応答する」発話カテゴリーの集合体とされているが、まずクラスター「肯定的応答」の主要構成カテゴリーの定義を見直して、個別に「肯定的応答」としての妥当性を検討する必要がある。次に、カテゴリー「笑い・冗談」については「笑い」だけに焦点を絞り、「笑い」の分類（志水，2000）に従って、第 3 章 RIAS による分析で用いた診療談話資料をもとに、1) 肯定的応答と関連性の低い「笑い」の特徴、2) カテゴリー「笑い」の「肯定的応答」としての適切性、3) カテゴリー「笑い」の多義性の 3 点に関する分析を目的とする。

　結果として診療談話で観察される「笑い」には複数のタイプが確認され、特に患者の「笑い」の多義性が示されたことを以下に示す[9]。

　9　笑いの分類は植田（2008）で行った分析と内容的に重複する部分がある。

4.4.1 クラスター「肯定的応答」のカテゴリー定義

クラスター「肯定的応答」を構成する発話数上位 3 つのカテゴリーは、1)「同意・理解」【Agree】、2)「あいづち」【BC】、3)「笑い・冗談」【Laughs】であるが、その各定義は次のごとくである。(野呂・阿部・石川，2007，p.22)

まず、1)「同意・理解」【Agree】の定義から示す。

【Agree】
1. 同意・理解を示すサイン

「はい」	「ええ」	「うん」
「あー」	「はー」	「ふーん」
「そうですか」	「そうですね」	「わかりました」
「なるほど」		

2.「お願いします」が「はい」で置き換えられる場合は、【Agree】に分類する。

3.【Agree】と【Give-Med】の違い
相手の【Check】に同意する意味で「はい／いいえ」と言った場合は、常に Agree】に分類する。それに対して、【[?] Med】【[?] Thera】【[?]
L/S】【[?] P/S】の答えとして「はい／いいえ」と言った場合は、情報提供に分類する。

以上、いずれの発話例も「同意・理解を示すサイン」であり、意味的にみて無理なくクラスター「肯定的応答」の構成カテゴリーとしては適切である。

次は、2)「あいづち」【BC】の定義と発話例である。(野呂・阿部・石川，2007，p.23)

【BC】あいづち

　発話権（floor）を握っていない聞き手が、話し手に、「あなたの話に関心がありますよ」「聞いています」「続けてください」ということを示す言葉やうなずき。【BC】が他の発話と異なるのは、【BC】をする人が話し手から発話権を取ろうとしていない点である。【BC】は通常、話し手の話を聞きながら、ほとんど聞き取れない声で、話を続けるよう促したり、話に関心を持っていることを示すものである。

| 「はい」 | 「ええ」 | 「うん」 | 「あー」 |
| 「はー」 | 「ふーん」 | 「そうですか」 | |

　これらの「あいづち」は、相手の話に関心を示し、続きを促す言葉やうなずきであり、発話権を取ろうとしていないことからも、クラスター「肯定的応答」の構成要素として妥当性がある。

　今回、焦点をあてる3)「笑い・冗談」【Laughs】は、3番目に「肯定的応答」における発生率が高かった。この定義と発話例を示す。

【Laughs】笑い・冗談

　親しげに冗談を言うこと、相手を笑わせたり楽しませたりしようとすること、からかうこと（ただし、医師と患者が互いをよく知っており、良好な関係が築けている中でのいい意味のからかい）、病的な冗談（例えば「こんなに体重が減ってしまって、風が強いと飛ばされてしまいそうだわ」など）、神経質な笑い。

> D:「たばこを始めたのはいつごろですか？」【[?] L/S】
> P:「えーっと、20年前ぐらいでしょうか？」【Gives-L/S】
> D:「50年前じゃないですか？」【Laughs】
>
> D:「もう傷は治ったから、ハワイでも行ってゆっくりしてきたらどうですか？」【Laughs】
> P:「宝くじが当たったら行きたいですね」【Laughs】

　このカテゴリー「笑い・冗談」【Laughs】の定義で記された主要部分(1～4行目)は「冗談」に関する記述が主と考えられる。定義に書かれた「親しげに冗談を言うこと、相手を笑わせたり楽しませたりしようとすること、からかうこと(ただし、医師と患者が互いをよく知っており、良好な関係が築けている中でのいい意味のからかい)」であれば、確かにクラスター「肯定的応答」の構成カテゴリーに相当する発話と考えてよい。特に、「笑い」の定義については、「神経質な笑い」とだけ書かれ、補足説明として以下の2点が示されるのみである。
　第1点目は、「笑い声」に発話や別な笑いが重なるときの「笑い」の数え方として記されている。

> 笑いが続いている間に相手の発話や笑いがあった場合、その前後の笑いは別な笑いとしてコード化する。
>
> D:「タバコを始めたのはいつごろですか？」
> P:「えっと、20年前ぐらいでしょうか？」
> P:(笑い)【Laughs】
> D:「もっと前ですか？」【Laughs】
> P:(笑い)【Laughs】

　第2の補足は、冗談として聞き手にとって理解されない場合は、【Laughs】とはコード化しないという注記である。

相手の冗談に対して笑わずに答えた場合は、その答えは【Laughs】に分類しない。

> D：「タバコを始めたのはいつごろですか？」【［？］L/S】
> P：「えっと、20 年前ぐらいでしょうか？」【Gives-L/S】
> D：「50 年前じゃないですか？」【Laughs】
> P：「いえ、20 年前です」【Disapprove; Gives-L/S】

以上が「笑い・冗談」に関して記された定義である。

4.4.2 クラスター「肯定的応答」の問題点

クラスター「肯定的応答」の主要要素であるカテゴリー「笑い・冗談」は記述が比較的少なく、特に「笑い」に関しては非常に少ない。直接的な記述は「神経質な笑い」と単語レベルだけで示されている。その他の「笑い」の定義としては、「親しげに冗談を言うこと、相手を笑わせたり楽しませたりしようとすること、からかうこと（ただし、医師と患者が互いをよく知っており、良好な関係が築けている中でのいい意味のからかい）」という記述がある。この場合に発生する「笑い」は「笑い」の非明示的な定義であって、直接の説明も明確な指示もない。ただし、補足説明で記される「笑いが続いている間に相手の発話や笑いがあった場合、その前後の笑いは別な笑いとしてコード化する。」という記述に基づく限り、継続した「笑い」が予想されていて「笑い」とは「笑い声」または「発話と同時に発する笑い」と見なされる。

いずれにせよ、クラスター「肯定的応答」の主要構成要素であるカテゴリー「笑い・冗談」の定義には 2 つの問題点がある。第一は、「笑い」に関する定義説明が不十分な点、第 2 は、「快」の感情表出としての「笑い」を想起させる不明瞭な点である。例を挙げると、本定義前半の記載は、「冗談」の定義と併記され明確な区別がない。ただ、本定義に記された「相手を笑わせたり楽しませたりしようとすること、からかうこと（カッコ内前掲、略）」という記載から、「快」の感情表明としての笑いが当然に想起される。

そのため、定義の前半部分「相手を笑わせたり楽しませたりしようとすること、からかうこと（カッコ内前掲、略）」で示唆される「快」感情表出の「笑い」と、他方後半部分で「病的な冗談」「神経質な笑い」とだけ短く記された「不快」と推測される感情表出の「笑い」の2つの異なるものが同一定義に含まれることになり、相反する2種類の笑いがカテゴリー「笑い・冗談」【Laughs】に共存する結果となる。

しかしながら、クラスター「肯定的応答」< Positive talk >として構成される発話カテゴリー群は、「肯定的」< Positive talk >の意味においても、「快」感情の表出が想定され、主要構成カテゴリー「笑い・冗談」の発話でも「快」感情の表明が前提である。カテゴリー「笑い・冗談」の定義に「神経質な笑い」、「病的な冗談」も記載されているなら、「快」感情を示す笑いや冗談とは異質な笑いもクラスター「肯定的応答」に含まれてしまう問題が生じる。そこで、定義説明で明確に記述されていない、「快」の感情表出以外の「笑い」について、第3章で用いた同一の診療談話データから推察し、より正確に「笑い」に関する再定義を行う。また、日本人的な笑いに多いとされる「愛想笑い」「照れ笑い」「自嘲的笑い」など対人配慮に基づく笑いも患者に散見されるため、それらの笑いに埋め込まれた「声」や「メッセージ」についても考察を試みる。

4.4.3 「笑い」の多義性

多彩な「笑い」の全体像を把握する上で、複雑な要因で成り立つ様々な笑いを精神医学の立場から解明している志水（2000, p.42）の笑いの分類を援用する。志水（2000）は、笑いを「快の笑い」「社交上の笑い」「緊張緩和の笑い」の3つに分類し、さらにそれらの下位分類を次のように示した（表4.1）。

井上・織田・昇（1997, p.72）によると、「『協調の笑い』、『防御の笑い』、『価値無化の笑い』は、いずれも意志によりもたらされる社交上の手段であり、言語の代理のような意味をもつ。そして、これらの笑いは今まで主として哲学者が扱ってきた『笑い』の範疇に入っていなかったと考えられる」と主張している。確かに「社交上の笑い」を立てることで、必ずしも「快」の

表 4.1　笑いの分類

分　類	内　容
Ⅰ 快の笑い	①本能充足の笑い ②期待充足の笑い ③優越の笑い ④不調和の笑い ⑤価値低下・逆転の笑い
Ⅱ 社交上の笑い	①協調の笑い ②防御の笑い ③攻撃の笑い ④価値無化の笑い
Ⅲ 緊張緩和の笑い	①強い緊張が弛んだ時の笑い ② 弱い緊張が弛んだ時の笑い

笑いではない種類の笑いに関して、焦点を当て吟味することは有益であると考える。

　しかしながら、この社交上の笑いの下位分類は相互に類似していることが想定される。すでに、RIASにおけるカテゴリー化を論じた際に(4.1.2)、コミュニケーションの多義性について指摘しているが、この井上・織田・昇の分類についても、排他的カテゴリーか重層的カテゴリーか不明である。

　そこで、「快」の笑いではない「社交上の笑い」の中でも、言語の代理として何らかの意味を含むと想定されるこれらの3種類の笑いに焦点を絞り、第3章で用いた実際の患者―医師間の診療談話データにて観察されるそれらの「笑い」を実例で提示し、患者または医師による笑いが伝える意味について考察し、井上・織田・昇の分類の妥当性についても確認する。志水(2000, p.47)によれば、これら3つの笑いは、「社交上の笑い」の説明であり、「人間関係を円滑に行うためのものが数の上では圧倒的に多い」とされる。

　談話例の中で示す笑いの表記方法は2種類にて示す。第一に笑い声の表

記はなるべく聴覚印象に従った擬音語で示し、第2に笑いを含んだ発話は、笑いの開始時と終了時を＠の記号で示す。ただし第3章で用いたものと同一の診療会話データは音声録音資料のみであるため、笑い声、または笑いを含んだ発話はあくまで筆者の聴覚印象で判断されたものである。映像資料がなく音声のみで判断するため、微笑などの表情だけに表れる笑いや無音声の笑いについては認識されないため除外される。

(1) 協調の笑い

　志水（2000, p.47）は、「『あいさつの笑い』をその代表とする」として、「必ずしも快の表現ではなく、とりあえず交流を始めるときに『これからあなたと仲良く話していきたい』というメッセージを伝えることが大部分であり、協調の意志の表現である」と述べている。さらに、「心理学で『笑いの伝染』と呼ばれている現象も笑いの協調性をあらわして」おり、「『協調の笑い』は他の種類の笑いに比べて圧倒的に多く」を占めると記している。

　診察談話における「協調の笑い」の事例を次の例 4.7, 4.8, 4.9 で示す。そこで、まず患者が、診察開始の診察室入室と同時に笑いを先行させるケースは東京でも（例 4.7）、大阪でも（例 4.9）みられる。また、笑いながらあいさつ「＠こんにちは、どうも＠」「＠すみません、よろしくお願いします＠」を述べ、診察室に入室している（例 4.7, 4.9）。

　　　例 4.7　会話 961（東京）　女性患者
　　　⇒　1P：へへへへへへ、はは（笑い）。＠こんにちは、どうも＠
　　　　　2D：どう？足の方は。
　　　　　3P：ええ。すっかりおかげさまで。

　　　例 4.8　会話 885（大阪）　女性患者
　　　⇒　1P：こんばんはー。はっはは（笑い）。
　　　　　2P：えっとー。9日の日、
　　　　　3D：うん。

4D：どう？足の方は。

　例 4.9　会話 953（東京）　男性患者
　　　1P：失礼します。
　　　2D：はい、こんにちはー。
　⇒　3P：@すみません、よろしくお願いします@

　上記 4.7, 4.8, 4.9 の発話例から、まず患者は診察開始にあたり、医師に対して協調の笑いの定義通りに、「交流を始めるときに『これからあなたと仲良く話していきたい』というメッセージを伝え」（志水, 2000, p.47）ようと、笑いながらまた笑いを含むあいさつを述べながら入室していることが想定される。
　また、次の例 4.10, 4.11 では、診察開始時の医師による最初の問診質問を笑いながら述べることで、良好な関係を作って診察を進めようという医師のメッセージが感じられる。音調も明るく元気がよい。

　例 4.10　会話 475（東京）
　　　（前略）
　⇒　9D：@どうですか？調子の方は@
　　　（後略）

　例 4.11　会話 824（大阪）　女性患者
　　　（前略）
　⇒　9D：@調子は？@
　　　10P：いいですよ。
　　　11D：調子はいい。　（後略）

　診察開始時の医師の最初の質問に対し、患者は笑いながら答えている（例 4.12；15 行目と例 4.13；6 行目）。これらの事例により、患者は医師と和や

かな雰囲気のもと、良好な患者―医師関係を前提として受診したいというメッセージが示唆される。

  例 4.12 　会話 470(大阪)　 男性患者
    D14：どうですか？おかわりございませんか？
 ⇒　P15：はい。だい、@なんとか：ひっー(笑い)(6 sec.)

  例 4.13 　会話 949(東京)　 女性患者
 (前略)
   5D：どうですか、9月は。調子は。
 ⇒　6P：んーー、ま。あはははは(笑い)
   7D：んー。まあまあ？
   8P：まあまあ。

　さらに、遅刻したことを謝りながら患者が笑うケース(例 4.14)は、診療開始に当たり、医師との関係性を損うことなく円満に進めたいというメッセージが、謝罪表現を含む発話「すーんません、遅くなって」(1行目)と、共起する笑いの両方から示される。

  例 4.14 　会話 951(東京)　 女性患者
 ⇒　1P：@すーません、遅くなって@
   2D：＃＃＃

　また、医師が診察予約時間に遅れた場合も、医師は患者に対して謝罪表現と共起してを笑いを発し(例 4.15 と 4.16)、患者との円満な関係性維持を行いながら診療を開始している。

例 4.15　会話 824(大阪)　女性患者
　　　　1D：おまたせ？
　　　　2P：こんばんは。
　⇒　　3D：@ごめんなさい？遅くなってすいません@

例 4.16　会話 875(大阪)　女性患者
　⇒　　1D：@ごめーん。お待たせ。@

　しかし、この例 4.14 〜 4.16 については、単なる協調の笑い以外の解釈も可能である。謝罪表現の意図をより強く考慮すれば、いずれの談話例も医師が診療の予約時間に遅刻したか、または大幅に患者を待たせたかという状況である。患者からの不満表明を抑えるために笑って謝罪をしているという解釈も成り立つ。そうであれば、協調の笑いというよりも、防御の笑いと解釈することも可能である。
　同様に、そのほか協調の笑いと防御の笑いといずれにも解釈される笑いを例 4.17 に示す。この例 4.17 の笑いは、医師の述べる「がんばろ」という発話と共起する笑いである。笑いながらの「がんばる」という表現が、患者の努力を強調しつつ同時に医師の責任回避の意図を隠蔽していると解釈することも可能である。このように患者に与える影響を想像すると、必ずしも「がんばろ」に伴う笑いが協調的機能だけではないとも考えられる。むしろ、「@まーぼちぼちがんばろ@」に含まれる笑いは、（２）防衛の笑いであるとする解釈も可能である。この点は後に議論する。

例 4.17　会話 881(大阪)　女性患者
　⇒　315D：@まーぼちぼちがんばろ@

　ここまでの「協調の笑い」に関して示唆されることは、診療開始時の挨拶などは、医師も患者も笑いながら相互に相手を気遣い、遅刻した場合は笑いながら謝って雰囲気や関係性を壊さないよう配慮している。「協調の笑い」

が持つメッセージは、相手との関係性を維持し、時には修復をはかりたいという親和的働きかけの非言語表現であるともいえるだろう。

だが、単に笑いで協調を示すだけでなく、実は予想される内在的不満や非難、責任回避の発覚を防御する笑いが機能していると考えられる。井上・織田・昇によると防御の笑いとは、「自分の心の内面を知られたくないときなどに浮かべる笑いで、相手が自分の中に入ってくるのを防御する役割をもつ」、「自分の内面をかくし、相手に不愉快な思いをさせないのもこの笑いの効用」と記している（志水，2000，p.47）。この説明は、いずれも先の例4.14〜4.17の謝罪表現や「がんばろ」発言と共起した笑いにも同時に当てはまるものである。

そうであれば、少なくとも例4.14〜4.17の謝罪表現や「がんばろ」発言と共起した笑いは、クラスター「肯定的応答」の構成要素として必ずしも適切ではなくなる。

(2) 防御の笑い

防御の笑いについての井上・織田・昇の説明によると、前述以外にも「いわゆるジャパニーズ・スマイル」も含まれるとする。繰り返しになるが、防御の笑いについて井上・織田・昇の定義説明を以下に示す。

>「自分の心の内面を知られたくないときなどに浮かべる笑いで、相手が自分の中に入ってくるのを防御する役割をもつ」、「自分の内面をかくし、相手に不愉快な思いをさせないのもこの笑いの効用」であり、「いわゆるジャパニーズ・スマイルには相手を傷つけないためのものや、当惑や嫌悪の表情をかくすためのものが多いが、これもこの『防御の笑い』に入る。」（志水，2000，p.47）

次の例4.18は、3回脳梗塞を患った77歳の女性患者が、リハビリ効果を感じることができず、指に力が入らないままでいること、また降圧剤の薬を飲み続けることへの不満や不安を曖昧な発話内容と笑いで訴えている。いず

れも明確には不平不満や要求を医師に訴えず、「力がない@んですもの@」
(21行目)、(薬を飲むことは)「そりゃ、ほんま、あんまりねえ、@あたし
@、いひひ(笑い)」(219行目)と力ない笑いとともに非明示的・断片的な
述部省略で示唆するという発話である。ようやく診療後半部で(221行目)、
「@薬が気になってね@」と主部述部の完全文を述べるが、笑いを伴うこと
で「気になる自分の気持ち」が露呈しないように、さらに、医師に対する非
難の気持ちが直接的に表現されないように慎重な防御の非言語的ツールと
して笑いで隠蔽している。その後、医師が「ただ単にめくらめっぽう[10] 僕ら
出してるわけじゃなくてね」(225行目)と女性患者に対して批判的言葉「め
くらめっぽう」、そして医師全体の総称として権威付けを示す3人称発話
「僕ら」をもって非難としての発話行為を強化させたことにより、すかさず
患者は「あすいません、@素人考えでね@」(237行目)と医師への謝罪をは
かり、自らの服薬観および治療モデルを「素人考え」と自己卑下して否定す
ることにより、医師の怒りを含む非難回避を行う発話に転じている。「素人
考えでね」(237行目)と自分自身を降下させて自己規定することで、医師の
怒りを回避し、同時に患者は安全な場所(=素人の価値観や判断に基づく世
界)に退避することで免罪符を獲得するのである。ここに、患者が笑いの防
御機能を行使していると考えられる。

例4.18　会話452(大阪)　女性患者
⇒ 21P　：親指に力がない@んですもの@
(中略)
217P　：そしたらずーっと(薬)飲まな、だめですか。
218D　：基本的には。
⇒ 219P　：そりゃ、ほんま、あんまりねえ、@あたし@、いひひ
(笑い)
220D　：うん。
⇒ 221P　：@薬が気になってね@
222D　：うん。

223P：大丈夫ですね先生？
224D：そそりゃ大丈夫、だから、それはあの、
225D：えーただ単にめくらめっぽう僕ら出してるわけじゃなくてね、
226D：そういういろんな今までの経験に基づいて出しているわけですよ。
（中略）
⇒ 237P：あすいません、@素人考えでね@
（中略）
⇒ 241P：それちょっと@気になりまして@へへへ(笑い)

では前述の(1)協調の笑いで例示した次の発話「@まーぼちぼちがんばろ@」について、(2)防御の笑いという解釈を改めて述べる。

例 4.19　（前出）会話 881（大阪）　女性患者
315D：@まーぼちぼちがんばろ@
316P：えへへへ(笑い)

例 4.19 の医師の発話「@まーぼちぼちがんばろ@」(315 行目)は、言語的レベルの解釈によれば、「がんばろ(う)」が協調的語句であり、「まー」「ぼちぼち」は患者に対する負担軽減の緩和的表現としていずれも協調的な内容であり、笑いも協調的メッセージを担っているとまず表面的には解釈可能である。

しかし、コンテクストを加味した解釈を行うと防御の笑いという可能性も出てくる。この診察終了近くで発した医師の発話「@まーぼちぼちがんばろ@」(315 行目)に至るまでの長い診療談話の展開を概観すると、診療開始直後に患者は、「トータルのコレステロールは少し下がってる」(44 行目)にもかかわらず「悪いやつがー、(4 秒：沈黙)けっこー増えてる」(48 行目、50 行目)と予想外に悪い検査結果を見て、自分の努力に反してコレステロ

値が希望通りには改善されないどころか、かえって悪玉コレステロールが増えている不満を繰り返し述べる——「どういう風にすればその、悪いのがとれるのかゆーのがわからないわねー」(108行目)、「ちょっとくらい努力の結果が出てくれたらいいのにな、って思う」(207行目)。

　この患者の不満に対して、医師は何度も患者をなだめ、前向きの発言——「あかんとかってわけじゃないねんけど」(114行目〜115行目)、「それ以外は問題ない」、「ほかは何にもないから、だから、健康」(210行目)、「だから、この前から比べたら少し良かったかな」(221行目)、(薬を)「飲んでる分だけ少しはいいのやろーけどーって感じやな」(236行目)と、次に次に激励や楽観的なコメントで患者を励ます。しかし、それでも患者が「私もせんせ努力してるんですよ」(275行目)とやや医師に対する詰問口調に変わってきたのを聞き、医師は「いや、わかってる。＠誰もさぼってるとはゆうてへんやん。＠」(276行目)と笑いながら切り返す。この一連の押し問答を繰り返したあとの診療終了間際で、医師が「＠まーぼちぼちがんばろ＠」(315行目)と発話したのである。この場合は、「がんばろ」の意味として、統語的（表層的）には激励と分類される発話行為の表現であっても、語用論的（深層的）には患者の「自己責任」を強調し、かつ協調的態度を前面に出すことによって、患者からの攻撃を回避している解釈も可能である。また、「がんばろ」を発することで、これで診療は終了である、さらには診療を終了させたい意図を発しているともみなすことができる。

　ここまで「防御的笑い」を概観した。解釈によって、どちらの機能も可能性が生じる。

　では次に、「肯定的応答」の中にこれらの笑いを含める妥当性を検討する。最初の例4.18ように、「自分の内面をかくし、相手に不愉快な思いをさせない」笑いのメッセージは、相手への気遣いを示し、関係性の悪化を回避しようとする消極的な「肯定的応答」とすることは可能である。ただ一方で、あくまでもその時隠された「自分の内面」というのは、例えばこの例4.18の女性患者の場合、リハビリをしても思うように改善が見られない自分の指へのいらだちであり、リハビリへの不信という否定的感情も含まれる

と考えられる。どちらの感情も含んでいると解釈して重層的カテゴリーの笑いと解釈するのか。防御の笑いの中に、表層レベルの肯定的感情と深層レベルの否定的感情による重層的構造がみられるという解釈である。そうであれば、これらの笑いをすべて「肯定的応答」の範疇に含めるのは不適切と思われる。

または、肯定的感情か否定的感情かそのどちらかに決めることができる排他的カテゴリーの笑いと捉えた場合でも、部分的に肯定的発話には合致しなくなる。

また、2番目の例4.19のように「自分の心の内面を知られたくないときなどに浮かべる笑いで、相手が自分の中に入ってくるのを防御する」笑いは、相手への対人配慮が目的ではなく、あくまで自己防衛のためである。この場合の笑いのメッセージは「肯定的応答」というより、応答そのものを避けコミュニケーションの遮断をはかる「応答回避」と解釈できる。つまり、「肯定的応答」でも「否定的応答」でもなく、応答自体の回避メッセージであり、「コンフリクト回避」のための一種の安全弁として作用している。

結論としては、「防御の笑い」と「協調の笑い」は多義的であり、その判断基準によっては、どちらかの笑いの解釈もあり、または両方を含む重層的構造の場合もある。いずれにしても判断するためには談話資料では不十分であり、笑いの意味分類を行うには、決定的な要因が不足している。手掛かりとなる資料が不足しているだけでなく、そもそも誰が判断するのか、笑いという非言語によるメタ・コミュニケーションの場合は、特に主体を誰に置くのか、また誰が判断するのかによって解釈が異なってしまうと考えられる。

(3) 価値無化の笑い

3つ目の社交上の笑いとして、志水 (2000, p.49) は「価値無化の笑い」を設定する。この定義は、「何か小さな都合の悪い状況で人間は笑う。これは笑うことによって目の前に起こった状態を『価値なきもの』にしよう、なかったことにしようという作用をもつ笑いであり、『価値無化の笑い』である。『笑ってごまかす』ことも日常生活では多い。そして『ハハハ・・・

と笑うことが、真面目にクドクドと都合の悪いことに至った理由を説明するよりも有効である」ことも多いとしている。

　第2章で用いた実際の談話資料の中で観察された事例を紹介しよう。「目の前に起こった状態」を「何か小さな都合の悪い状況」として笑い、「価値無化」とする事例として観察されたのは、1)身体の不調、2)肉親の死について、笑ってやり過ごす事例である。1)身体の不調として例4.20(足の付け根の痛み)、例4.21(ひざの痛み)、例4.22(身体のだるさ)を参照されたい。次に、例4.23(母の死ほか肉親の死)を示す。「小さな都合の悪い状況」を考えるには、2)肉親の死は大きな不都合であるが、患者はいたって明るく母やそのほかの肉親(妹、父)の相次ぐ死を笑いながら語り(20, 113, 115行目)、身体の疲労の訴えも笑いと共に述べている(70, 72, 73行目)。

　　例4.20　会話966(東京)　女性患者
　　　　15P：あの、検診を受けてからどうも緊張しちゃってね。
　　　　16D：あーそーお？うー［ん］。
　　　　17P：［うん、］なんかね。
　　　　18P　足の付け根が痛かったりね

　　例4.21　会話915(東京)　女性患者
　　⇒　48P：ひざが痛いの、はっは。

　　例4.22　会話873(大阪)　女性患者
　　⇒　58P：@だるくなってきましてね@

　　例4.23　会話758(大阪)　女性患者
　　　　17D：調子は？
　　　　18P：暑さで参ってます［ねん。調子###］。
　　　　19D：［暑さで参って］る。
　　⇒　20P：こないだね、また母が亡くなっ@て@

21D：あらまー。

22P：田舎に帰ってきて。

（中略）

69D：大変やったんやね。

⇒ 70P：まだ@疲れてる@

71D：そらまだ、[@そらー] 残ってるでしょう@

⇒ 72P：　　　　　　[@全然@]

⇒ 73P：@しんどい@、んっふっふっふ。

74D：ま、行ったり来たりしてて、

75P：そうですねー。んでーま、

（中略）

111P：もう妹が4月でしたでしょ？

112D：おー、[そうやなー]。

⇒ 113P：[17日＃＃＃]　母が16日@でしょ？

114D：んおー。

⇒ 115P：で、もう父親が亡くなってますけど15日なんですよね。

116D：@なにか@

117P：15、16、@17と@、

118D：@大変や[なー]@

119P：@月命日みたい@

120D：ま、@いっぺんに済まそうと思ったら済ませるけど@

　この例4.23では相次ぐ肉親の死を笑いながら語る患者（「こないだね、また母が亡くなっ@て@」20行目）に、医師も軽い調子の「あらまー」（21行目）で返し、「@なにか@　15、16、@17と@、大変やなー@、@月命日みたい@」と述べて、患者の母、父、妹の命日が16日、15日、17日と連続することを笑って言及している。その他の応答でも、（疲れが）「そらまだ、[@そらー] 残ってるでしょう@」（71行目）と疲労感があると軽い調子で返答している。この例のように、「価値無化」とするメッセージは医師の発話

中の笑いにも含まれている。

　どちらかというと患者による「価値無化」の笑いが多くみられるのは、何らかの慢性疾患があり年齢的にも身体不調となりやすい患者が医師にそれを語る時で、「笑うことによって目の前に起こった状態を『価値なきもの』にしよう、なかったことにしようという作用をもつ笑い」を加えることにより、医師の負担や心配を軽減し、否定的印象を持たれないようにとも考えられる。肯定的自己像の維持を強調することは、相手の気遣いをさせたり、負担を軽減させたりすることになる。特に、生活習慣病が主たる慢性疾患患者であるが故に、高血圧や高コレステロール、肥満を原因とする場合の身体症状は重篤ではなく、大きな病いの不安は生じにくい。

　第 3 章の RIAS の分析で用いたものと同一の診療談話データでは、患者の訴える症状が、いわば「小さな都合の悪い状況」程度であり、「なかったこと」にも出来る軽微な内容であって、「価値無化」の笑いが観察されたのだろうと推測できる。

　以上の「価値無化」の笑いは、いずれも対人配慮による相手への気遣いのメタ・メッセージが含まれる。患者は医師との関係性を現状維持し、緊張感や不安感を引き出さないために、自分の痛みや肉親の死でさえも「価値無化」として笑うのである。この「価値無化」の笑いは、否定的事実をさらに否定することで、「肯定的」事実に転ずる。そう解釈すると、肯定的応答に含まれる笑いと見てよいだろう。

　しかし一方で、この「価値無化」の笑いとした例 4.23 について、また先に述べた「協調」機能も見出すことが実はできる。なぜなら、例 4.23 で「価値無化の笑い」のフレームを患者だけでなく、医師も共有することにより、「協調」的関係性が深まったとも観察されるからである。この例 4.23 では、最近起きた肉親の死に対する「価値無化の笑い」を患者だけでなく、医師も共有していることが同時に示されている医師の笑いの「コンテクスト化の合図」(Gumperz, 1982) からも明白である。

10　不適切な発話が一部記されているが、実際に録音された発話データの忠実な記録を優先した。

4.4.4 考察

　非言語的要素である笑いについて、志水（2000）の笑いの分類を援用して、実際の診療談話からその解釈と妥当性を検討した。明らかな「快」以外の笑いとして、(1) 協調の笑い、(2) 防御の笑い、(3) 価値無化の笑いを取り上げたが、結論としては、笑いの単独の機能として分類するには、実際の診療会話で観察された発話と共に共起する笑いは多義的解釈も可能であり、ただ1つのカテゴリーに当てはめることはできない。しかも、非言語である笑いの機能が排他的に意味分類されるのか、重層的に意味分類されるのかに関する判断は制限されている。その制限とは、音声だけで映像資料のない談話データによる制約であり、会話参与者自身に確認することもできず、また仮に確認したとしても「その時、その場」への解釈は不可知となる。分析者による判断基準に準拠させても、言語による発話ではなく笑い声だけの場合は決定的で確実な判断が下せない。なぜなら、発話された言語の解釈であればテクスト間の関係性やコンテクストとの関連をみることで話し手の意図を推測することは可能であるが、一方、音声だけの笑い声の場合は、明確な解釈に至る手がかりが乏しいからである。

　このようにクラスター「肯定的応答」を構成する笑いには、積極的作用と消極的作用と状況に応じて強弱があり解釈を誰が行うか、何を重視するかによって異なってくる。また、笑いのもっている多義性およびそれ以外にも、メタ・メッセージの抽出および解釈の主軸をどこに置くかで多義的に他の解釈も可能なことから、井上・織田・昇の分類でも不十分であることが示された。では複数の意味機能を組み合わせた新たな笑いのカテゴリー化をはかることで解決されるだろうか。カテゴリーを増設することで、今度は限りなく細分化するカテゴリーの判断を特に笑いのような非言語のメタ・メッセージを解釈して行わなければならない。コミュニケーションの要素の中でも、特に非言語的要素の解釈については、多義的であり、決定性に乏しい判断を談話資料だけで行うのは困難を極める。

　すなわち、RIASにおける笑いのカテゴリーをさらに細分化し現実に対応させることは可能ではあるが、その弁別を行うために必要となる詳細な非言

語情報(声の質、呼吸音、顔の表情や視線など)が現段階の音声資料からは取得不能である。また、たとえ映像資料を追加し分析者が解釈した後で、患者と医師のそれぞれにどのような意味の笑いであったのか、インタビューで正確さを確認する方法をとったとしても、その当事者たちが自分の笑いを自覚し、またその時の笑い声もしくは笑いを含んだ言葉を発した意味を正確に記憶しているとは限らない。

　本書では、笑いの多義性に加えて、解釈の多様性および曖昧性、さらに判断を決定することの困難さを指摘してRIASのカテゴリー化に対する批判とする。すなわち、明らかにRIASの笑いの現在のカテゴリー分類は不十分である。しかも、その範疇の決定には不確定要素が大きいが故に、たとえカテゴリーを増設しても非言語的コミュニケーション要素である笑いの解釈は依然として多義的であり曖昧である。多義的要素をもち、かつ不確定要素が大である言語・非言語コミュニケーションの分析には、カテゴリー化による手法は不適切だと考える。

4.5　カテゴリー「共感」の非明確性

　3つ目のRIASで問題となるカテゴリーとして、「共感」を取り上げる。RIASにおける英語のカテゴリー名は"Empathy"とされ、英語省略形も【Empathy】である。日本語のカテゴリー名は、「共感」とされている。以下、カテゴリー「共感」または【Empathy】と略記する。RIASにおけるカテゴリーの2分類では、共感という感情を表す発話としてPart 1: 社会情緒的カテゴリーに含まれる。

4.5.1　「共感」の定義

　日本語版におけるカテゴリー「共感」の定義と内容、そして英語でのオリジナルの定義および日本語版で追加された拡大定義を示す。例文引用中の【Empathy】はカテゴリー名の英語略称であり、またカテゴリー「共感【Empathy】」を指す。以下、インデントによって引用内容を提示する(野呂・

阿部・石川，2007, p.27)。

　【Empathy】共感　（野呂・阿部・石川，2007, p.27）：
　1.ある状態にいる相手が、その状態を深刻で、心配で、落ち込むようなものであると感じていることを理解し、気持ちを共有しようとしていることを示す発言、あるいは非言語・音声による表現。特に、会話の中で相手が言った感情に関する内容を言い換えたり、解釈したり、言葉で表現したり、認知したりする発言。

「気になりますね」
「ショックですね」
「大変ですね」
「つらい体験でしたね」
「頭痛が続くとやはり不安になりますよね」
「体重が減っちゃうとちょっと心配ですよね」
「ずっとそのことで悩んでいらしたんですね」

日本語版にて追加された拡大定義は以下のとおりである。

　2.言葉が共感的な声のトーンや顔の表情を伴って発せられているとき（「あー」「そうですか」「そうですね」など）は、【Empathy】に分類する。

P：「出血があまり続くのでちょっと気になってしまって」【Concern】
D：「(感情のこもった言い方で)そうですかー」【Empathy】

　上記2の拡大定義は、オリジナルのRIASに対して日本語版で追加された変更点の1つである。日本語版マニュアル前書きに記された変更理由は以下の通りである（野呂・阿部・石川，2007, p.2）。

「共感【Empathy】」の定義を拡大する。オリジナル RIAS ではカテゴリー「共感」の定義を、「相手が言った感情に関する内容を言い換えたり、解釈したり、言葉で表現したり、認知したりする発言」と定義している。しかし日本語の会話では、このような明示的な方法だけでなく、間接的な表現や声のトーン、非言語によって共感を表現することも多い。RIAS の規則では、言葉だけでなく声のトーンなども考慮してコード化することになっているが（「基本的な規則」参照）、特にカテゴリー「共感」では、間接的な表現や声のトーン、非言語（例えば共感的な表情や声のトーンで発せられた「そうですか」など）に注意を払いながらコード化する。

先に示したように、RIAS 日本語版での改訂より、カテゴリー「共感」の変更点は 2 点ある。第一に、日本語会話では、「間接的な表現や声のトーン、非言語によって共感を表現することも多い」という特徴があるため、非明示的な感情表現やあいづちであっても音調が共感的であると認識された場合は、カテゴリー「共感」と拡大解釈する。第二に、カテゴリー「共感」に関するコード化の解釈について、日本語版では「間接的な表現や声のトーン、非言語に注意を払いながら」行うことが求められる点である。

4.5.2 「共感」の拡大定義

カテゴリー「共感」の検討課題は、RIAS 日本語版マニュアルにおいて拡大解釈された「共感」の定義の曖昧性である。RIAS 英語版の「共感」の定義は、Empathy Statements として、明確に他者の感情を言語化した発話と記されている。

> Statements that paraphrase, interpret, name or recognize the emotional state of the other person during the visit.

RIAS 英語版における Empathy の定義を訳すと「受診中の相手の感情の

状態を言い換えたり、解釈したり、命名したり、認識する陳述」となることから、英語では「陳述」という何らかの statement であることが求められている。一方、日本語版の共感の定義では、日本語談話の特徴を考慮して明確な「陳述」でなくてもよいとする拡大解釈がなされたのである。

　このように英語版と日本語版における「共感」の定義の最大の相違点は、英語版では何らかの感情について明白に言語化された陳述だけを指すが、日本語版では拡大解釈されたことにより、共感的感情のこもった言い方であれば、「そうですかー」だけのあいづち表現も「共感」を示す発話としてカテゴリー分類されることである。一般的に日本人はアメリカ人ほど感情を明確に言語化することは少ないとされるが、実際に診療談話データで感情の言語化はほとんど観察されないため、従来の英語版の定義に従うと、日本語の診療談話カテゴリーには「共感」が含まれないことになってしまう。そこで、何らかの共感的音調が認識された場合は、短いあいづちであってもその聴覚印象を反映させるため日本語版の拡大解釈の修正が加えられたという経緯がある。

　しかしながら、カテゴリー「共感」の判定には2つの困難な点が生じる。まず、第一に「共感」的発話と認定するのはコーディング作業者であるが、共感と判定した医師のあいづちに対し、実際の診療場面で患者も同様に共感と認知していたか否かについて、今回の分析では患者自身の確認は求めることができない。確かに、第3章で行ったRIASによる分析において2名のコーディング作業者間で信頼性が確保され、曖昧な点は両者が協議し判定を一致させることが決められている。しかしながら、他のカテゴリーと異なり、また明確な共感陳述ではない、音調のみのあいづちの場合は、非明示的共感を意味しその判断の根拠は明らかに主観に基づく。

　また、カテゴリー「共感」の定義の補足説明として、「【Empathy】として分類するかどうか迷ったときは、後に続く相手の発話に注目すると効果的である」(野呂・阿部・石川, 2007, p.2)と記され、会話例として、心配そうな声と表情で述べられた医師のあいづち「そうですか」のあとに続く患者の発話について、「患者から提供される情報量が多い。このような場合、患者は

医師の『そうですか』を共感と解釈したものとして、【Empathy】に分類する」としている。

しかしながら、この例は1例に過ぎず、「患者から提供される情報量が多」くなる要因は必ずしも共感を覚えたためとは限らない。

第2の問題は、明示的な「共感」を表す発話文と短い共感的あいづちとの違いに曖昧性が残ることである。英語版と同様の定義1に基づく「会話の中で相手が言った感情に関する内容を言い換えたり、解釈したり、言葉で表現したり、認知したりする発言」と、日本語版での拡大解釈の定義2に基づく「言葉が共感的な声のトーンや顔の表情を伴って発せられているとき(『あー』『そうですか』『そうですね』など)」とは、いずれも同等レベルの「共感」と解釈できるであろうか。聞き手である患者に与える心理的影響を考えると同レベルの表現とは言い難いのではないだろうか。

4.5.3 「共感」の非明確性

拡大解釈の定義が追加されたことにより、カテゴリー「共感」には2種類の共感的発話が混在するという曖昧性が生じる。そこで、これらの2種類の「共感」をカテゴリー「共感Ⅰ」および「共感Ⅱ」と区別して呼ぶ。前者は、英語版と同じ「明示的な共感表明の陳述」であり、後者は日本語版で拡大解釈された「非明示的な共感音調のあいづち」であるが、これら2種類の共感表現を同一カテゴリーの「共感」として分類することに対する妥当性を検討する。

以下に示すように、RIAS日本語版の定義に基づく2種類の「共感」の発話例を示し、それぞれの共感の特徴の記述を行った。第3章で用いた診療談話データをもとに、カテゴリー「共感」に該当する明示的陳述と、非明示的な「共感的」あいづちを比較対照したところ、2つの「共感」には予想通り多くの相違点が存在することが明らかになった。談話例で注目される発話部分について、矢印(＝＞)と太字で示した。

(1) 明示的表明の陳述発話

　医師による明確な患者に対する「共感」を言語化した陳述例を示す（例4.24）。カテゴリー「共感」のオリジナルの定義に基づく発話として、患者の述べた身体不調を示す既往症状に対し、医師は同情的な陳述を行っている（129行目）。

　　例4.24　会話883（大阪）　女性患者
　　（診療開始時に医師から耳鳴りがまだ続いているかと質問されると、患者は「全然、治らない、ずーっと続いています」と耳の不調を訴え、医師に対して自分の辛い状況の説明を続ける。診察後半の最初のところで、医師は患者を上に向かせ身体診察を行った直後、患者は実は耳鳴りだけではなく、今まで目も悪かったことを医師に告げる。）
　　　（前略）
　　　15D：えーと、耳鳴りが続いてる？
　　　16P：ずーっと続いてます。
　　　17D：あー、
　　　18P：ぜんぜん、治らない。
　　　19D：ぜんぜん、治らない。
　　　（中略）
　　　61D：でも、なかなか、すっきりせん、ゆーのは、あるなー。
　　　62P：も、ちょうど、この24日で3カ月、
　　　63D：あー、
　　　64P：手術してからね。
　　　65D：あー、あー、あー。
　　　（中略）
　　　68D：なかなか、すっきりせーへんなー、でもなー。
　　　69P：すっきりしないのね、
　　　70P：ほんだから、体重ばっかり減っていく。

(中略)
　　78P：ご飯が欲しくない、もう。
　　79D：あー。
(中略)
⇒ 126P：先生、目も悪かってん。　＜医学的情報提供＞【G-Med】
　127D：目も悪かった？　　　　　　　【Check】
　128P：うん。
⇒ 129D：色々あんねんなー。　＜明示的な共感表明の陳述＞
　　　　【Empathy】
　130P：ほんでね
　131D：あいよ、
⇒ 132P：もう、だいぶ　＜医学的情報提供＞【G-Med】
　133D：目はどんなん？　　　【?Med】
　134D：ど、何がどう悪かったん？　　　　【?Med】
⇒ 135P：充血して―　　　＜医学的情報提供＞【G-Med】
　136D：あー、あー。
　137P：あのー、なんちゅうんかな？
　138D：ウサギの目みたいになってたん？　　【?Med】
⇒ 139P：ひだ、左の方がね。　＜医学的情報提供＞【G-Med】
　140D：うんうん、それで？
⇒ 141P：それで、あのー、えーと、炎症起こしてた。＜医学的情報提供＞【G-Med】
　142D：炎症起こしてた？
　143P：はい。
　144D：結膜炎な。　　【(?)Med】
⇒ 145P：はい、そうです。　＜医学的情報提供＞【G-Med】
(後略)

この例 4.24 では、医師による陳述「色々あんねんなー。」(129 行目) は、

定義1の「ある状態にいる相手が、その状態を深刻であると感じていることを理解し、気持ちを共有しようとしていることを示す発言」に該当する。

カテゴリー「共感」に分類する判断理由は4点挙げられ、1）意味的内容（身体不調が色々ある）、2）同情的音調（全体の文音調と共に終助詞「なー」に含まれる共感的イントネーションと長音化）、3）方言使用（あんねん）、4）患者中心の発話（患者主語としても可能）である。これら4点を総合して、医師の発話「色々あんねんなー。」（129行目）は、患者に対する共感的発話と判断でき、カテゴリー「共感」【Empathy】に分類できる。

この医師の共感的発話の1）意味的内容で示された「色々」は、患者の耳鳴りその他の様々な身体的不調を指し、患者の訴えを総合して医師が聞いたことを示すものである。例4.24のイタリック体太字で示した患者の発話（16, 18, 64, 69, 70, 78行目）は、様々な不調（耳鳴り、手術、体調不良、体重減少、食欲不振）を訴えている。そして、新たに患者は既往症について「先生、目も悪かってん」（126行目）で新情報を開示し、それに対し医師は「目も悪かった？」（127行目）と情報確認した後、「色々あんねんなー。」（129行目）とそれまで語られた患者の身体不調の愁訴を総括し共感的発話を具体的に述べている。

医師の「色々あんねんなー。」という発話を、患者も医師による患者の辛い心情を察する共感表明と捉えたことが示唆されるのは、その後、患者が「ほんでね、」（130行目）、「もうだいぶ」（132行目）と、一連の情報提供（＜医学的情報提供＞【G-Med】で記述；132, 135, 139, 141, 145行目）が続いたことからも推測される。

次の例4.25では、もう1つ別な明示的「共感Ⅰ」の陳述例を示す。例4.25は、汗疹が出来て痒いと訴える患者の言葉を聞いて、医師が「かなわんなー」（63行目）と共感を示す陳述を行っている。

　　例4.25　会話454（大阪）　男性患者
　　　　（患者は診察の冒頭から、皮膚が痒いと訴え、半月前から汗疹が出来て売薬を塗っているが、特に夜痒くなり夜中に起きて塗り薬をつ

けることが辛いと述べる。)
　(前略)
　　60P：夜中に起きてぬら―ぬらないかんからねえ。
　　61D：あー、そっか。
⇒　62P：それがちょっと辛い［ねえ］。　　＜社会心理的な情報
　　　　　提供＞【G-P/S】
⇒　63D：［かなわん］なー。＜明示的な共感表明の陳述＞
　　　　　【Empathy】
　　64D：そうですねー、
　　65P：なんかええ塗り薬、
　　66D：塗り薬よりもねー、かゆみー止めの飲み薬。
　　67P：あーそうすか。
　　68D：痒くならへんようにー、
　　69P：はあはあはあ。
　(後略)

　上記の例4.25では、患者が「それがちょっと辛いねえ。」(62行目)と否定的感情を言語化したのに重ねて、医師が「かなわんなー。」(63行目)と患者と視点を同化させて同情する気持ちを表明して共感的陳述を行っている。
　共感と判断する理由は、先の例4.7と同様に4点あげられる。1)意味的内容(痒くて夜中に起きて薬を塗るのは「かなわない」＝大変だ)、2)同情的音調(全体の文音調と終助詞「なー」に含まれる共感的イントネーションと長音化)、3)方言使用(かなわん)、4)患者中心の発話(患者が行為者でも可)であり、これらを総合して医師の「かなわんなー。」(63行目)という発話は、明示的な共感Ⅰとして分類できる。

(2)非明示的音調のあいづち発話

　先の(1)で示した同一の診察会話(会話883)において、非明示的な共感音調のあいづち(共感Ⅱ)も医師は発している。次の例4.26は診察の冒頭部分

の17行目で、医師は「あー、」と長母音化した単音節のあいづち［a:］を発する。「共感的な声のトーン」を含むとしたコーディング作業者の聴覚判断に基づき、日本語版拡大解釈であるカテゴリー「共感II」に分類された発話例である。

 例 4.26　会話 883（大阪）　女性患者
  （患者は診療開始時に、医師から耳鳴りがまだ続いているかという質問に対し、「全然、治らない、ずーっと続いています」と耳の不調を訴え、医師に対して自分の辛い状況の説明を続けている。）
  （前略）
   15D：えーと、耳鳴りが続いている？
   16P：ずーっと続いてます。
 ⇒　17D：あー、　　＜非明示的な共感音調のあいづち＞【Empathy】
   18P：全然、治らない。　　【Concern】
   19D：全然、治らない。
   20P：なんでかなーと思って、【Concern】
   21P：それがー、原因がわからへんねん。
   22D：耳鼻科は行って、
   23P：ずーっと、［行ってます、］
   24D：　　　　　［行ってるやんなー。］
   25P：また、あさっても、
   26P：行きますねん。
   27D：あー、あー。
   28D：治りにくいでー、でもー、結構。
   29P：あー、そーですかー、
   30D：んー。
  （中略）
   49P：それが長引きます？
   50D：なかなか、すっきりせーへんことが多い、

51P：そーですかー。
52P：治らんってこともあります？
53D：　ある、
54D：ないとは言わん。
56P：んー、やー、
57P：　辛いとこやなー。【Concern】
（後略）

　上記例 4.26 の 16 行目で患者が耳鳴りについて、「ずーっと続いてます」と述べると、それに対し医師は「あー、」(17 行目) と、短いが相対的に低めの音調でかつ下降音調のあいづちを返している。共感的音調が響くため、カテゴリー「共感」のうち共感 II に分類できる。
　患者が共感的と認識したことは、その後耳鳴りの症状が全く好転しないと不安を表明する発話「全然、治らない。」(18 行目) が示され、次いで、医師がおうむ返しに「全然、治らない。」(19 行目) と聞き返したところ、患者は再び不安な思いの「なんでかなーと思って、」(20 行目) と述べることでも示される。その後も医師は、「治りにくいでー、でもー、結構。」(28 行目) と否定的情報を告げ、さらに「(治らんことも) ある、ないとは言わん。」(53〜54 行目) と耳鳴りが治癒しないという否定的情報を率直に患者に伝える。患者は再び「んー、やー、辛いとこやなー。」(56〜57 行目) と辛い心情を吐露している。このように、患者から不安を表明する発話量が増している。
　次の例 4.27 でも、同じく拡大解釈のカテゴリー「共感」(共感 II) に相当する医師の非明示的な共感音調のあいづちが示されている。患者は既往症として目も悪かったことを医師に告げ、それに対して医師は 2 音節相当の長母音［a:］のあいづち (86 行目、90 行目) をうち、これが共感的音調を含んでいるというコーディング作業者の聴覚印象によりカテゴリー「共感」としてコード化されている。

例 4.27　会話 942（東京）　女性患者
（診療前半部で、患者は風邪をひいたが息子が煮てくれたうどんを食べて汗が出たせいかさっぱりした、という話から、固いものが食べられないという話になり、歯医者が嫌いでほとんど自分で歯を抜いたこと、さらに嫌悪する理由として、1度に歯を3本抜かれてしまった治療経験を語る）。

（前略）

77P：なーんかね。どうも歯医者さん嫌なんですよね。
78D：@そう。@
79P：ほとんど自分でこれ。ぬー抜いたんですよね。［さー］
80D：　　　　　　　　　　　　　　　　　　　［自分］で―？
81P：ええ。最後のねー、枯れたのと、あのー虫っ食ってたのが、3本
82P：あったんですよ。
83D：ええ。
84P：でそれを、じゃ抜きましょうっつってねーえ、3本1度に抜かれち
85P：　　ゃったのねー。
⇒ 86D：あ［ー。］　　　＜非明示的な共感音調のあいづち＞
　　　【Empathy】
87P：［そー］したらもーねー、
88D：うん。
89P：行く気しなくてね。
⇒ 90D：あー。　　　　＜非明示的な共感音調のあいづち＞
　　　【Empathy】
91P：その前にほとっど前の歯自分でこやってね、この辺を全部抜いちゃ
92P：ったんです自分で。

例 4.27 で、患者は歯医者によって 3 本もの抜歯をされてしまった時の様子を次のように説明する (84 〜 85 行目) —「でそれを、じゃ抜きましょうっつってねーえ、3 本 1 度に抜かれちゃったのねー。」これに対し医師は、「あー。」(86 行目) とあいづちを打つが、音調は低音で語尾が下降調となり同情的な響きをもつ。続けて患者が「そしたらもう行く気しなくてね」(87, 89 行目) と強引な歯科治療のせいで治療継続の意欲を失ったことを述べると、医師は再び低い下降音調の「あー。」(90 行目) と共感的音調のあいづちを返している。RIAS 日本語修正版におけるカテゴリー「共感」の拡大解釈の定義「言葉が共感的な声のトーンや顔の表情を伴って発せられているとき (「あー」「そうですか」「そうですね」など)、カテゴリー「共感」に分類する。」(野呂・阿部・石川, 2007, p.27) に従い、例 4.9 の 86 行目と 90 行目の医師による 2 回の「あー。」は、カテゴリー「共感」の範疇に含まれる。

4.5.4　明示的共感と非明示的共感の比較

先にカテゴリー「共感」の 2 つのタイプをそれぞれ、1) 共感 I：RIAS 英語版と同じ明示的共感表明の陳述、2) 共感 II：日本語版で拡大解釈され追加された非明示的共感音調のあいづちに分け、コード化の妥当性を確認した。これら 2 つのタイプの「共感」に関する特徴を比較して、次ページの表 4.2 に示した。

表 4.2　共感 I と共感 II の比較

比較項目	共感 I （例 4.24, 4.25）：明示的共感	共感 II （例 4.26, 4.27）：非明示的共感
1. 定義	ある状態にいる相手が、その状態を深刻で、心配で、落ち込むようなものであると感じていることを理解し、気持ちを共有しようとしていることを示す発言。特に、会話の中で相手が言った感情に関する内容を言い換えたり、解釈したり、言葉で表現したり、認知したりする発言。	ある状態にいる相手が、その状態を深刻で、心配で、落ち込むようなものであると感じていることを理解し、気持ちを共有しようとしていることを示す非言語・音声による表現。特に言葉が共感的な声のトーンや顔の表情を伴って発せられているとき（「あー」「そうですか」「そうですね」など）は、【Empathy】に分類する。
2. 統語的特徴	陳述文	あいづち、音節数は 1〜3 程度
3.1 判断基準：意味的内容	明示的	非明示的
3.2 判断基準：音調	共感的音調	共感的音調
3.3 判断基準：方言使用	関西弁使用（大阪の医師）	本データでは該当せず
3.4 判断基準：患者中心の視点	患者側の視点に立つ発話 主語とする発話も可	該当せず
3.5 判断基準：非言語情報	顔の表情など（但し本データは音声のみなので該当せず）	顔の表情など（但し本データは音声のみなので該当せず）
4. 発話タイミング	1) 患者から心配などの否定的情報提供がされた後（例 4.24） 2) 患者から否定的感情が言語化された後（例 4.25）	患者が情報提供等で発話する言葉の合間にはさむ（例 4.26, 4.27）
5. 発話ターン	発話ターンを取る	発話ターンを取らない

6. コミュニケーションへの影響	患者が体調不良など否定的な医学情報を提供した後、または否定的感情(辛い気持など)を言語化した後、その感情に関する発言をすることで、医師は直接的に患者に対する共感の言語化を明示化する。そこで患者は、明確に医師からの共感メッセージを認知・理解することができる。	患者の発話に、医師からの共感的あいづちが入ると、患者は話しやすくなり、発話促進作用が想定される。必ずしも患者の否定的感情表明を必要とせず、あいづちなので患者の話の流れを妨げない。但し言語表現ではない非明示性から、患者は明確には医師からの共感表明を認知しにくい。

　表4.2について説明する。「1. 定義」はRIAS日本語版から転記し、「2. 統語的特徴」も同じくRIAS日本語版の定義より導かれたものである。共感Ⅰは共感の陳述となる文発話で、一方、共感Ⅱは「あー」など単音節のあいづちを指す。

　表4.2の中の3.1から3.5のカテゴリー「共感」の判断基準を確認する。まず、「3.1 判断基準：意味的内容」について、共感Ⅰは陳述される発話内容によって何に対する共感であるか明示されるが、共感Ⅱでは共感の対象は非明示的である。「3.2 判断基準：音調」については、共感Ⅰも共感Ⅱのいずれの場合も、コーディング作業者の聴覚判断による共感的音調の判断である。さらに、「3.3 判断基準：方言使用」は、大阪の医師の発話に適用されたもので、標準語を用いて示される職務的な医師-患者のタテ関係から、方言使用による同一レベルのヨコ関係を示している。最後に「3.4 判断基準：患者中心の発話」について、共感Ⅰはいずれも患者の視点に立ち、患者を主語としても可能な患者中心の発話である。あいづちの共感Ⅱは、明確な主語や述語から成る陳述文発話ではないため、共感と判断する明確な手がかりがない。あいづちそのものは、患者中心の視点に立つ発話か否か判断できない。3.5 非言語情報は、本データでは映像資料がないため該当しないが、特に共感Ⅱの判断において重要である。

　「4. 発話タイミング」は、共感Ⅰの発話例(例4.24，4.25)のように、患者から情報提供がなされた後、また、共感Ⅱの発話例(例4.26，4.27)で示さ

れるように、患者から明確な感情表現が言語化された直後の、「相手が言った感情に関する内容を言い換え、あるいは解釈し、言葉で表現し、認知する発言」(野呂・阿部・石川, 2007, p.27)となっている。換言すれば、共感Ⅰが成立する条件として、患者の否定的情報提供や否定的感情表明がその前に必要である。一方、共感Ⅱは、患者が情報提供など発話している合間にはさみこむことができ、ターンを取る必要がなく、共感Ⅰより発することは容易であろう。

「5. 発話ターン」について、共感Ⅰは陳述文のためターンが共感を発話する医師側に移る。一方、共感Ⅱはあいづちなので、基本的に発話ターンは相手(患者)に保持されたままとなる。

「6. コミュニケーションへの影響」について、共感Ⅰの場合は医師から明確な文発話としての言語表現がなされるため、患者は共感の発話がなされたことを容易に認識できる。一方、共感Ⅱでは明確な言語表現はなく、音調というイントネーションや声の質という感覚的表現によるため、患者が医師からの共感表明を正確には認知しにくいと考えられる。

以上のように、表4.2の共感Ⅰと共感Ⅱを比較対照した結果をみると、共通点は、判断基準である3.2の共感的音調と、3.5の非言語情報の2点だけである。本データでは映像情報がなく、3.2の音調のみが共通項目となる。それ以外は相違点となり、特に発話の視点が、患者中心となる「共感Ⅰ」と、聞き手(医師)の立場となる「共感Ⅱ」とでは、患者への作用が異なることが想定され、明確な区別が必要である。

4.5.5 考察

カテゴリー「共感」における2種類のタイプの混在から生じる非明確性を解決するため、共感Ⅰと共感Ⅱの区別を行い再集計した結果を次に示す。この2種類の共感と東京と大阪の地域別因子で医師の発話を集計した結果が表4.3である。

共感Ⅰ(明示的な共感の陳述)は、東京の医師の12.6%の発話に比べ、大阪の医師は35.2%と約3倍ある。大阪の医師は、明確に患者の感情表現を繰

り返して、具体的な表現を通して直接的に患者の感情や状況に対して共感を表す発話を行っていることがわかった。

一方、共感 II（非明示的な共感音調のあいづち）の割合は、大阪の医師のカテゴリー「共感」発話の 64.8% に比べ、東京の医師のそれは 87.4% と高く、カテゴリー「共感」のほとんどが共感的あいづちであった。図 4.2 は東京と大阪の医師の共感 I と共感 II の発話の割合を円グラフ化したものである。

表 4.3　共感 I と共感 II の諸因子

	共感全体(回)	共感 I	共感 II
東京の医師	100%（135） （平均 3.3, SD5.9）	12.6% （17）	87.4% （118）
大阪の医師	100%（54） （平均 1.5, SD2.3）	35.2% （19）	64.8% （35）
合計	100%（189） （平均 2.4, SD4.7）	19.0% （36）	81.0% （207）

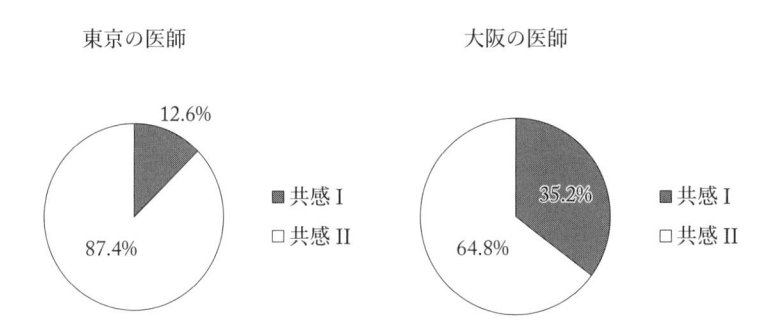

図 4.2　東京の医師と大阪の医師の共感 I および II の発話の割合

第 3 章の RIAS 分析では、東京の医師は大阪の医師より共感的発話の頻度が有意に高い結果が示された。しかしながら、本節におけるカテゴリー「共感」を「共感 I」と「共感 II」に分けたより詳細な分析結果を見ると、医師の共感表明のスタイルには東京と大阪で相違があり、地域的因子の影響の存在が確認された。

　詳細を述べると、東京の医師は「共感 II」とした共感的あいづちの発話率が、大阪の医師より多い。この結果より東京の医師は共感的あいづちを多用することで患者の発話を促し、非明示的ではあるが親和性の高いコミュニケーションを進めているといえるだろう。一方、大阪の医師は明示的かつ具体的な共感表明の陳述を行い、患者に対し直接的な感情表現を行っていることが考えられる。

　共感 I と II を区別しなかった第 3 章の RIAS 分析においては、東京の医師の方が大阪の医師より有意に「共感」発話が多い結果を示したが、これは相対的に発話しやすい「共感的あいづち」を東京の医師が多用していたからに過ぎなかったのではないか。RIAS では発話回数で集計比較するが発話の内容については吟味しないことから、このカテゴリー「共感」のように、平均発話数や平均発話率だけで解釈することは傾向を把握する場合でも不十分である。今回の再検討で示されたように発話回数だけでなく、発話内容についてもカテゴリー分類以前の発話内容について同時に検討することは、コミュニケーションの実態を明らかにするために不可欠である。

　以上、共感の表明について、東京と大阪の傾向の違いを明らかにし、RIAS 集計結果の分析をさらに深めることができた。今後の課題として、医師のみならず患者側の感情表出における地域の因子の影響も考えられる。大阪の医師が具体的に患者の感情や状況について共感を陳述するのは、大阪の患者自身がまず自らの感情や状況を具体的に言語化して開示することを好むからである、とする仮説も考えられその検証も必要である。同様に、東京の患者は自分の感情表明や状況説明を直接的に行わないという仮説も検討すべき課題である。

　このような今後の検討課題は、あくまでも共感 I と II の弁別が可能であ

ることが前提である。恣意的に今回はいくつかの基準で共感を区別し、弁別可能であると「仮定」して分析作業を行った。共感のカテゴリー分類を行うにあたって、共感という感情、すなわち相手(患者)の感情と一体化する感情が、話し手(医師)の心情に真に生じて発話したか否かは不明確である。さらに、共感がその相手(患者)に伝わり、それが共感であると伝わっているかどうかも不可知と言わざるを得ない。共感を判断すること自体が非明確であり、その確認も不明確である。たとえインタビューを行うにしても、また音声を聞き直してもらうにしても、共感と判断する基準は曖昧であり、「共感」の非明確性を解消することはできない[11]。

　ここまで、RIASによるカテゴリー分類では、患者と医師によるコミュニケーションの実態を抽出、分析できないと判断した3つの項目「確認」、「笑い」、「共感」について、各問題点と修正による再分析の結果を示した。

　カテゴリー「確認」においては、RIASでは区別されなかった機能の多重性が指摘され、共同発話の相互行為を解釈することで明らかにされることが示された。カテゴリー「笑い」においては、RIASの定義では笑いの多義性が区別されず、前後の談話コンテクストから相互作用的に解釈する必要性が示された。カテゴリー「共感」においては、定義の非明確性の解決を図って一定の修正が可能とはなるものの、判断基準の曖昧性等の問題が残された。いずれにおいても、患者と医師とのコミュニケーションの相互作用の過程に関する詳細な解明や、前後のコンテクストおよび発話の意味機能の多層性から示唆される社会指標的機能への洞察は残されたままである。

　第5章では、RIAS分析に内在する根本的な問題点として、前提となるRIASが依拠する言語観および医療観への批判的検討を行う。

11　Sandvik et al. (2002, p238) によると、たとえば質問に共感が含まれるケースも生じている。

第 5 章　RIAS のイデオロギーに対する批判的検討

　RIAS の主にカテゴリー化に関する問題を前章では指摘したが、本章ではよりマクロの視点から、古典的カテゴリー化を行う RIAS が暗黙に依拠する言語イデオロギーおよび近代医療イデオロギーを同定し批判的検討を行う。この 2 つのイデオロギーのもとで捨象された要素を取り上げ、言語イデオロギーの特徴としては要素還元主義および言及指示機能中心の言語観を批判し、近代医療イデオロギーとしては医師中心であり、人間としての患者全体ではなくその疾患部分に焦点が限定される、などの諸次元の医療観を指摘する。RIAS の枠組みとは、近代医療イデオロギーを前提として構築され、それが投影された言語イデオロギーを体現する構造であるともいえよう。

5.1　言語イデオロギー

　RIAS が依拠する言語イデオロギー[1]が如何なるものであるか考察を進める。医療談話のコミュニケーション分析を行うにあたって RIAS は発話をコード化するが、そのカテゴリー分類は医療面接における Cohen-Cole の 3 つの機能モデル (Cohen-Cole, 1991) を基本的枠組みとしている（ローター・ホール，2007, p.55）。この RIAS が前提とした医療面接の 3 つの役割軸は、「(1) 情報収集、(2) 患者の感情への対応、(3) 患者の教育と治療への動機づけ」(Cohen-Cole, 1991, p.5) で構成される。

　Cohen-Cole (1991, p.1) は「よい医師はまず第一によい面接者、すなわち、コミュニケーションが上手でなければならない」と診察におけるコミュニ

ケーションの重要性を主張し、医療面接 (medical interview) の診断と患者管理に不可欠な技法である (Lipkin, Quill & Napodano, 1984) として、医療面接の役割を3つの軸とする教育的技法を説いた。医療面接の3つの役割軸の考え方は、コーヘンコールとバードによって提起され (Bird & Cohen-Cole, 1990)、Lazare (1989) による修正を経て、Cohen-Cole (1991) がまとめたものである。

そして、RIASでは、「課題遂行のための行動は、医療面接の2つの機能のうちのいずれかに分類される」(ローター・ホール, 2007, p.55) として、課題遂行を意味する「業務的カテゴリー」(task-oriented) の発話を、2つの役割軸の「(1)情報収集」、または「(3)患者の教育と治療への動機づけ」のいずれかを満たすものとした。すなわち、「課題遂行のためでない行動」、つまりRIASの「社会情緒的カテゴリー」(socio-emotional) の発話は、もう1つの医療面接の役割軸の「(2)患者の感情への対応」に対応している。

そこで最初に生ずる疑問は、医療面接の機能がこの3つ「(1)情報収集、(2)患者の感情への対応、(3)患者の教育と治療への動機づけ」で必要にして十分であるかという点である。医学教育の臨床面接技法テキストをみると、医療面接タスクを4つ[2]とするものもあるが、表現の違いに過ぎず内容的には重複している。いずれにしても医療面接の機能については終章にて議論を深める。

まず、医療面接の第一の役割軸とされる「(1)情報収集」で示されるコミュニケーション観を確認したい。医師が「患者の問題を理解するための"情報収集"」(ローター・ホール, 2007, p.55) と記されているように、RIASでは医療面接の情報収集を業務的カテゴリーに分類し、医師が主体で行い、医師が理解するためのものとして捉えられている。果たしてここでの「情報」とは何を指しているのか。それは医師にとって患者を治療するために必要な事実全体であるはずだが、この「情報」で十分であるのか。医師が判断する「必要な情報」が、果たして患者にとっても同様に「必要な情報」であるのだろうか[3]。患者が必要とする情報と医師が必要と判断する情報には齟齬があることを談話分析によって後述する。「情報」、「情報収集」、「情報理

解」の適切性に対する判断は、通常は専門家である医師に委ねられておりその判断基準は医療面接において明確に言語化されるとは限らない。

　また、患者にとっても医療面接が情報収集の機能を果たすという点は役割軸に反映されておらず意識もされていない。例えば、医師が「熱は下がりましたか」と質問することで医療面接の機能は達成され、一方、患者が聞きたいと思う情報収集の成否については関心が向けられていないことを意味する。このようにローター・ホール（2007）が前提とするコミュニケーション観には、患者が主体的・能動的に情報収集を行うことを非焦点化する傾向があるといえよう。

　つまり、医療面接のコミュニケーションを医師と患者の相互行為として捉えれば、患者から医師に対する「自分自身の問題を理解するための"情報収集"」も同等に想定されて然るべきである。だが、RIAS では患者が自分自身の症状や治療に関わる情報収集を直接かつ正確に行うことについても、医療面接にとって重要であるという観点に乏しいといわざるを得ない。患者が医師に対して情報収集しやすい医療面接となれば、患者はより深く患者自身の疾病を理解することができ治療効果の向上も期待できるはずである。

　その他にも RIAS の枠組みが医師中心であることは、RIAS 日本語版で加えられた次の修正箇所から明白である――「医師のみのカテゴリーであった『あいづち【BC】』を患者のカテゴリーにも加える」（野呂・阿部・石川, 2007, pp.1–2）という修正は、言語によって談話スタイルが異なるとはいえ、オリジナル英語版 RIAS における医師を主体に据えたコミュニケーション観が示されている。

　第二の医療面接の役割軸である「(2) 患者の感情への対応」は、社会情緒的カテゴリーとして RIAS では分類され、業務的カテゴリーとは排他的に区別される。つまり、感情を含む発話カテゴリーと分断することは、医師にとって情緒的要素は医療において別に扱うべき対象とする医療観が伺える。ここで患者の感情への対応ということは、医師が主導するものであり、医師から患者への単一方向に向けられている。

　具体的な診療場面を考えると、「患者の感情への対応」から予想されるの

は、患者が自発的な感情表現を示さなければ、医師は患者の感情に対応しないということである。患者が感情を表現しない限り、医師から患者の気持ちを引き出すような言葉をかけたり、患者の気持ちを共感的に代弁するなどの、積極的な医師から患者の感情への配慮や気遣いのコミュニケーション行動を RIAS では想定していない。医療面接 (medical interview) とは診断と患者管理に不可欠な技法 (Lipkin, Quill & Napodano, 1984) と記されているように、RIAS が想定する患者―医師間の医療面接で、「医師」は主体であり、作用側であり、管理者である。その一方で「患者」は客体とされ、被作用側とされ、被管理者として暗黙のうちに RIAS のコミュニケーション観に埋め込まれている。

第三の医療面接の役割軸は、「(3) 患者の教育と治療への動機づけ」である。RIAS では業務型カテゴリーとして分類され、同じく「医師」が主体であり、「病気に対する患者の理解を深め、治療への取り組みを動機付ける"教育とカウンセリング"」(ローター・ホール，2007，p.55) と記されているように、患者に対する「教育」および「カウンセリング」を医師が主体となり行うことを医療面接の目的の1つに挙げている。

第三の役割軸設定においても、コミュニケーションのベクトル(方向性)は医師から患者への単一方向が主となり、「動機付ける」また「教育とカウンセリング」という語彙選択そのものが示すように、患者を「教え、導き、励ます」という行為者の立場に医師は立ち、患者はいずれもその受益者となる。医師が患者より知識、意志、意欲ともに優位性をもつという意識がこの語彙選択のイデオロギーとして推測される。ここで RIAS が前提とする患者―医師間の関係性には、知識および精神面において医師は患者より優位に立ち、一方、患者は医師から作用され授与される受け身の立場という非対称性および上下関係が内在している。

このように、医師を主体とし患者側の視点を中心としない言語観であることは、RIAS のカテゴリー分類の不均衡さに表れている。RIAS の設定する発話カテゴリーは全部で42あり、そのほとんどが医師と患者の両方の発話とはなっているが、そのうち医師だけに設定されたカテゴリーが7つ(自己

開示、助言・指示、パートナーシップ、意見の要請、許可の申請、指示・方向付け)、一方、患者だけに設定されたカテゴリーは1つ(サービスや薬の要請)と偏りがあり、医師の発話のほうが種類豊富に設定されているのである。

また RIAS では、発話を業務的カテゴリーか社会情緒的カテゴリーのどちらかに排他的分類するよう、二者択一の発話分類を要求しているが現実には不適切なケースが生じる。例えば「質問」について、情報収集としての業務的カテゴリーであると同時に、不満表明の社会情緒的カテゴリーにもなり得るケースが想定できるが、RIAS ではこのようなコミュニケーションの多義性・多層性を考慮していない。

そして排他的分類の選択に迷った時、コーディング作業者の「直感」と、その発話に対する聞き手の反応から判断するとしているが(野呂・阿部・石川, 2007, pp.6-7)、最終的な判断基準はコーディング作業者の「直感」に委ねられるため、明確な判断理由の記録や提示は必要とされていない。また、カテゴリーの境界が曖昧となるが、集計結果からその該当する発話部分の特定は困難である。

さらに、RIAS の分析手法そのものがコミュニケーション観を示している。RIAS の用いる分析手法とは、プロセス分析コード化および数値化を行うために、一連の音声言語を最小意味単位とする発話に切片化し、カテゴリーに対応させたコード化および数値化を行い、発話の頻度や割合を平均化するものである。RIAS が設定する 42 のカテゴリーのいずれか1つにコード化されるのだが、正確には医師の発話の場合は 41 のカテゴリーから、患者の発話の場合は 35 のカテゴリーから1つ選出される。

つまり、音声コミュニケーションとして記録されたものを切片化、コード化、数値化して集計した各発話カテゴリーの平均頻度により再構成し、その集合体をコミュニケーションの実態とみなしている。換言すれば、RIAS のコミュニケーション観から欠落するものは、各発話の個別性を示す詳細な内容(contents)、埋め込まれているコンテクスト(contexts)、話し手および聞き手による相互行為(interaction)のプロセスである。少なくとも何が話された

か、どのようなコンテクストで発話されたか、発話者同士の相互的影響はどのようであったか、それらを全て欠落させたコミュニケーションに立脚してRIASの分析は行われているといえよう。

　以上をまとめると、RIAS が依拠するコミュニケーション観として、(1)患者主体でない、(2)患者から医師に向かうコミュニケーションの方向性は欠如し双方向的でない、(3)患者は医師と比較して知識、情報、精神的な優位性をもたない、(4)発話は、業務的または社会情緒的のどちらかのカテゴリーに排他的分類される、(5)個別性を示す詳細な内容(contents)、コンテクスト(contexts)、会話参加者同士の相互行為(interaction)のいずれの要素も含まれない、という5つの特徴が見出される。

　医師が主体であり行為者に置かれているのはある意味当然であろう。なぜなら、あくまでも医師が医療面接を上手に遂行するために作成された3つの役割軸に立脚しているからである。

　これら RIAS の依拠するコミュニケーション観の枠組みから脱却し、欠落した部分を補って検証するため、ケース・スタディーによる談話分析を次の第6章で行う。このように、RIAS がコミュニケーション分析のために対象とするのは言語・非言語的要素であり、それらはいずれも可視化できるものと想定し、陳述され得るものとして取り出している。

1　本書における「言語イデオロギー」は小山(2011, pp.4-5)の記述に準拠して、「ことばについて我々が意識化していること、つまり、ことばについて我々が考えていることを称して『言語イデオロギー』(linguistic ideologhy; language ideology)と呼」び、「ことばやコミュニケーションには当然、意識化(イデオロギー化)された部分に加えて、意識化されていない部分も含まれ」る。

2　Billings & Stoeckle (1989) によると、医療面接のタスクは① Establishing a relationship (患者との関係を築く)、② Eliciting information for diagnosis and management (診断とマネジメントのための情報を引き出す)、③ Consulting with your preceptor (症例のアセスメントとプラン)、④ The exposition phase: Informing and counseling the patient (患者に情報を与え、助言する)、等であるとして、それらを可能にする臨床面接の技法を示している。だが、この③と④は、Cohen-Cole (1991) の3つ目の役割軸「患者の教育と治療への動機

づけ」を分割しているに過ぎない。
3 医師と患者のそれぞれが判断する「情報」および「情報収集」、「情報理解」の齟齬について終章において論じる。

5.1.1 要素還元主義的分析の限界

RIASにおいて、カテゴリー自体に問題があることを第4章で指摘した。それに基づくRIASのカテゴリー化作業とは、談話を構成する発話を1つの意味のかたまりとして分断し、それらを1体1対応でカテゴリーに分け、集計して得られた平均値や標準偏差でカテゴリーごとの頻度をはかる方法である。この分析方法から帰納的に示されるRIASのコミュニケーション観の特徴として、前節では「個別性を示す詳細な内容(contents)、コンテクスト(contexts)、会話参加者同士の相互行為(interaction)のいずれの要素も、最終的には集約され実質的には含まれていない」という点を示した。

そうであれば、では何がRIASの分析により示されるのか。繰り返しになるが、まずRIASの分析により既に用意された各カテゴリーの発話頻度が基本情報として示される。例えば診療中の1人の医師が述べた一連の音声言語は、コーディング作業者の判断により最小意味単位に分割され、1つのカテゴリーに分類されて頻度を算出する。最終的に統計処理に耐えうる他の複数の医師による同様の発話データと合計し、各カテゴリーの発話頻度の平均値、標準偏差、他の諸因子との関連をみる相関係数等を検出していく。このように集積した各発話カテゴリーの頻度をコミュニケーションの構成要素としてみなし、それらをまた再び構成することで医師や患者という集団全体を代表するコミュニケーションの姿を、発話頻度の傾向や割合に求めているといえる。

しかしながら、このRIASの分析には2つの限界がある。

第一に、音声コミュニケーションを時間軸に沿った連続体ではなく、分断され細分化された個々の発話行為の集合体としてみている点である。そのため分断することで前後の発話内容だけでなく、談話全体との発話箇所との関係性が断絶してしまう。つまり、談話における相互行為(interaction)は殆ど

すべてが消失し、コンテクストは発話のカテゴリー化の過程で埋没し希釈され、具体的関連性を消失してしまうのである。

　第二の限界として、時間の流れを纏め発話カテゴリー毎の平均値を求めることで時間的経緯が圧縮された結果、時間軸に沿った発話の内容（contents）、文脈（contents）、相互作用（interaction）の詳細な内容およびプロセスのいずれもが喪失し再現不可となることである。

　具体的にいえば平均化・一般化の作業により、診療談話で何が話されたのか（トピック）、医師と患者の相互行為を示すプロセスの詳細はどのようだったか（例えばラポール構築やコンフリクト）、どのように医師と患者は話したのか（スピーチ・スタイル、方言など）などの情報は失われてしまう。RIASの正式名称は"Roter Method of Interaction Process Analysis System"と呼ばれ、研究方法の分類としてはプロセス分析（Process Analysis）に分類されているが、皮肉にも方法論の名前に冠された"Interaction"（相互行為）も、"Process"（プロセス）についても分析が実現されているとは言い難い。

　このようにRIASによる要素還元主義的分析では、少なくともコミュニケーションを話し手と聞き手の相互で構築するシークエンスとして捉えることが困難なため、医師と患者による相互行為の詳細なプロセスの記述および分析を可能にするには、他の方法論による補完が必要である。この点については、第6章で新たな分析試案を提示する。

5.1.2　言及指示的機能と社会指標的機能

　第4章で指摘したように、発話を通した言語使用を分析するに際して、まず同定されるべき2つの独立して展開する機能・側面がある。すなわち、1) 言及指示的機能と 2) 社会指標的機能である。

　1) 言及指示的機能とは、「言われたこと」、つまり、言語使用の命題、述べられた事柄、内容、意味の次元に関わる機能である。2) 社会指標的機能とは、「為されたこと」、つまり、非言及指示的・相互行為的な次元に関わる機能である。当然ながら、1)「言われたこと」と 2)「為されたこと」は、通常は1対1対応するものではなく、前者は、後者の一部として生起する現

象にすぎない。

　より具体的には、後者の社会指標的機能（言語使用を通して「為されたこと」）を特定するためには、1つの発話文（センテンス、形式的ユニット）に対応する「命題」（意味論的ユニット）、または前後のシークエンスなどの要素からのみでは当然不十分である。なぜなら、「今・ここ」において実現されているコミュニケーション行為は、それ自体とよりマクロ的な社会文化・歴史を含んでいる「コンテクスト」、あるいは「出来事」として生起しているからである。

　そのようなコンテクストには、会話参与者たちが行う行為（「あいづち」、「咳払い」、「ため息」、「笑い」、「質問」、「応答」、「沈黙」など）や、付与される役割（「話し手」、「聞き手」、「傍観者」など）といったミクロ的な相互行為から、参与者たちが所属している社会集団、職業、階級、地域、ジェンダーといった、よりマクロな社会的なものや、さらに彼らが使用する文化的意味範疇（構造）などの高度に象徴的なものなど、全てを含んでいる。そうした様々な要素や変数が共起すること、あるいは、そうしたコンテクストが出来事の中で指標されることによって出来事は「為されたこと」として社会・文化的に解釈可能なものとなるのである。

　以上の過程が、コミュニケーションの過程であるなら、社会および文化的コンテクストという、より包括的・重層的なコンテクスト（社会指標性）を考慮せず、「言われたこと」のみから「為されたこと」を推論する、言及指示中心的な（かつての言語行為論的な）枠組みに則った言語使用の分析では、実際の相互行為を通して行われていること（為されていること）を捉え損ねる結果を招く。当然、ミクロ的な相互行為における言語・非言語によるコミュニケーション・メッセージを理解するためには、文（センテンス）とその命題という局部化・特定しやすい言及指示的ユニットに依存する分析では明らかに不十分である。

　例えば、RIASの「業務的カテゴリー」と「社会情緒的カテゴリー」の分類を再び検討してみると、ここには、「命題」、「内容」、つまり（「あいづち」などを除いて）言及指示的機能に関連する統語的・意味論的ユニットに依拠

してのみ、社会指標的次元をカテゴリー化しようとする RIAS の志向性が顕著である。

　一見すると、「業務的カテゴリー」の範疇の発話では「情報提供」、「助言・指示」、「質問」、「理解の確認・正確な伝達・明確化のための言い換え」、「繰り返しの要請」、「相手の理解の確認」、「指示・方向づけ」、「サービスや薬の要請」など、付与された名前からは相互行為的発話のカテゴリー化が行われているかのように見受けられる。　また、「社会情緒的カテゴリー」の範疇の発話も、「相手の直接的な承認・誉め」、「同意・理解」、「不安・心配」、「共感」、「あいづち」[4]などのカテゴリー名から相互行為が同定されているかのような印象を受ける。しかしながら、RIAS のカテゴリー化で実行されているのは、たとえ相互行為的（社会指標的）特徴を示すカテゴリーであっても、ミクロ的相互行為（例えばあいづち）を形成する発話の一部を切り離し、その断片を集積しているのに過ぎないのである。

　また、社会指標的機能を示す多くの言語要素が RIAS のカテゴリー化の過程で対象とされていない。社会指標的機能を表す要素として、例えば相互行為の連続として示された相手の発話の意味内容、あいづちや笑いの語用論的はたらき、スピーチ・スタイル、スピーチ・レベルなどが、RIAS の分類カテゴリーに反映されていないことは、やはり言及指示的機能に偏重した RIAS の限界性を示すと言わざるを得ない。

　より根本的には、言語を介した相互行為における社会指標的側面（為されたこと）に関する分析を行うにしても、主としてカテゴリー分類を通してセンテンスや命題といったユニット化が容易な言及指示的機能に関わる要素に還元することで必要十分とし、それに依拠して計量分析の結果を論じようとすることが方法論的限界を生んでいる。それに加えて、RIAS の作成者にとって、相互行為および発話の社会指標性が明確には意識化されていない点、そのこと自体が RIAS に内在する言語観の一面性および表層性を示すものと考えられる。

　4　言及指示機能に関する範疇以外で、RIAS が扱っている社会指標的範疇（相互行為的範疇、為されていること）は、極めてミクロな局部でユニット化でき

る相互行為の範疇、たとえば「あいづち」である。しかし、RIAS では、「あいづち」が「同意する」という相互行為と 1 対 1 対応するものとして規定されているが、実際の談話では、「あいづち」が常に必ず「同意」であるとは限らず、見せかけの場合もあり得る。このため、RIAS で試みようとした社会指標的機能の記述は、極めて限定的であり不確実と言わざるを得ない。

5.1.3 コード化および数値化

　RIAS の分析手法でコード化を行うが、その前提となるカテゴリー化の問題は第 4 章で指摘した通りである。さらに、分析手法で用いられる、カテゴリーをコード化するということは、1 対 1 対応にて 1 つのカテゴリーに、多義性ないし曖昧性を含む発話を分類するということを意味している。そのために避けられない問題点は、コード化することにより詳細な個別性が消去され、平均化・標準化されてしまうことである。同様にコーダー間の解釈の相違がどこに生じ、どのように判断がなされたのかという記述は必ずしも必要とされず、情報開示はなされない。

　さらに、コード化の次に数値化し有意差があるかないか、相関係数を求めるなどの分析手順を踏むが、その際、通常頻度の少ないカテゴリーは切り捨てられる。誤差の範囲としてそこで生起している発話の有意性は認められず、よって発話内容や前後の文脈との関連を改めて分析するべく注意が喚起されることも稀である。

　そのため、少数であっても現実に生起していることと、まったく生起していないことが同一と見なされがちであり、少なくても生起している事象に対する予測や分析が十分行われない恐れがある。たとえ頻度が少なく有意差を示すには至らない発話であっても、医療談話分析を深めるために患者―医師間の相互行為でみられる特徴的な兆しを見出して表層的解釈を深化させることは、言及指示的機能中心からより包括的な社会指標的機能へと視点を広げる可能性があると考える。

5.1.4　発話単位の設定

　RIAS で設定された発話の定義に関して考慮すべき問題点を検討する。

　第一の問題は、定義の第 1 文にある「発話とは、カテゴリーに分類することが可能で、分割できる最小単位」との記載から明らかなように、RIAS による「発話」の捉え方は、RIAS のカテゴリー分類に基づいた発話内容が優先される。カテゴリー分類は 42 と細分化はされているが、あくまでも 1 対 1 対応カテゴリー分類のため、コミュニケーションの言語使用が示す言及指示的機能と社会指標的機能の 2 つの側面のうち、前者の表面的な発話の意味解釈が優先される。また、カテゴリー分類に基づいた発話の分割をすることにより、そのカテゴリー以外の発話内容を示すことができない。たとえば、患者の笑いが繰り返された時、RIAS の発話基準では笑いの発話数が加算されるだけだが、なぜ患者が笑いを繰り返すことになるのか、実は笑いの形を取りながら言語化できない何らかのメッセージを発しているというメタメッセージを抽出し、解釈を提示することができないのである。

　第二の問題は、定義の第 2 文に「発話の長さは様々であり、1 語のときもあれば長々と続く文のときもある。」とあるように、発話の切り方の基準が曖昧である。通常の談話分析のスクリプト表記において息の切れ目や intonation unit (Chafe, 1979, 1980, 1993) で発話単位を記録する方法が各種開発されているが、RIAS の定義に基づく発話基準は、やはりカテゴリー分類に適合するように、コーディング作業者が恣意的に切ることを暗黙の了解としている。もっとも、コーディング作業者間で信頼性を確保するために発話基準の統一をはかるものの、定義中の「カテゴリーに分類することが可能で」という条件で明らかなように、息の切れ目が示す発話者の認知的単位や測定可能な音声的単位に基づく判断ではなく、やはりコーディング作業者によるカテゴリー分類の判定に従って仕分けることが前提となっている。

　第三の問題として、発話の定義にある「1 文がどんなに長くても、それが 1 つの考えや事柄を伝えているときは 1 つの発話とみなす。逆に複文は、1 文であっても、複数の考えや事柄を含んでいるときは複数の発話とみなす。その場合接続詞の箇所で文を分割する」とあるが、「文を分割」する基準が

「接続詞の箇所」に限定することで、その他の分割基準(ポーズや言い淀み、聞き手の割り込み等)についての言及がなく説明が不十分である。

そのため、発話単位となる長さは「分割できる最小単位」と定義で記されているが、発話単位の長さが1語の場合もあれば複数の文も同等に扱うという不均衡が生じる。定義によると、「1文がどんなに長くても、それが1つの考えや事柄を伝えているときは1つの発話とみなす。逆に複文は、1文であっても、複数の考えや事柄を含んでいるときは複数の発話とみなす。」と続けて述べられているように、「最小単位」の長さが一様ではなく、極端に発話単位が異なる事態も想定される。たとえば、共感的音調で示すあいづち「ええ」の1語も、医学的または治療的情報提供を成す複数の発話文も、1種類の情報だけを伝えていると判定されれば、どちらも等しく1つの発話文として扱われる。ここで派生する課題として、情報の種類の特定が判定者の専門性(医療者か非医療者、また医療者の職種の違い)や経験の違いによって異なる可能性がある。「共感」の発話カテゴリーにおいても、共感的あいづちの「ええ」と、共感的に相手の感情表現を繰り返し陳述する発話文であっても、等しく1つの発話文として見なして良いだろうか。

第四の問題として、先の定義にある「1文がどんなに長くても、それが1つの考えや事柄を伝えているときは1つの発話とみなす。逆に複文は、1文であっても、複数の考えや事柄を含んでいるときは複数の発話とみなす。」という基準からは、話し手の振る舞いのみが焦点となり、聞き手がどのように発話を促進したのか、またはターンを取ろうと分断したのか、などのコミュニケーションの相互行為の解明は為され得ない。

以上が、RIASにおける発話単位の設定に関わる問題点である。要約すると、「発話の設定」基準が、RIASの依拠するコミュニケーション観および医療観から作成された「コーディングのための基準」に基づいており、コミュニケーションの相互作用に注目するのではなく、あくまでも1発話に1つの発話行為を担わせることで効率的な分類作業を優先しているといえる。これは、RIAS分析が医療者側の研究や教育のために開発されたという経緯と目的に起因すると考えられる。

もっとも、発話基準が不自然であっても、RIASの枠内で複数のコーディング作業者が解釈を統一することにより、特定の共通基準での分類も可能となる。たとえば、異なる診療科目（一般外来なのか、歯科や小児科など他の専門科なのか、がんやリウマチや不妊治療などの特定疾病かなど）、異なる医療者（内科医などの医師の他、薬剤師、看護師など）、異なる言語であっても医療談話の比較対照ができる。共通枠内での発話の数値化をはかることで、他の数値（患者満足度や患者の治癒率、継続受診率等）との関連性の検討を客観的に行える。おそらく、多少の発話の重みの相違が生じても大量のデータ収集と統計処理により、誤差として処理可能であるとして、研究目的に応じた効率性を優先させたものと考えられる。

確かに医学教育の目的から論ずると、ある程度単純化した発話基準と分類を行うことで、より迅速に研究を進め、速やかに結果を教育現場に還元させる必要性があったため、RIASというコミュニケーションの分析手法が生み出されたとも推認される。しかしながら、その分析結果は、あくまでも診療談話におけるコミュニケーションの限定された静的一面であり、断片的な特徴を示すものである。

5.1.5 パラ言語的要素の解釈

パラ言語的要素[5]として、診療談話にみられる「沈黙」（ポーズ）と「笑い」に対して適切な解釈がなされているだろうか。

まず、「沈黙」（ポーズ）の判定と意味分類が困難な点があげられる。会話において「沈黙」（ポーズ）が多様な意味を持つことは容易に想像され、偶発的に生ずる単なる「ポーズ」もあるが、会話参加者の何らかの意図を反映した「沈黙」（ポーズ）というケースも想定される。特に、非対称の患者－医師関係で、患者が医師と対等に話すことができないケース（専門知識がない、不満がある、遠慮がある、すぐ反応できない心理的要因があるなど）では、その時の「沈黙」が何を語るか、何も言わないことが、代わりに何のメッセージになっているのか解明することは非言語的情報の解読に帰着する。

また、たとえば医師が医学的・治療的説明を行う際、患者の反応や理解度

の確認、注意の喚起を行うためには適切なポーズが効果をあげる。医師が一方的な説明をするのではなく、患者のあいづちを引き出し、ターンを与えて発話の機会を生み出すのもポーズが必要である。

　ことに RIAS の分析でも、1 秒以上の空白は、「trans」というカテゴリーに分類され、「ポーズ」がこれに含まれるため、意味あるメッセージを内包する「沈黙」であるか否かの判断は要求されず、特に何らかの意味あるカテゴリーとしては検討されない。そうであるが故に、雄弁に語ることがあまり想定されない日本人ないし患者のコミュニケーション分析において、ある重大なメッセージを見落とす可能性もある。アメリカと日本との比較研究で、日本人の医療面接はアメリカ人に比べて 4 倍以上の沈黙があり、相づちと割り込み (interruption) が有意に多いという報告もある (Ohtaki, Ohtaki & Fetters, 2003)。

　また、前章でも示したが、「笑い」についても複数の意味が込められた笑いの例示はたやすい。しかしながら、「笑い」特に「笑い声」そのものの表記の困難さ、そして前章で指摘したように、「笑い」の多義性の特定は容易ではない (4.4 参照)。「笑い」の解読には、音声資料だけではなく映像資料による顔の表情変化の情報も必要であり、判定基準は判定者によって異なり、それも必ずしも正確とは限らない。

　さらに、本書で使用する談話分析データは音声のみで映像資料がないことから、「沈黙」の特定が困難である。単なる作業上の「ポーズ」であるのか、患者ないし医師が意図的に「沈黙」する場面であるのか、表情や動作による判断材料がない。ただし、ここでは「沈黙」の判定方法と意味分類の必要性を述べるに留め、今後の検討課題とする。

　しかしながら、「笑い」に関して考えると、その表記や解読は難しいとはいえ、音声資料から聴覚判断による「笑い」の特定を行い、特に発話と共起した場合の陳述内容と関連させることで、「コンテクスト化の合図」としての「笑い」は焦点化できると考える。このような相互行為的観点に基づく「笑い」の分析について、第 6 章 (6.2 および 6.3) で検討する。

　以上、ここまで本節では、RIAS が前提とする言語イデオロギーを構成す

る主たるコミュニケーション観の特徴を指摘し、RIASの分析手法が示す要素還元主義の限界、言及指示的機能中心主義による表層性、その他RIASの言語観に関連するコード化および数値化、発話単位の設定、そしてパラ言語的要素の解釈での問題点を明らかにした。

5 パラ言語的要素として、その他にもイントネーション、強勢、声色などの音質についても考慮すべきと考える。但し、厳密な科学的音声解析が可能な談話資料の録音状態ではないため本書では議論の対象とはしない。

5.2 医師中心の近代医療イデオロギー

次に、RIAS分析が依拠する医療観とは何であろうか。医療観とは医療イデオロギーと同義語で用いている。近代医療イデオロギーとは何であるのかを探ることによって、RIASに内在する世界観および疾病観に迫りたい。RIASの依拠する近代医療とは患者の身体的不調を「疾患」として診断するにあたって、医学的・合理的な知識と検査結果に基づく数値的データをその根拠としている。このように、近代の臨床医学がそれまでの「語り得ぬもの」を言説可能にしていく構図を指摘し、その限界について警告したのはフーコーであった（1969, pp.163–164）。

「聞くまなざしと語るまなざし。臨床医学の経験は、ことばと光景との間の一時的平衡状態をあらわす。この平衡は危っかしい。なぜならば、それは1つの恐るべき仮定の上に立っているからである。すなわち、すべて可視的なものは陳述可能なものであり、それは完全に陳述可能だからこそ、完全に可視的なのだ、という仮定である。このような影響力を持つ仮定は、その厳密な結果としての論理の中で発展させられないかぎり、首尾一貫した学問を可能ならしめることはできなかった筈である。しかるに、臨床医学の思考の枠ぐみは、この仮定に対して完全な首尾一貫性を持っていない。したがって、可視的なものを、余すところなく陳述可能なものの中に還元しうるという考え

は、臨床医学においては、根源的な原理というよりも、むしろ1つの要請、また1つの限界であるにとどまる。完全な被記述性という地平は現前していながら、遠くしりぞいている。それは基本的な概念構造であるよりは、はるかに多く、ある思考上の夢なのである」。（フーコー，1969, pp.163-164）

　可視的なものをすべて陳述可能なものに還元しうると考えたのは、臨床医学が「病い」としてではなく、「疾患」として対象を認識したからである。臨床医学では、患者の不健康な状態を全人的に捉える「病い」としてではなく、身体部位に症状が出現する「疾患」として捉え、生活や環境から切り離した患部に対する科学的治療を可能にした。

　近代医療により「疾患は治療者の視点から見た問題」（クライマン，1996, p.6）となったのは、「病い」と「疾患」を区別したからである。すなわち主観的・私的な生活文脈で経験される「病い」と、客観的・医学的に診断される「疾病」という2つの世界観の違いは、医療人類学が提示した重要な概念である（Helman, 2007）。

　クライマンは、「病い（illness）という用語は、疾患（disease）という用語とは根本的に異なったものを意味している」として2つの名前を明確に区別し、「病いという言葉は、病者やその家族メンバーや、あるいはより広い社会的ネットワークの人びとが、どのように症状や能力低下（disability）を認識し、それとともに生活し、それらに反応するのかということを示すものである」と説明している（クライマン，1996, p.6）。このように「病い」とは、その人間の属する社会・生活あらゆるすべての関係性の中において受け止め理解されるべきものであり、そのため「病いといった場合、苦悩や、それが日々の暮らしに生みだす実際上の問題に、どう対処するのが最もよいと患者が判断しているかということも含まれていなければならない」（クライマン，1996, p.6）として日常的社会文化のコンテクストにも広がる概念である。

　一方クライマンは、「生物医学的（バイオメディカル）モデルの狭義の生物学的用語で言えば、つまり疾患は、生物学的な構造や機能におけるひとつの

変化としてのみ再構成される」(クライマン，1996，p.6)として、「疾患」とは日常的社会文化関係から切り離された対象物であり、可視化されたものを陳述可能として捉えている。つまり、そのヒトを取り巻く社会文化的コンテクストは捨象され、また小宇宙としての身体全体からある一部分に分断され限定されたことを意味する。換言すれば、近代医療は「病い」ではなく「疾患」を対象としたからこそ、科学的治療が可能になり飛躍的な治療効果が上がるようになったわけである。

このように近代医療とは、日常的社会文化のコンテクストを排除し人間の身体の部分にある「疾患」を対象としている。RIASの依拠するコミュニケーション観が個別の具体的発話内容やコンテクスト、相互行為を捨象したように、RIASの医療観もまた近代医療に従い日常的社会文化のコンテクストを排除したところに立脚しているといえよう。近代医療は日常的社会文化を示すコンテクストや全体に纏わるコミュニケーションを切り捨てて成立しており、いわばRIASはその医師中心のコミュニケーション・イデオロギーを具現化し、近代医療的イデオロギーを体現したものといえる。

5.2.1　病いと疾患の違い

病い(illness)とは、日常生活を生きる患者にとっては、痛みやつらさを体感し、自分の身体の調子に不安や恐れを抱き、日常生活や行動を制限されるなどの経験を通した現実である。一方、疾患(disease)とは、医学という独自の文化や認識の枠組みをもって診断する医師にとっては、客観的・医学的理由や検査数値によって合理的に診断される対象である。

このように、主観的に経験される「病い」と、客観的に診断される「疾患」は異なる世界観に根差しているのである(植田，2013a)。患者と医師のそれぞれの2つの世界観・認識から生じる相違は、予防についてもまた治療についても捉え方が異なることが予想される。

この両者の異なる世界観の一端を示す、疾病観および服薬に対する認識の相違に関しては、第6章のケース分析で詳述する。

5.2.2　制度化される医療

　医療と社会統制は無関係に見えるが、医療の社会的目的や社会的存在理由を考察すれば、医療の側面として社会統制の役割を担っていることが理解されるだろう。なぜなら、近代医療の初期の制度化の段階において、医療は「疾病→失業→貧困→犯罪」の連鎖から成る立つ都市労働者の「社会問題」の解決のための重要な一翼を担うという役割を期待されていたのである（ハッキング，1999）。

　さらに、イリッチ（1979, p.11）は、「医療機構そのものが健康に対する主要な脅威になりつつある。専門家が医療をコントロールすることの破壊的影響は、いまや流行病の規模にまでいたっている」とまで極言している。

　いずれにしても、医療の制度化とは、第一に、人間の精神や身体のある状態が近代医療によって新たに病気あるいは医療を必要とするものと見なされてしまうことを意味する。第二に、この予防や治療という人道的とされる対応が為される過程で、医療が人々の人生の重大事に不当に関与し、医療の名の元に強力に統制し、徐々に人々の日常生活での意識と行動を支配するに至ると批判の対象にもされるのである（イリッチ，1979；山本，1979）。

　すなわち、制度化される医療によって形成されたものは、近代医療における医師主導および医師中心の医療観であり、患者は医師および制度化された医療によって患者となるのである。

5.2.3　医師の権威と専門性

　医師は、医療という高度な専門領域の頂点に立つ者として権威性を持ち、身体的にも心理的にも患者に比べ相対して優位な立場にあることが、その権威を支えていると第2章で既に記した（2.3.2 および 2.3.3 参照）。この医師のモデル・イメージと権威性の歴史的変遷に関して、医師の中川（1987）は、「医師のモデル・イメージというのは、①魔法使い、②学者、③科学者そして④技術者の順で変わってきている」（p.9）として、次のように説明する。

　まず、①魔法使いというのは、民族学がアフリカやインドで調査対象としてきた魔法医的要素であるが、それは現代医療にもみられる。その理由とし

て、「歴史的に発展したということは、これがこれに完全にかわってしまったのではなしに、魔法医のイメージが下へ沈澱して、つぎつぎとイメージが上に重なっている、だから底流には魔法使いのイメージが今もないわけではない」(中川, 1987, p.11) として、現代の医療および医師が魔法使いに通じる不可知のイメージを見出している。さらに、「日本の医者たちがやっているようにラベルをはがしちゃって、『この薬、何ですか』『黙って飲みなさい』、知らしむべからず依らしむべし。手の内は見せない。そういう行動形態の中に、まだマジカルな要素がある」と、日本の医師の診療行動パターンにみられる父権的傾向を指摘し、この父権的タイプの医師と権威性との関連について、「魔法使いというのは権威だけで仕事をしているようなもの」であり、「権威的な信頼関係でもって仕事をするやりかたには、魔法使いのイメージがまだ残っている」と指摘する (中川, 1987, pp.10-11)。現代日本の医師においても権威性が再生産され維持されていることを示唆するものである。

　第二の②学者としてのイメージについて、中川は以下のように記している。

　　これは時期的にいうと、西洋では十二、三世紀ぐらいからぽつぽつ始まります。
　　つまり、大学という高等教育機関で医者が養成される。その医者は、"ドクター"と呼ばれる。ドクターという言葉は、今、医者の代名詞みたいになっているわけですが、この言葉には医療という意味は全然ない。ドクターというのは、"ドセレ"つまり人に物を＜教える＞という意味からきている。人に教えるほど知識の深い人がドクター。もっと限定すれば、人に教える権利を持つ人として、ボローニャ大学が"ドクトルム"という称号を与えました。そこからドクターという言葉が生まれた。それが普通名詞にかわったのです。ですから、医者は物知りでなければならない。知識階級である。その知識をもとに医療をやるというイメージができる。(中川, 1987, p.13)

このように、中世の西洋の医師は知識の伝承・解釈を行う学者であり、その知識をもとに医療を行うというイメージが生まれ、医療技術や治療能力以上に正統的知識を伝承していることが重視された。また、日本の江戸時代の医学教育でも、基本はまず四書五経の古典を徹底的に学び、その上で医学に関する古典を覚え、あとは自分で医療技術を習得するか、大先生のそばで一緒にやりながら段々に技術を覚えていくというドクター教育であった（中川，1987，pp.14-15）。権威性については、古典的教養を有すという点で一般庶民より知的優位に立っており、医学的知識と技術の専門性を獲得していることで医師の権威性がさらに高められていたと考えられる。

　次に、19世紀ごろから医学は自然科学といわれ、またヨーロッパで医者は白衣を着用し始める。日本でも実験室用の服であるラボラトリーコート、すなわち白衣を医者が着ることで、実験をする者、すなわち科学者というイメージを医者に重ねたところから日本の近代医学教育は出発する（中川，1987，pp.14-15）。この第三の③科学者モデルでは、科学的業績を上げることが最も重要であるため、医学校を出てから学位論文を書いて医学博士になり、「科学的な研究をしたというその御墨付をもって病院に赴任したり、開業したりする」（中川，1987，p.18）ことで、医師の権威性も高められたといえる。そして近代医学での医師の科学者モデル・イメージにより、大学は研究するところであり、医療技術そのものに関心を向けないことから医学における研究と教育の乖離が生まれていったのである（中川，1987，pp.18-20）。

　それが戦後になって、日本では基本的人権としての健康権が認められたことを背景に医療サービスの需要が急増し、医学的知識だけでなく診療や治療に関する技術も医師に要求されるようになる。そこで、第四の④技術者モデルが生まれ、医療需要の急増に対応する医療の合理化のために、いわゆる医療の分化・分業・画一化を進める担い手として求められるようになるのである。換言すれば、医療の中の科学性を組織化するために、抽象化、数量化、客観性重視、機械化などが必要とされるようになったといえる（中川，1987，pp.18-20）。ここにおいて、かつての学者であれば、または科学者であればそれだけで権威が維持・向上されるという単純で静的状態から、現実

の医療や医学教育を合理的に積み上げ診察や医療的訓練を十分行っていかなければ、医師の権威性が揺らぐ恐れも出てきたと考えられる。

しかし、以上のように医師の権威性が歴史的変遷を経てもなお、やはり医師は無条件に信頼される存在とされるのだろうか。同じく医師である砂原（1983, pp.20–38）は次のように医師の権威性を分析する。

「なぜ、医者がそれほど頼りにされるのでしょうか。パターソンは『医者の3つの権威』ということを言いました。
　（一）　知的権威（sapiential authority）
　（二）　道徳的権威　（moral authority）
　（三）　カリスマ的権威　（charismatic authority）
の3つです。知的権威をふりかざしている医者と、道徳的権威で患者とつながっている医者と、カリスマ的―つまり教祖的な権威のおかげで成功している医者、というように医者を3つの類型に分類できるということでもありますが、すべての医者はこの3種類の権威をたくみに、あるいはいささかぎごちなく使いわけているということでもありましょう。」

医師に内在している権威の多面性がみえてくるが、砂原（1983）の記述は30年近く経過しており現在と比べていくつかの変化がある。

まず、第一の「知的権威」は、医療行為を行う専門家としての知識と技術に裏付けられているものであるが、昨今のインターネットやマスメディアによる情報開示、患者の高学歴化などから、患者も専門的な医療知識を入手することが可能な時代に移行しつつある。もっとも、特に高齢の患者や重篤な患者の場合、専門知識を探し出し複雑な内容を理解して、医者と対等に話し合えるだけの気力や体力を十分持ち合わせているわけではない。

また、疾病構造の変化から、高血圧、糖尿病などの慢性疾患の患者が増加しているが、主として生活習慣病といわれるように症状の急激な変化はほとんどみられず、医師の専門性に全面的に頼るというより、患者による主体的

なセルフコントロールが重要視されている。もちろん、突然がんなど予期せぬ病魔に襲われ、健康な判断力にも行動力にも富んだ成人が、行動が制限されてQOL[6]の低下を余儀なくされる重篤な病人になってしまうという可能性は誰にでも存在している。

　第二の「道徳的権威」については、現在では医師に対する道徳的信頼感は薄れているといわざるを得ない。医療過誤の訴訟、医療経営の不正行為などの事故や事件の報道から、医師に対する絶対的信頼は過去と比べ低下していることは明らかだろう。

　そして、第三の「カリスマ的権威」はどうだろうか。この点に関しては、格別に著名な名医でなくても、医師という存在自体に患者意識の高まった現在であれ、目に見えない「医師としてのカリスマ性」への意識が我々の心の中に潜んでいる[7]。医師のカリスマ性を象徴し演出するシンボルとして、「白衣」は無意識のうちにある種のメッセージを発しているともいえる。病院という閉鎖空間の白い壁と、専門性を持った白衣の医師に囲まれていると、我々は無意識のうちに、「カリスマ的権威」の傘下に入っていくようである。医師である砂原（1983, pp.31–32）も、「今日では黄金の柄の杖を見せびらかしている医者などはもちろんいませんが、医者や看護婦が白衣を着ているのは、単に衛生的な見地からというだけではなく、『私たちは特別な人間だ』という権威の誇示の意味合いがないとはいえません」と正直に医療者側の意識を吐露し、「実際、小児科などでは子供を恐れさせないため、白衣を着ない傾向が近ごろ出てきた」という変化を記している。20年経った現在はもっと患者がリラックスできるように目に見える形での環境整備は行われているだろうが、「医師は自分の意志とは無関係に、象徴的・非技術的役割をもたされている」（山本, 1979, p.200）のは変わらない。

　以上をまとめると、従来の絶対的かつ強力なものからは低下しているが、やはり医師の権威性は依然として存在している。それは高度医療に委ねられたがん患者だけでなく、健康診断の受診者やごく軽症の風邪の患者であっても、医師の権威性は否定できないのではないだろうか。

　6　QOL ＝ "Quality of Life"「クオリティオブライフ（以下、QOLと略す）は外

来語であるが、生活もしくは生命の質という翻訳表現ではなく、QOLと使用されるのが一般的である。[中略]一般的なQOL定義を紹介しておくと、ダルキー(Dalkey, N.C.)らは、『個人の安寧感、生活の満足・不満足、あるいは幸福感・不幸福感がQOLである』としている」(日本保健医療行動科学会監修, 1999, pp.79-80)。

7　医師のカリスマ性付与の歴史性を物語る象徴として、山本(1979, pp.199-200)は「医」の旧漢字「醫」の由来を次のように説明する。「下部の『酉』は酒の意味で、上部の『殹』は匣に入れた矢と右の槍の意味で、外科手術ないし悪魔の姿であるという。もっと古い字は「毉」で、下の『巫』は魔法である。魔法は酒にかわり、それが消失して科学的になったというのであろうか。病気を技術的に征服しようとする分だけ、治療と関係のない諸目標が増し、象徴的力が増していく。」

5.2.4　患者の権利と非専門性

一方、患者の権利というのはどのように認められているのか。医師の患者に対する「よらしむべし、知らしむべからず」式の権威的独善的態度に不満で、医師に対して不安や不信感をもっている場合があっても、日本では、一般に患者の権利意識が弱く、医師に質問や要求することを躊躇して、従順でおとなしい良い患者であろうとすることが多い。

対照的に、権利意識の強いアメリカでは、同じような不安と不満をもった患者が結束して、1960年代に「患者の人権運動」がおこり、ついに1971年には「ケネディ倫理研究所」が設立され、患者中心の新しい生命倫理学にbioethics (バイオエシックス) という名称がつけられた。また、「患者の人権運動」が始まった当初から医療過誤訴訟が急増し、従来の医の倫理を基盤とした裁判基準で裁判することが困難になった。そのため、「ニュルンベルク倫理綱領」[8] (1947) を倫理的基盤として、1957年の判例で導入し始めたインフォームド・コンセント[9]と呼ばれる一連の基準を充実させながら、患者の人権を尊重する裁判を行っていったのである。インフォームド・コンセントは、1960年代末に確立、現在に至っている。

最も新しい患者の権利に関する世界的宣言には、1981年 World Medical Association (WMA) (世界医師会) 総会で採択され、2005年に修正された「患

者の権利に関する WMA リスボン宣言」が挙げられる。ここで宣言されている事項で注目されるのは、「自己決定の権利」(right to self-determination) および「情報を得る権利」(right to information) が明確に記されていることである。

但し、換言すれば現実には患者の「自己決定の権利」及び「情報を得る権利」が不全であったからこそ、世界的宣言を掲げる必要があったといえる。さらに、患者の「非専門性」が強調されるのは、病者役割 (Parsons, 1951) を担うことで、専門家の助言を得て可能な限り早く病気を回復させる責任と、通常の活動や責任の履行が免除される権利が与えられるからである。

以上、RIAS に内在する近代医療イデオロギーの構成要素を概観してきた。概括すると、RIAS を生んだ近代医療イデオロギーとは、医師中心の近代医療を構成する各要素（疾病観の変化、医療の制度化、医師の権威的専門性、患者の非専門性）から生み出されたものに相当する。

本章をまとめると、RIAS の枠組みとは近代医療イデオロギーを前提として構築され、それが投影された言語イデオロギーの表出と認識できるだろう。

続く第6章では、これまでの RIAS に対する批判的検討をふまえて、新たな分析試案を提示する。患者－医師間の談話展開における相互行為性および社会指標的特徴を重視することで、医師中心のコミュニケーション観から脱却し、患者と医師との相互行為のプロセスとメカニズムの分析をより多元的、多層的に深めていく。

8　「ニュルンベルク倫理綱領」(1947)：第2次世界大戦中のナチスドイツによる残虐行為を2度と起こさせないために採択された。（日本保健医療行動科学会監修, 1999, p.66）

9　「インフォームド・コンセント」：「日本医師会が設置した生命倫理懇談会の報告書では『説明と同意』と訳されており、『医療の一連の行為の中で考えられる複数の処置について、医師がその義務として、患者に十分に情報を開示したうえで、それについて何を選ぶかを決定するシステム』と定義している」（日本保健医療行動科学会監修, 1999, p.35）。

第 6 章　相互行為的談話分析による試案

　第 5 章で検討した RIAS に内在する 2 つのイデオロギーを総括すると、まず言語イデオロギーとは、医師を主体にした、要素還元主義的、言及指示的機能中心のコミュニケーション観であり、近代医療イデオロギーとは、医師中心の近代医療を構成する諸要素により生み出されたものである。
　本章ではコンテクストと各発話テクストとの関係性の可視化を図る相互行為的社会言語学の談話分析試案を提示する。患者と医師との相互行為実践の談話におけるプロセスとメカニズムを解明し、RIAS では看過してしまう談話展開の重層性を詳細に検討し相互行為性および社会指標性を捉えるため、ケース分析を行う。

6.1　分析試案

　ここまで行った RIAS の批判的検討に基づき、患者―医師の相互行為を中心に、診療談話のプロセスとメカニズムを明確化する分析試案の試みの目的と、そこで有効な相互行為的社会言語学の観点を説明する。

6.1.1　分析の目的

　前章では RIAS が前提として依拠する暗黙のコミュニケーション・イデオロギーおよび近代医療イデオロギーに関して批判的考察を行った。RIAS では医師の視点を主にした言及指示中心主義であり、医者から患者への単一方向となるコミュニケーション・イデオロギーが示された。医者が患者に対し

て一方的に働きかけ、教育指導するなど医者が主体として捉えられている。患者の生活や社会など、外延的文脈から切り取られた「患部」としての疾患に関心を払う近代医療イデオロギーの特徴が表出する。

　そこで、本章では、患者と医者の両者による相互行為としてのコミュニケーションの動態を明確に把握するため、カテゴリー別に切片化した発話の集計ではなく、対象をシークエンスから談話全体にまで包括的・連続的に捉え、その個別性を示す発話内容（contents）と談話コンテクスト（contexts）の関係性を多元的にケース分析することを目的とする。また、その結果から洞察される医師と患者に内在する世界観へ迫ることも本章の目的である。

　まず、医師と患者の相互行為が顕在化する事例として、ラポール構築およびコンフリクト回避が観察される2つの診療ケースを選出した。

　本章では、これまでのRIASによる分析の枠組みを超え、RIASの手法で分析不可となる談話展開の内容について、新たな手法を複数用いた重層的分析試案を提示し、包括的・相互行為的に診療談話の特徴を解明する。換言すれば、第4章までは、RIASの分析を起点にしたミクロ的視点で再分析をはかり、第5章ではマクロ的視点からRIASの根幹に根差すイデオロギー的諸問題を指摘してきたが、この第6章で診療談話の全体の流れと細部が示されるケース分析を提示することにより、RIASでは集約され細部の相互行為の詳細が不明になってしまう患者と医師の発話内容や、各発話のコンテクストや、両者の相互行為などを取り上げることを目的とする。

　そこで特にRIASでは対象外となる談話展開に焦点を当て、ターンやその前後のシークエンスという分析単位に限定せず、1つの診療談話全体を連続体と意識されたコンテクストとして捉え、その流れの中で患者―医師間の相互行為がどのように言語・非言語的特徴として表出しているかを特定する。これに続き、表出した言語・非言語的相互行為の現象を基に、より上位概念を抽出し談話展開の全体的な流れと構造について可視的に図式化を加えたケース分析を行う。会話分析（CA）の手法を採用しなかった理由は、CAでは会話の局所（ターン、終結部、修復など）に集中し会話の形式的側面を強調するため、より広いスコープでの談話展開と各発話との関連性をみる本書の

目的には合致しなかったためである。

6.1.2 社会言語学的分析観点

第6章全体は、相互行為的社会言語学の観点から患者と医師による診療談話展開の抽出を図り、医師と患者の談話分析を多元的・多角的に深める試みを示す。"Interactional Sociolinguistics" とは、Schiffrin (1994)、Yamada (1992) に詳しいが、特に Gumperz (1982)、Goffman (1974)、Tannen (1984, 1989) の分析手法であり、5つの分析概念（フレーム、フッティング、コンテクスト化の合図、メタメッセージ、ポライトネス）等を中心的に用いる。いずれも「相互行為的社会言語学」(Interactional Sociolinguistics) (Gumperz, 2001) の重要な談話分析のツールであり、本章における談話分析の枠組みおよび分析観点として以下に示す。これまで第3章で行った RIAS のカテゴリー化による計量分析では把握さえすることができず分析不可であった患者と医師の相互行為に関し、これらの複眼的観点を用いて明らかにしていく。

(1) フレーム (frame)

「フレーム」(frame) とは、会話参加者が相互行為において、今起こっている状況や相手の意図を推論し、解釈していく際に用いられる経験的・社会的・文化的知識の枠組みである (Bateson, 1972；Goffman, 1974；Tannen, 1993a)。たとえば、Tannen (1993a) は、「人やもの、出来事、状況、相互行為等への期待の構造である」としている。

本章では、会話参加者の相互行為の作用を加味した「相互行為的フレーム」("interactive frame"；Tannen, 1993a, 1993b；Tannen & Wallat, 1993；Schiffrin, 1993) を援用する。Schiffrin (1993, p.233) が定義するように、"interactive frame" とは、"what people think they are doing when they talk each other"、「人々が互いに話をする時、自分たちが行っていることへの認識」［日本語訳引用者］のことである。すなわち、この相互行為的フレームでは、"'knowledge schema' (a structure of knowledge about situations, actions, and actors)" (Schiffrin, 1993, p.233)、すなわち「状況、行為、そして行為者に関

する知識構造」［日本語訳引用者］を参照して形成されるので、何が起こるかだけではなく発話や行為をどのように解釈するかについての期待も含む概念となっている。

(2) フッティング (footing)

　「フッティング」"footing"（立場、立ち位置）［日本語訳引用者］とは、相互行為において会話参与者がある発話を巡り互いに取る関係付けを指す概念である。Goffman (1981) がフレームに類似したこの「フッティング」という概念の分析視点を提示した。Goffman (1981) によれば、人々は自ら発話をしたり、相手の発話を理解したりする相互行為の中で、大枠でのスタンス (stance) の変化からトーンの微妙な変化に至るまで様々な方法で自分と相手との関係を変化させている。Goffman はこの関係付けを「フッティング」(footing) と呼び、「参与の枠組み」(participation framework) という相互行為の大きな枠組みの中で、会話参与者がお互いに対してどのような「フッティング」、すなわち「立場」を想定して会話しているかを示した。Goffman によると、speaker（話し手）といっても、実は animator（機械的に言葉を発する存在）、principal（話している内容の責任者）、author（話している内容の作成者）など、行っている行為や意図によって複数の役割を演じていることを明らかにした。

　たとえば、何かの言い訳をする際に他人の意見を引用しながら話す場合、自分が賛同する第三者の発言を引用するのであれば、そのとき話し手は animator であり principal でもあるが（そしてその第三者が引用された発言の author となる）、自分が賛同しない発言を引用するのであれば、話し手は animator になっても、必ずしも principal であるとは言い難い。また聞き手に関しても種々の参与の仕方がある。意図された聞き手は ratified participant（承認された参与者）であるし、意図されていないが視覚的・聴覚的にその行為を受け取る場合には unratified participant（承認されていない参与者）とみなされる。後者の場合でも、無意識に聞いている人と盗み聞きをしている人に分けられるなど、Goffman の「フッティング」"footing"（立場、立ち位置）

の概念は、普段あまり話し手も意識しない参与構造を意識レベルに引き上げ、自明のように見過ごしてしまう相互行為のメカニズムを考慮にいれた分析が可能となる。

(3) コンテクスト化の合図(contextualization cues)

　Gumperz(1982)は"contextualization cues"(コンテクスト化の合図)を"any feature of linguistic form that contributes to the signaling of contextual presuppositions"(Gumperz, 1982, p.131)と定義した。つまり、「コンテクスト上の前提を合図する言語形式のなんらかの特徴」(日本語訳引用者)であり、進行している会話の中で発話の行為や意味内容、さらにその前後の発話との関連について、会話者が解釈する際の手がかりとなる言語的・非言語的要素とする。たとえば、本章で扱う笑いの中の発話を伴わない笑い声単独であっても、会話参加者に対してその時点のコンテクストの前提を示唆し、フレームを理解するための合図として作用する。したがって、コンテクストに即した推論や期待を導き出す合図となる言語および非言語的メッセージ、すなわち「コンテクスト化の合図」には、笑い声から発話スタイルに至るまであらゆるレベルの構成要素を想定することが可能である。

(4) メタメッセージ(metamessage)

　「メタメッセージ」とは、ロイシュ＆ベイトソン(1989 [Ruesch & Bateson (1951)])が唱えた「メタコミュニケーション」(コミュニケーションについてのコミュニケーション)の概念を元にしている。彼らは「メタコミュニケーション」を「相互知覚」(mutual awareness)という観点から捉え、それをコード化についてのコミュニケーションと、会話参加者間の社会的関係についてのコミュニケーションに分けた。「メタメッセージ」とは後者の場合に伝えられるもので、言語による命題的な意味(メッセージ)ではなく、感情や意見、解釈、社会的な関係性、他との関連などのメッセージの背後にある「隠れた意味」を指し示す。

　例えば、"The cat is on the mat". という発話では、「あなたが探している

猫はマットの上だ」という事実を伝える指示的レベル (denotative level) と同時に、「あなたとは友だちだから、猫の居場所を教えてあげる」のような会話者同士の人間関係を示すより高次レベル (= metacommunicative level) のメッセージ、すなわち「メタメッセージ」をもっていると指摘した (Bateson, 2008 [1972])。

このように、「メタメッセージ」は言葉がどのような動機・理由により発せられたかという高次レベルにおける文脈を示す点で、言語・非言語によるコミュニケーションのやりとりにおける「フレーム」(Bateson, 1972 ; Goffman, 1974 ; Tannen, 1993a) を伝えるものであるといえる (Tannen, 1990, pp.33–34)。

また、この「メタメッセージ」は、会話の状況や相手との関係を間接的に相手に伝える働きを持つことから、「フッティング」(footing ; Goffman, 1981a) や、「コンテクスト化の合図」(contextualization cues ; Gumperz, 1982) という言語的・非言語的手段によって意味を伝えているともいえる。メタメッセージは暗示的であるため、必ずしもその意味が会話参加者の意図通りにその他の会話参加者に伝わるとは限らない。

つまり、メタメッセージは曖昧性を含んでいることから、誰が発話するか、誰に向って発話するか、両者の関係性はいかなるものか、何を発話するか、どのように発話するか、どのようなコンテクストで発話するのか、等々の要因からその意味解釈が必ずしも一致しない。この点が医者と患者のコミュニケーションで生じるコンフリクトの1つの要因になっていることを、6.3「相互行為によるコンフリクト回避のケース分析」にて示す。

(5) ポライトネス (politeness)

個人の心理的ミクロな分析概念として、Brown & Levinson (1987) による「ポライトネス理論」を援用する。彼らは、人間の基本的欲求としての"face" (フェイス、面子) の概念を、Goffman (1959, 1967) から発展させ、コミュニケーションにおける人間の基本的欲求として捉えた。そして "face" には2種類あり、「他者から認められたい」という「ポジティブ・フェイ

ス」(positive face) と「他者から干渉されたくない」という「ネガティブ・フェイス」(negative face) がある。この2つの"face"に対する侵害行為を"FTA"(= Face Threatening Act) と命名し、ポライトネスとは"FTA"軽減のためのストラテジーとした。個人の心理に限定されるが、直接的な対人関係におけるインターアクションの行動原理を考察する際に、話し手と聞き手の各自がもつ2種類の"face"および関連する"FTA"を詳細に検討することで、ミクロレベルでの相互行為の背後にある心理的動きを解明する手がかりとなる。本章での医師と患者の両者の心理的側面に関する説明概念としてポライトネス理論を利用する。

6.2 相互行為によるラポール構築のケース分析

RIAS の依拠するコミュニケーション・イデオロギーとして、医師中心の言及指示的機能に特化した要素還元主義的言語観が見出された。そのため社会指標的機能が捨象され、発話内容の個別性やコンテクストにおける結束性・一貫性の詳細は RIAS 分析では明らかにされない。また、カテゴリー化を円滑に進めるために、発話単位の不均衡な設定やパラ言語的要素の選別が生じていたと考えられる。

このようなコミュニケーション・イデオロギーに基づく分析手法が開発された背景には、医師中心の近代医療観があり、医師による疾病観が患者の人生や身体全体と呼応する病い(illness)ではなく、患者の肉体の一部に限定する生理学的疾患(disease)として捉えていることに起因する[1]。

そこで、本項(6.2)および次項(6.3)のケース分析において、医師と患者の談話の詳細を示し両者の相互行為を具体的に記すことにより、発話内容の個別性およびコンテクストの連関を明示する。RIAS 分析では捉えられなかった談話の詳細、医師と患者の相互行為を多元的に分析することで、両者のイデオロギーの解明を試みる。

医療談話において相互行為が顕著に表出する明確なトピックとして、まず本節ではラポール[2]構築を取り上げる。ラポールは「大辞林」によれば「互

いに親しい感情が通い合う状態。打ちとけて話ができる関係。心理療法など
で面接者と被面接者の間に必要とされる」(松村，2006)が、ラポール構築は
両者の働きかけがあってこそ可能であり、相互行為の実践の連続によりその
強化が期待される。

　ここでケース分析を提示する理由は次の2つである。1)内容の個別性お
よびコンテクストの連関性を示すには、ある談話全体を時間軸に沿って把握
して初めて各発話の詳細および関係性が示される、2)ケース分析で提示さ
れるやりとりこそが現実に起こっている医師と患者の相互行為そのものであ
ると考える。「われわれの身近な生活の中にあることばを問い直してみるこ
とによって、人間関係のしくみや社会的・文化的環境の影響、価値観や認識
の仕方の構造などがより具体的に理解できるようになるのではないか」と平
賀(1996, p.8)が指摘するように、ケース分析を通してそれぞれの生きた「こ
とば」の連関を確認し、背後にある患者と医師の世界観に迫っていく。

　1　医師と患者の疾病観の相違に焦点をあてた相互行為的談話分析の事例は、植
　　　田(2013a)を参照のこと。
　2　"rapport"は仏語・英語で「ラポール」と発音され本書もそれに準じる。

6.2.1　ラポール構築の分析目的

　本項は1つの診療談話全体の流れをコンテクストとして捉え、その中で
医師と患者が言語的・非言語的メッセージを表明しながら、どのようにラ
ポール構築を行っているか、両者の相互行為のプロセスと構造を図式的に可
視化して解明することを目的とする。また、医師と同様に患者からも相互行
為の実践が為されていることを、談話展開のコンテクストと個別の発話テク
ストの内容により明らかにすることが目的である。

　通常、一般外来の診療談話では約1分から3分の短時間で標準的な医師
と患者の会話がなされ、その内容は情報提供や質問と答え、服薬や次回の予
約に関する確認などの職務的内容の談話が展開される。しかし診察時間が短
くても、1つの診察会話全体のコンテクストの中で捉えると、医師と患者が
言語・非言語のコミュニケーションの相互行為を通して、互いの情報交換と

同時に両者の関係性の維持、強化、必要に応じて修復を行いつつ、薄氷を踏むかの如く細心の注意を払って微細に調整している様子が観察できる。言い換えると、医師と患者は、それぞれの複数の「フレーム」を操作しながら、相手との関係性を決める「フッティング」を変え、その使い分けを示唆する「コンテクスト化の合図」を伝えることで、高次の「メタメッセージ」発信を行っているのである。

しかし、発信者からの「コンテクスト化の合図」や高次の「メタメッセージ」が、受信者に常に正しく解釈されるとは限らない。そこで、相手との関係性を調整しようとしたときに、大別して 2 方向の働きかけがある。相手のフレームに合わせようというポジティブ・ポライトネス志向[3]（ラポール構築）および相手のフレームとの衝突を回避、もしくは修復しようとするネガティブ・ポライトネス志向[4]（コンフリクト回避）である。2 つの方向性が顕著である診療談話を対象として、RIAS 分析（第 3 章）への批判的検討で示した、RIAS のカテゴリー化の限界に関するミクロ的検討（第 4 章）および RIAS の依拠する言語観・医療観に関するマクロ的検討（第 5 章）とで得られた結果を援用することで、診療談話のコンテクスト全体からみた相互行為的社会言語学の視点に基づく談話分析を行う。

診療談話ケースの患者は慢性疾患通院患者が大部分を占め、主として生活習慣病（糖尿病、高血圧、高コレステロール、肥満等）の治療および症状コントロールを行うので、長期間の継続通院が必要と認識している。そのため、患者にとって医師との関係性は良好であることが望ましい。医師にとっても、重篤な病状ではなく主として生活習慣病の内科慢性疾患通院患者が、良好な関係において正しい治療行動を実行し継続受診して次回も来院するような対人配慮が必要である。さらに何か診察会話の中で問題が生じた場合、次回に影響を与えないようにその診察内で患者─医師関係の修復や強化を図らねばならない。

本項では 1 つの診察会話全体のコンテクストの中で捉えた包括的な談話分析を行うことによって、医師と患者が相互に関係性構築に関する交渉をどのように行っているか、さらに言語的・非言語的なコミュニケーション・パ

ターンを同定しながら、診療談話の内容展開、構造、関係性構築を含めたプロセスを解明する。分析対象は、(1) ラポール構築、(2) コンフリクト回避に焦点をあて、それぞれの言語・非言語的コミュニケーションの相互行為をケース分析の詳細な記述と検討により多元的・多面的に明らかにしていく。

---

3 「ポジティブ・ポライトネス志向」では相手のポジティブ・フェイスを高め、それに対するFTAを回避しようとする。

4 「ネガティブ・ポライトネス志向」では相手のネガティブ・フェイスを尊重し、それに対するFTAを回避しようとする。

6.2.2 ラポール構築の定義

本書における「ラポール」(rapport) はフランス語で「橋を架ける」という意味の言葉に由来する。「ラポート」ともいわれるが、本書では通常心理学などで使用され仏語・英語の発音に準じた「ラポール」を用いる。心理学では「心理療法、催眠、テスト、調査などの心理学的面接における、面接者と被面接者の間の信頼関係。とくに心理療法や催眠では、単なる言葉による医師の疎通を超えて、互いの個別的世界に触れ合うことが重要である」(大山・藤永・吉田, 1978, pp.275–276) とされる。

Cohen-Cole & Bird (1994) が示した医療面接3つの役割軸 (1. 患者を理解するための情報収集、2. ラポールの構築および患者の感情面への対応、3. 患者に対する治療への動機づけ) の中の2つ目にも挙げられる。

斉藤 (2000) も、医療面接技法を階層構造で示し、Cohen-Cole & Bird (1994) が示したラポールの構築および患者の感情面への対応として、「医療面接の最も基本的機能を第1層とし「受容的・共感的な基本態度にもとづく『かかわり行動』」があり、これがまず良好な医師患者関係を作り出し、そして第2層に患者の感情をうけとめ良好な医師患者関係を発展させる『基本的な傾聴の連鎖』があり」として、この第1層と第2層が有効で適切な病歴聴取を行うための基礎と指摘する。

本書で用いる診療会話データの患者は既に慢性疾患治療のため通院を複数回行ったが、新患ではなく継続診療を行っているという点で、患者—医師間

にはすでに何らかの共通認識がなされていると考えられる。

　本書では、診療場面において医師と患者との間に信頼関係・親和関係が生じた時に、患者―医師間の「ラポール構築」が進むと考える。ただし、医師と患者のその瞬間の心情について直接確認および再現することができないため、「ラポール構築」の定義は、「医師と患者の診療談話の中で、相互行為的な言語・非言語要素の表出をエビデンスとして、良好な関係構築に向け相互フレームが同一化していると分析者によって特定されたもの」とする。

　ここで述べる「ラポール構築」には、ラポールの維持だけでなく、促進、強化、必要に応じた修復を含む。ラポールの契機がどのようにラポール構築につながるのか、詳細に患者―医師間の相互行為プロセスを個別的に確認しながら、コンテクストとの関連も併せて記す。

6.2.3　先行研究の課題

　ラポールに関する先駆的研究として、一般的に人文科学分野の調査技法で用いられる面接調査における観察者と被観察者との間で生まれるラポールの影響を文献検索で示したものがあるが(井垣、1958)、具体的な会話資料等によるデータ分析ではなく概念的な抽象論に留まっている。医療分野におけるラポールの研究に限ると、医師が患者に対するラポール形成に留意したことで治療効果が向上したとの報告もあるが(松田・北村・神原・福永・中井、2007；横山・福留・金光、2006)、いずれも治療経過報告であり、詳細なコミュニケーションの逐語録を基にした談話分析ではない。田中(2004)も同旨で、実際の会話データに即したものではなく概念的議論で終わっている。そのほか医学教育的見地から、医療面接の重要なスキルとしてラポール形成の技法が大切でありどのようにして医師や薬剤師、理学療法士が患者とのラポール構築を行うか、シミュレーションによる提案が出された(町田、2003；長屋、2002；上島、2005)が、これらもやはり実際の談話データによる実証研究ではない。

　前提となるラポールの測定方法をみてみよう。ラポールという主観的な感情に関する定義や客観的な把握のためのラポール測定尺度の試行はある(赤

田，2005）が、治療者（セラピスト側）に対する質問紙調査のみで、患者（クライアント側）の認識や実際の詳細な会話分析も示されず不十分な検討に終わっている。これらの根底にはラポールが主観的な感情で直接の抽出が困難だという見方があるが、むしろ本章の定義で示したように、言語的・非言語的コミュニケーション行動の表出を手掛かりにすることで、ラポール構築を進める相互行為の個別的要素が特定されメカニズムの解明が可能になると考える。医療面接において重要とされるラポール構築のプロセス構造とメカニズムを実証的に解明することで、診療談話のコンテクストとの連関から、医師と患者が前提とするイデオロギーにも迫ることが期待される。

6.2.4　相互行為的談話分析

　談話をコンテクスト全体の流れと関連させながら会話者の相互行為を順次観察するために、ケース分析として1つの診療談話における詳細なやりとりの可視化を行う。

　RIAS分析では各ケースの具体的・個別的内容およびコンテクストは捨象され、相互行為の時間軸に沿ったやりとりが完全に消滅したが、本節では視覚的にも明示される時間的経緯の中で、発話内容およびコンテクストの連関の記述と解釈を示す。

　具体的には、相互行為的プロセスの図示化と談話分析、コンテクストの流れの中の談話構造、テクスト間の結束性および一貫性、コミュニケーション・パターンに関する分析を進める。分析対象は第3章で用いた診療談話78ケースの中から、ラポール構築が繰り返されていると観察された診療談話ケースを取り上げる。談話分析データの詳細は次の通りである。

6.2.4.1　診療談話ケース概要

　分析対象は、大阪の診療所で録音された男性医師と女性患者（年齢30代）との診療談話（会話番号885、所要時間12分）である。この女性患者は30代の慢性喘息患者で、前回喘息発作を起こして受診した際、その時診察した医師から服薬の誤用を厳しく叱責される。理由は、予防薬として使うべきステ

ロイド系薬剤を発作後の鎮静剤として誤用服薬していたためで、前回診察の医師が喘息専門医であったことから強く注意された経験を今回の受診医師に語っている。今回の喘息専門医ではない担当内科医が処方薬の説明、服薬ミスに関する説明、新たな治療方針と服薬説明を行い、患者に注意する部分もあるが、全体としては、医師と患者が前回の喘息専門医師に叱責されたことも笑いの対象としながら和やかに診療が進行している。

6.2.4.2　相互行為的プロセス

　大阪の診療談話ケースである会話番号 885 の音声資料および逐語録のスクリプトをもとに、医師と患者のフレームが同一化していると筆者によって観察されたやりとりを「ラポール構築」とみなし、出来る限り談話展開の詳細を提示する。

　まず、ラポール構築が観察される部分を特定し、図 6.1 の右側にてラポール構築を段階的に示していく。図 6.1 の左側には会話スクリプトを全て記し（文字表記は「文字化の規則」：付表 2 を参照）、その右側 2 列が、1) ラポール構築の要因となる言語・非言語部分の主として「コンテクスト化の合図」（contextualization cue）と、2) ラポール構築の相互行為的プロセスが作り上げるフレームの一致を示し、前述のようにラポール構築に注目した可視化を三角形△を用いて試みる。

　ラポール構築の要因となる言語・非言語部分は□で囲み、注目箇所を太字で記す。実線は医師の発話、点線は患者の発話を示す。ラポールが段階的に漸次構築されていく談話展開は三角形△で視覚化する。三角形の開始部と終了部は各々ラポール構築の開始部と終了部を示しているが、三角形の大小はラポールの程度を示すものではない。

　談話展開の流れを視覚的に明示した図 6.1 を参照されたい。

流れ	大阪(診療所)診察会話 885 医師：男性、患者：女性(30代)	1)ラポール構築の要因 言語・非言語の表出 Contextualization cue	2)ラポール構築の 相互行為的プロセス フレームの一致
開始部	1P ： こんばんはー。はっはは(笑)えへん。(咳)	P：笑い	ラポール構築開始
病歴部	2P ： えっとー。9日の日、 3D ： うん。 4P ： 来たんですねで16日のー、 5D ： うん。 6P ： 日曜日にー、夕方から 7P ： 1回ちょっとー、 8D ： うん。 9P ： 咳こんで、 10D ： うん。 11P ： でー、薬飲む前だったんでちょっと慌てて薬飲んで、 12D ： うん。 13P ： でー、9日の日にあのー、 14P ： 吸入器。	D：肯定的応答、 繰り返し P：症状説明 （下線部）	ラポール構築開始 D：積極的発話促進 P：症状説明促進
	15D ： はいはいはい。 16P ： あれをー、使ーってみたら、ということで、 17D ： うん。 18P ： なってたんでー、 19D ： うん。 20P ： つかっ	D：肯定的応答 強調的繰り返し D：肯定的応答、 繰り返し	ラポール構築 1 D：積極的発話促進 P：症状説明促進
	21D ： ちょ待ってよ。 22P ： っ[たんですけ]どー。 23D ： [ちょ待ってね]。 24D ： 吸入っちゅうのはこれはね、え、発作の出た時に 24aD： してちょうだい言われた？	D：説明中断の要請 終助詞「〜よ」 終助詞「〜ね」 D：事実確認の質問 方言(語形・音調)、 恩恵表現： 「してちょうだい」	ラポール中断

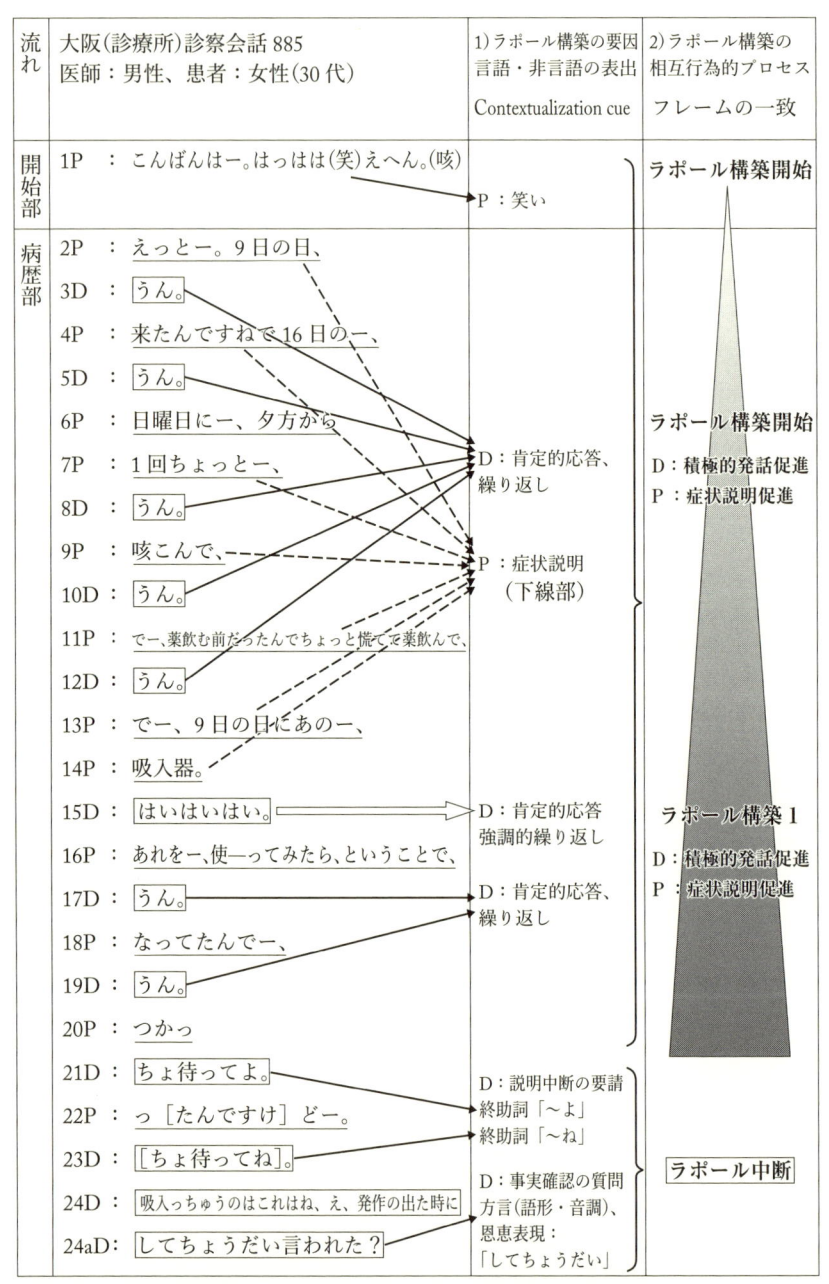

図 6.1　ラポール構築のケース・スタディー：会話 885(大阪)　D＝医師、P＝患者

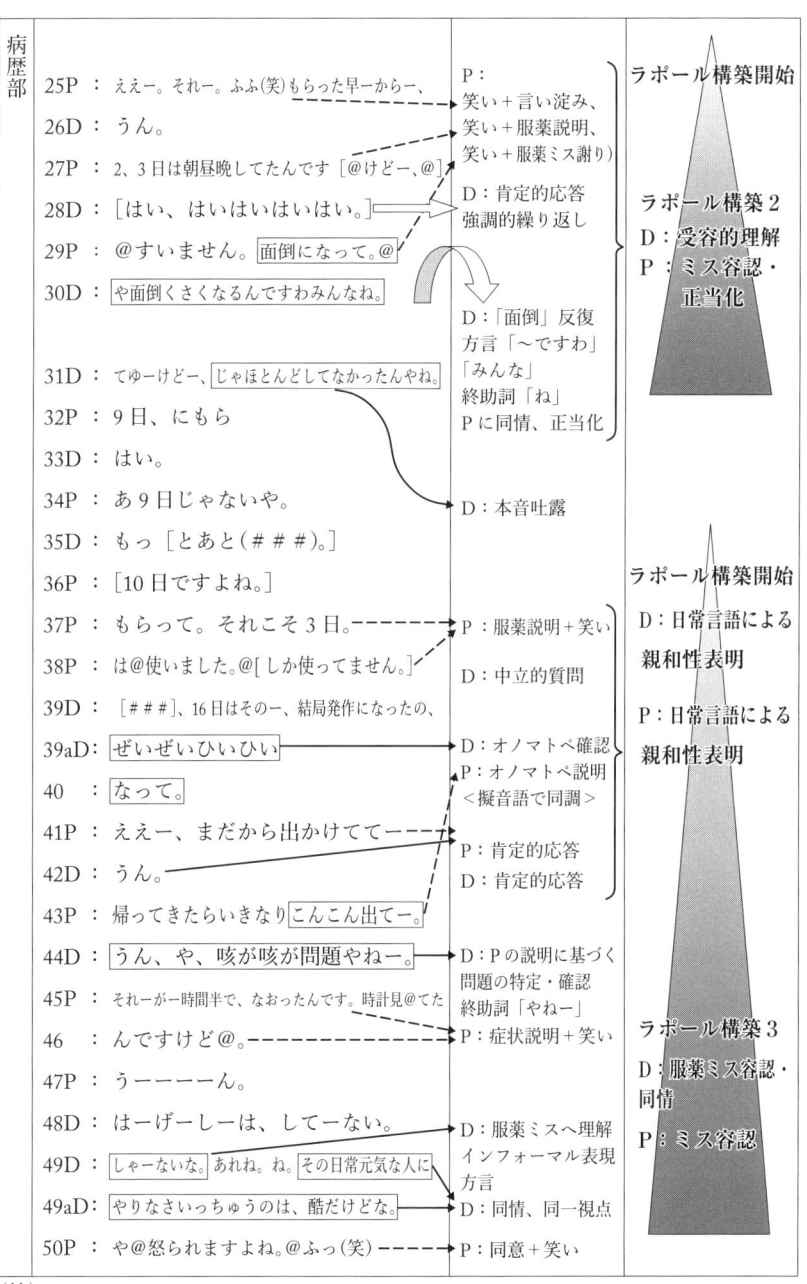

第6章 相互行為的談話分析による試案

病歴部				
	25P：	ええー。それー。ふふ(笑)もらった早ーからー、	P： 笑い+言い淀み、 笑い+服薬説明、 笑い+服薬ミス謝り）	ラポール構築開始
	26D：	うん。		
	27P：	2、3日は朝昼晩してたんです［@けどー、@］		ラポール構築2
	28D：	［はい、はいはいはいはい。］	D：肯定的応答 強調的繰り返し	D：受容的理解
	29P：	@すいません。面倒になって。@		P：ミス容認・ 正当化
	30D：	や面倒くさくなるんですわみんなね。		
			D：「面倒」反復 方言「〜ですわ」 「みんな」 終助詞「ね」 Pに同情、正当化	
	31D：	てゅーけどー、じゃほとんどしてなかったんやね。		
	32P：	9日、にもら		
	33D：	はい。		
	34P：	あ9日じゃないや。	D：本音吐露	
	35D：	もっ［とあと(###)。］		ラポール構築開始
	36P：	［10日ですよね。］		
	37P：	もらって。それこそ3日。	P：服薬説明+笑い	D：日常言語による 親和性表明
	38P：	は@使いました。@［しか使ってません。］	D：中立的質問	
	39D：	［###]、16日はそのー、結局発作になったの、		P：日常言語による 親和性表明
	39aD：	ぜいぜいひいひい	D：オノマトペ確認	
	40：	なって。	P：オノマトペ説明 <擬音語で同調>	
	41P：	ええー、まだから出かけてて	P：肯定的応答	
	42D：	うん。	D：肯定的応答	
	43P：	帰ってきたらいきなりこんこん出てー。		
	44D：	うん、や、咳が咳が問題やねー。	D：Pの説明に基づく 問題の特定・確認 終助詞「やねー」	
	45P：	それがー一時間半で、なおったんです。時計見@てた		ラポール構築3
	46：	んですけど@。	P：症状説明+笑い	D：服薬ミス容認・ 同情
	47P：	うーーーーん。		
	48D：	はーげーしーは、してーない。	D：服薬ミスへ理解 インフォーマル表現 方言	P：ミス容認
	49D：	しゃーないな。あれね。ね。その日常元気な人に		
	49aD：	やりなさいっちゅうのは、酷だけどな。	D：同情、同一視点	
	50P：	や@怒られますよね。@ふっ(笑)	P：同意+笑い	

(続)

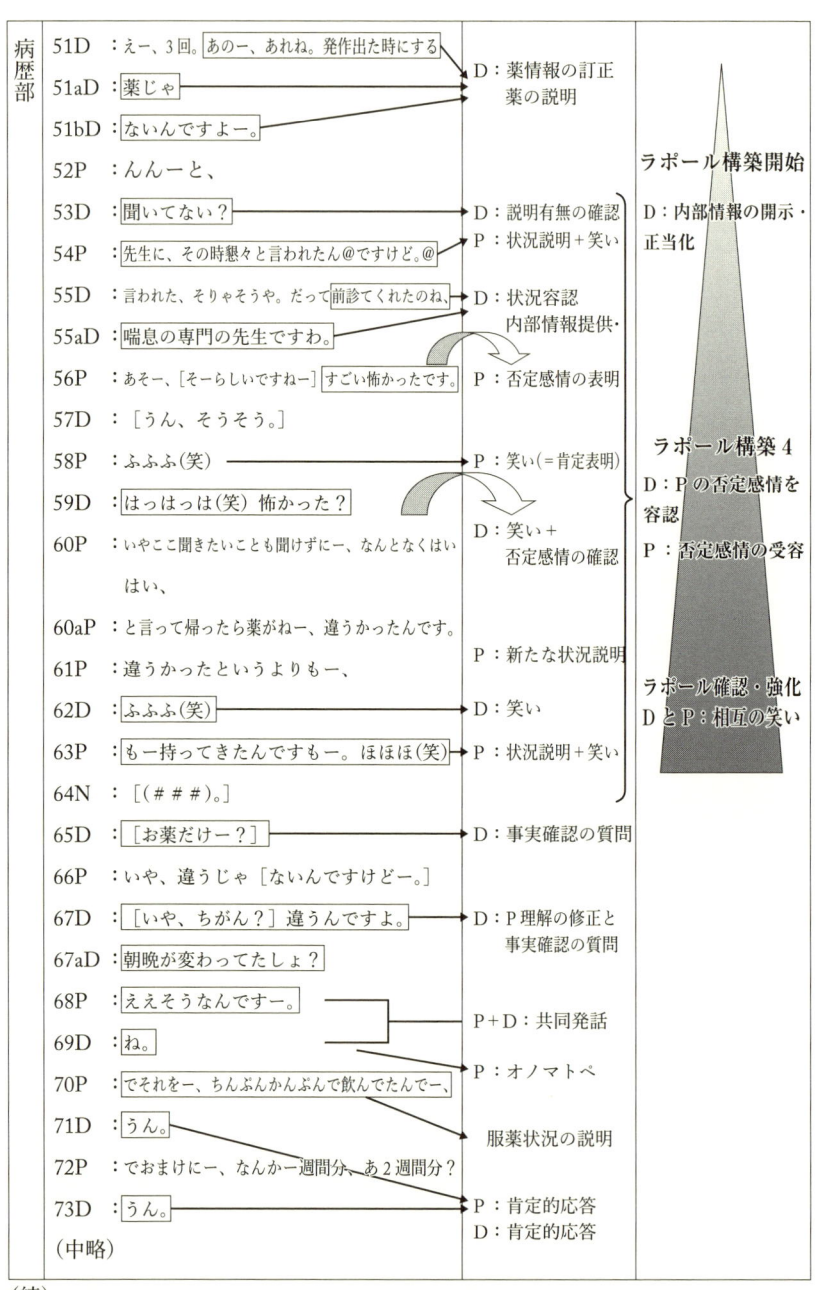

病歴部				
	51D	：えー、3回。あのー、あれね。発作出た時にする	D：薬情報の訂正 薬の説明	
	51aD	：薬じゃ		
	51bD	：ないんですよー。		ラポール構築開始
	52P	：んんーと、		D：内部情報の開示・
	53D	：聞いてない？	D：説明有無の確認	正当化
	54P	：先生に、その時懇々と言われたん@ですけど。@	P：状況説明＋笑い	
	55D	：言われた、そりゃそうや。だって前診てくれたのね、	D：状況容認 内部情報提供・	
	55aD	：喘息の専門の先生ですわ。		
	56P	：あそー、［そーらしいですねー］すごい怖かったです。	P：否定感情の表明	
	57D	：［うん、そうそう。］		ラポール構築4
	58P	：ふふふ(笑)	P：笑い(＝肯定表明)	D：Pの否定感情を
	59D	：はっはっは(笑)怖かった？	D：笑い＋ 否定感情の確認	容認 P：否定感情の受容
	60P	：いやここ聞きたいことも聞けずにー、なんとなくはいはい、		
	60aP	：と言って帰ったら薬がねー、違うかったんです。	P：新たな状況説明	ラポール確認・強化
	61P	：違うかったというよりもー、		DとP：相互の笑い
	62D	：ふふふ(笑)	D：笑い	
	63P	：もー持ってきたんですもー。ほほほ(笑)	P：状況説明＋笑い	
	64N	：［(＃＃＃)。］		
	65D	：［お薬だけー？］	D：事実確認の質問	
	66P	：いや、違うじゃ［ないんですけどー。］		
	67D	：［いや、ちがん？］違うんですよ。	D：P理解の修正と 事実確認の質問	
	67aD	：朝晩が変わってたしょ？		
	68P	：ええそうなんですー。	P＋D：共同発話	
	69D	：ね。		
	70P	：でそれをー、ちんぷんかんぷんで飲んでたんでー、	P：オノマトペ 服薬状況の説明	
	71D	：うん。		
	72P	：でおまけにー、なんかー週間分、あ2週間分？	P：肯定的応答	
	73D	：うん。	D：肯定的応答	
	(中略)			

(続)

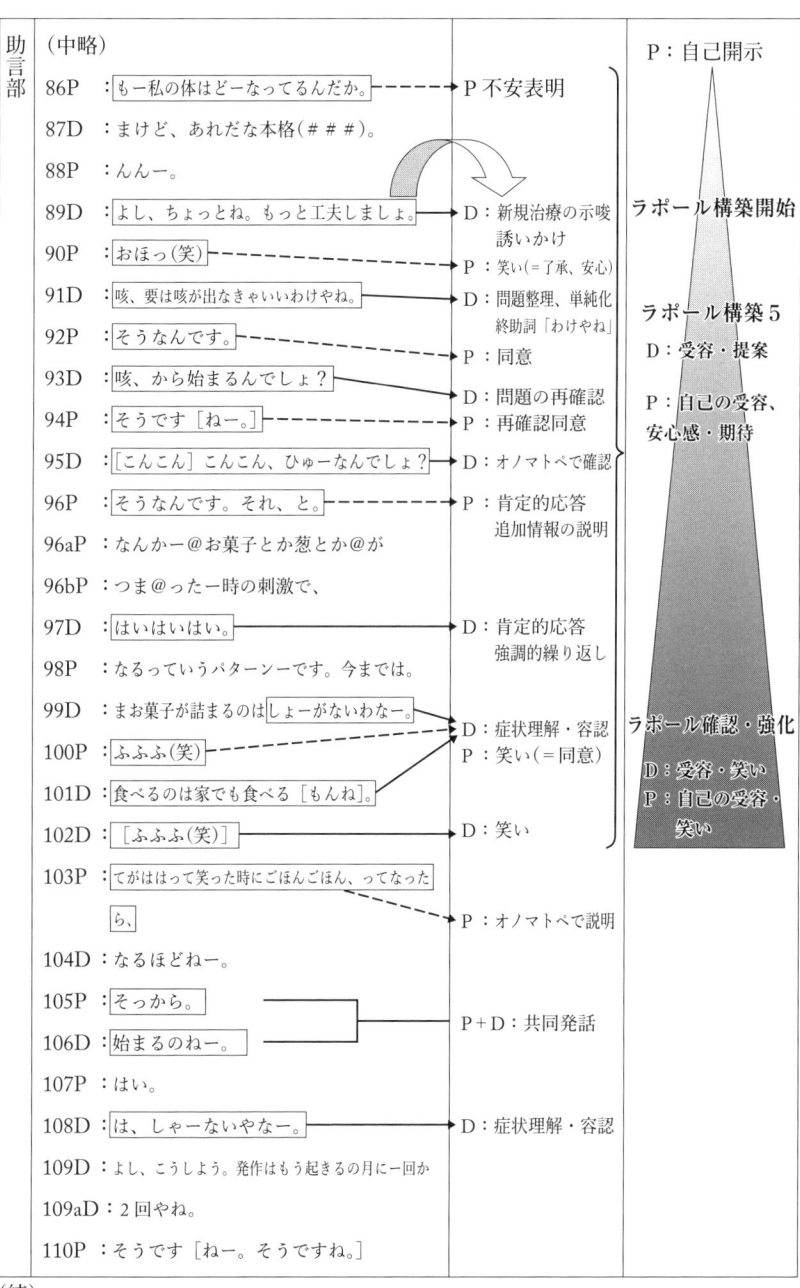

第 6 章 相互行為的談話分析による試案

助言部				
	(中略)			P：自己開示
	86P	：もー私の体はどーなってるんだか。	→ P 不安表明	
	87D	：まけど、あれだな本格(＃＃＃)。		
	88P	：んんー。		
	89D	：よし、ちょっとね。もっと工夫しましょ。	→ D：新規治療の示唆 誘いかけ	ラポール構築開始
	90P	：おほっ(笑)	→ P：笑い(＝了承、安心)	
	91D	：咳、要は咳が出なきゃいいわけやね。	→ D：問題整理、単純化 終助詞「わけやね」	ラポール構築5
	92P	：そうなんです。	→ P：同意	D：受容・提案
	93D	：咳、から始まるんでしょ？	→ D：問題の再確認	
	94P	：そうです[ねー。]	→ P：再確認同意	P：自己の受容、 安心感・期待
	95D	：[こんこん]こんこん、ひゅーなんでしょ？	→ D：オノマトペで確認	
	96P	：そうなんです。それ、と。	→ P：肯定的応答 追加情報の説明	
	96aP	：なんかー＠お菓子とか葱とか＠が		
	96bP	：つま＠ったー時の刺激で、		
	97D	：はいはいはい。	→ D：肯定的応答 強調的繰り返し	
	98P	：なるっていうパターーンです。今までは。		
	99D	：まお菓子が詰まるのはしょーがないわなー。	→ D：症状理解・容認	ラポール確認・強化
	100P	：ふふふ(笑)	→ P：笑い(＝同意)	D：受容・笑い
	101D	：食べるのは家でも食べる[もんね]。		P：自己の受容・ 笑い
	102D	：[ふふふ(笑)]	→ D：笑い	
	103P	：てがはばって笑った時にごほんごほん、ってなった ら、	→ P：オノマトペで説明	
	104D	：なるほどねー。		
	105P	：そっから。		
	106D	：始まるのねー。	→ P＋D：共同発話	
	107P	：はい。		
	108D	：は、しゃーないやなー。	→ D：症状理解・容認	
	109D	：よし、こうしよう。発作はもう起きるの月に一回か		
	109aD	：2回やね。		
	110P	：そうです[ねー。そうですね。]		

(続)

216

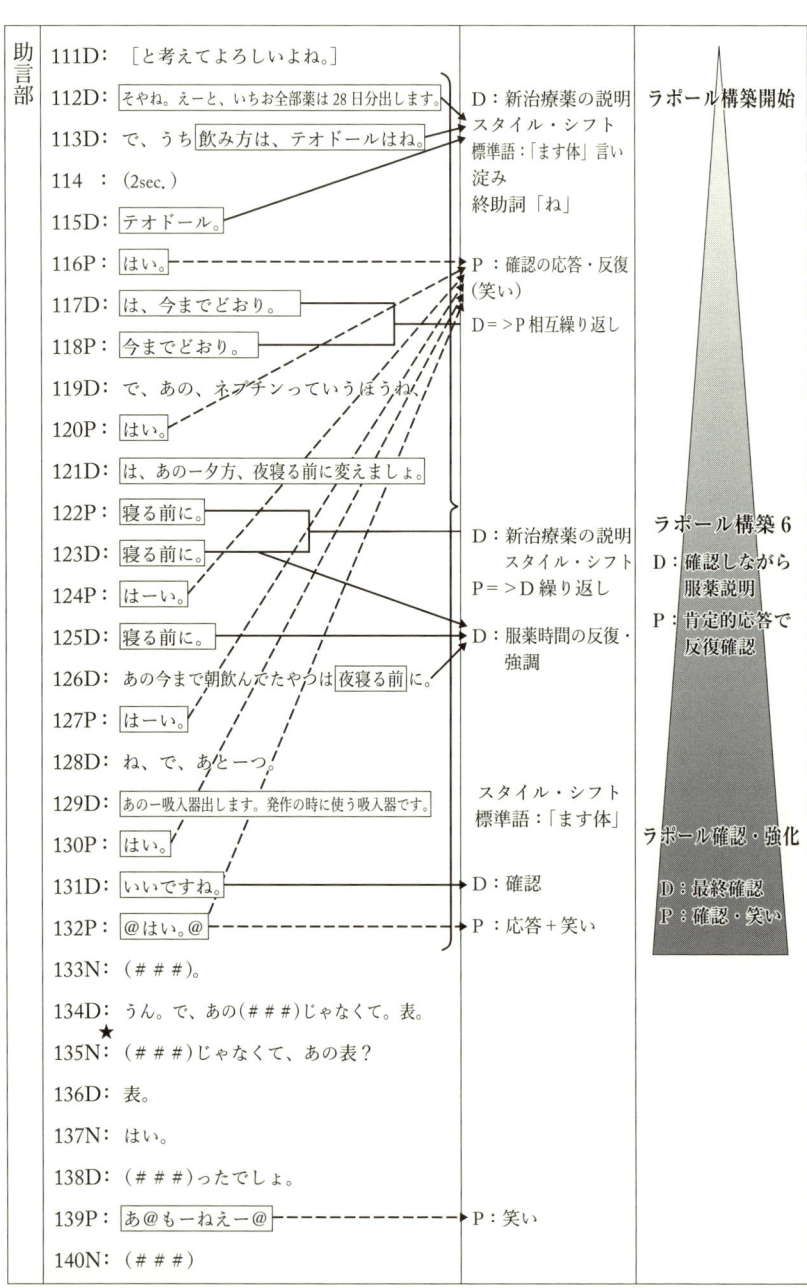

助言部	111D：	［と考えてよろしいよね。］		
	112D：	そやね。えーと、いちお全部薬は 28 日分出します。	D：新治療薬の説明 スタイル・シフト 標準語：「ます体」言い淀み 終助詞「ね」	ラポール構築開始
	113D：	で、うち飲み方は、テオドールはね。		
	114 ：	（2sec.）		
	115D：	テオドール。		
	116P：	はい。	P：確認の応答・反復（笑い） D=>P相互繰り返し	
	117D：	は、今までどおり。		
	118P：	今までどおり。		
	119D：	で、あの、ネプチンっていうほうね。		
	120P：	はい。		
	121D：	は、あのー夕方、夜寝る前に変えましょ。	D：新治療薬の説明 スタイル・シフト P=>D繰り返し D：服薬時間の反復・強調	ラポール構築 6 D：確認しながら服薬説明 P：肯定的応答で反復確認
	122P：	寝る前に。		
	123D：	寝る前に。		
	124P：	はーい。		
	125D：	寝る前に。		
	126D：	あの今まで朝飲んでたやつは夜寝る前に。		
	127P：	はーい。		
	128D：	ね、で、あとーつ、	スタイル・シフト 標準語：「ます体」 D：確認 P：応答＋笑い	ラポール確認・強化 D：最終確認 P：確認・笑い
	129D：	あのー吸入器出します。発作の時に使う吸入器です。		
	130P：	はい。		
	131D：	いいですね。		
	132P：	＠はい。＠		
	133N：	（＃＃＃）。		
	134D：	うん。で、あの（＃＃＃）じゃなくて。表。★		
	135N：	（＃＃＃）じゃなくて、あの表？		
	136D：	表。		
	137N：	はい。		
	138D：	（＃＃＃）ったでしょ。		
	139P：	あ＠もーねえー＠	P：笑い	
	140N：	（＃＃＃）		

（続）　★N＝看護士

第 6 章　相互行為的談話分析による試案　　217

助言部				
	141D：あああったあったあった。			
	142P：ふふ(笑)			
	143P：こないだもなんかそうゆって@先生にばんばんいわ			
	143aP：れて@			
	143bP：ふふ(笑)			
	144D：へへ(笑)			ラポール構築7
	145P：はは(笑)			
	146N：はっははは(笑)		D と P：	D：共通情報の確認
	147P：@ちがうっとか何回(＃＃＃)。@		相互の笑い合い	P：共通情報の確認
	148D：ちがへ、へ(笑)(＃＃＃)。			
	149P：も緊張してるから@いうてることが頭と違うから、@			
	150D：@ちがうー@。			
	151P：はは(笑)ちがう、また言っちがう、これは予防、か			
	151aP：ゆー。			
	151bP：ふふ(笑)			
	152D：ふふ(笑)あれいま言ってたの予防なんですよ。ふ。			
	152aD：［今(＃＃＃)。］			
	153P：［そうですねー、今持って］帰ってるのは			ラポール強化
	152bD：予防なんですよ			
	153P：ねー。			
	154D：そう、あのー、このような薬。		D：薬の新情報提供	
	155P：はあー。		スタイル・シフト	
	156D：で、どういう薬かというとステロイドの		標準語「です体」	
	156aD：吸入薬なんですよ。		終助詞「よ」	
	157P：はーい。			
	158D：でステロイド飲み薬で使うとね。			
	159D：副作用が出やすいんですよ。			
	160P：はーい。			

(続)

助言部	161D	だから、できるだけ、あのー悪いところだけに		
	161aD	ステロイド効かせたいんで、で吸入で。		
	162P	はーい。		
	163D	で気管に直接効くように。	D：治療方法の説明	
	164P	はーい。		
	165D	ね。でどうしてこれが予防かって言うとね、		
	166	ぜ、喘息っちゅうのは慢性的な喉の炎症なんですよ。	D：ステロイドによる予防治療の説明 スタイル・シフト 標準語「です体」 終助詞「よ」「ね」	
	167D	けど炎症を押さえる作用が非常にね。ステロイドは		
	167aD	強いんでー、そのステロイドをね、		
	168	予防的にやってあげるとこどーことで、炎症を押さえ		
	168a	て、発作が出るのも防ぐ、というこ		
	169	とです。		
	170P	ふーん。		
	171D	だから、発作が出たときにしゅっしゅってやっ	D：本音吐露 オノマトペ	
	171aD	ステロイドしたって、		
	172P	[@(###)@。]		
	173D	[今さら、]今さら炎症押さえてどないすんねん。	D：本音吐露 関西方言	
	174P	気分的なもんで、		
	175D	@(###)@。		
	176P	思わずしゅっしゅっってやってしまった、って		
	177D	や、今度出すのはね。(###)。	P：オノマトペで説明	
	178D	ゼロテソク。サルタノール。でメプチンいこか。		
	179D	1番よくみんな使ってるのはどれですかね？		
	180N	うちはー。ベロテーークとメプチン？		
	181N	(###)かなー。		
	182D	メプチンとこれは使ってる？		
	183N	うん。メプチンも。メプチンはよく[ですねー、		
	(中略)			

(続)

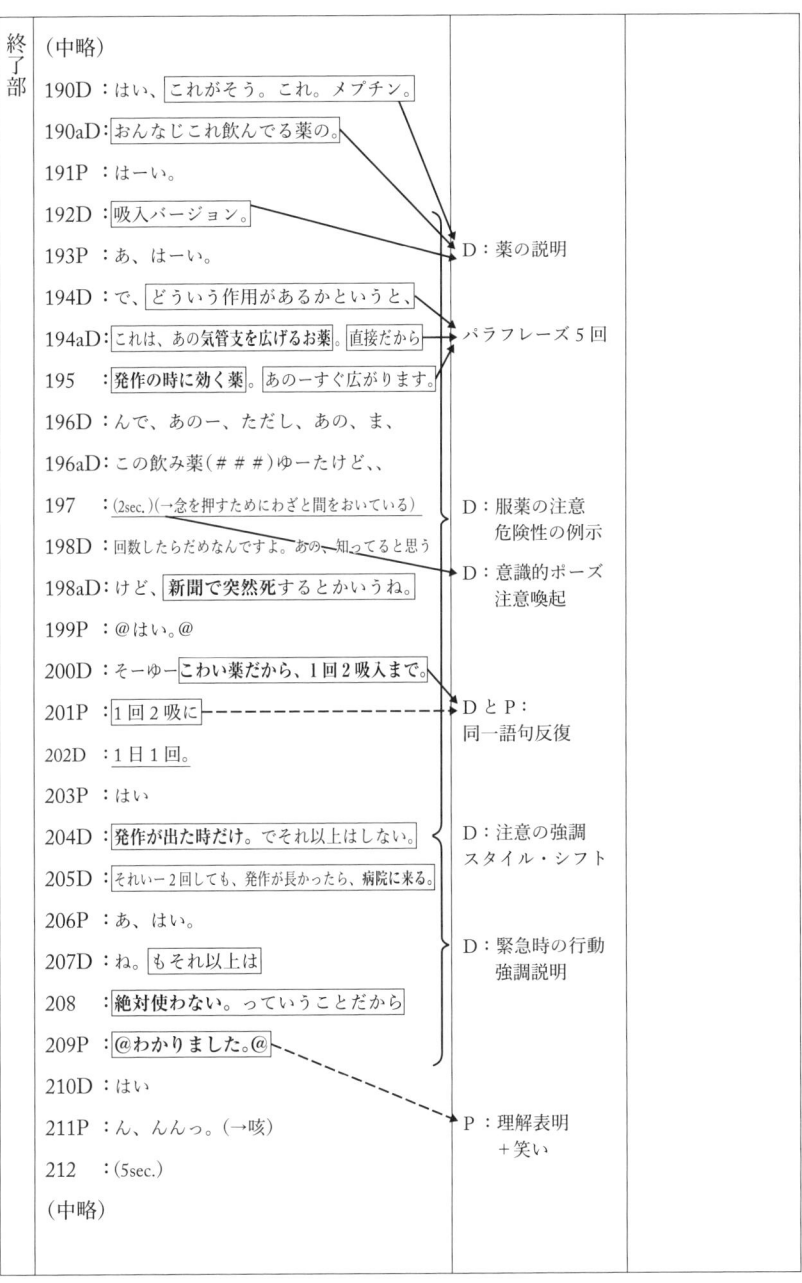

第6章 相互行為的談話分析による試案　219

終了部	(中略)		
	190D：はい、これがそう。これ。メプチン。		
	190aD：おんなじこれ飲んでる薬の。		
	191P：はーい。		
	192D：吸入バージョン。	D：薬の説明	
	193P：あ、はーい。		
	194D：で、どういう作用があるかというと、		
	194aD：これは、あの気管支を広げるお薬。直接だから	パラフレーズ5回	
	195　：発作の時に効く薬。あのーすぐ広がります。		
	196D：んで、あのー、ただし、あの、ま、		
	196aD：この飲み薬(＃＃＃)ゆーけど、、		
	197　：(2sec.)(→念を押すためにわざと間をおいている)	D：服薬の注意 危険性の例示	
	198D：回数したらだめなんですよ。あのー、知ってると思う		
	198aD：けど、新聞で突然死するとかいうね。	D：意識的ポーズ 注意喚起	
	199P：@はい。@		
	200D：そーゆーこわい薬だから、1回2吸入まで。		
	201P：1回2吸に	DとP： 同一語句反復	
	202D：1日1回。		
	203P：はい		
	204D：発作が出た時だけ。でそれ以上はしない。	D：注意の強調 スタイル・シフト	
	205D：それい−2回しても、発作が長かったら、病院に来る。		
	206P：あ、はい。		
	207D：ね。もそれ以上は	D：緊急時の行動 強調説明	
	208　：絶対使わない。っていうことだから		
	209P：@わかりました。@		
	210D：はい		
	211P：ん、んんっ。(→咳)	P：理解表明 ＋笑い	
	212　：(5sec.)		
	(中略)		

(続)

終了部	(中略)		
	344D: もういいです。大丈夫ですよね。	D：理解確認 終助詞「よね」	ラポール構築8 D：共通理解の確認 P：共通理解の確認 相互の笑い
	345P: そーなんです。		
	346D: 大丈夫でしょう。	D：理解確認の繰り返し	
	347D: はい。		
	348P: わかりました。@はいいっ、@ふふ(笑)	P：肯定的応答＋笑い	
	349D: 大丈夫だと思うんだけどね。		
	350P: あはは(笑)	P：笑い	
	351D: できるだけ、飲まない努力をして[みてください。]		ラポール確認 D：肯定応答 P：感謝
	352P: [あわかりましたー。]はい。	P：肯定的応答	
	353D: はい。		
	354P: ありがとうございましたー。	P：感謝表現	
	(診察終了)		

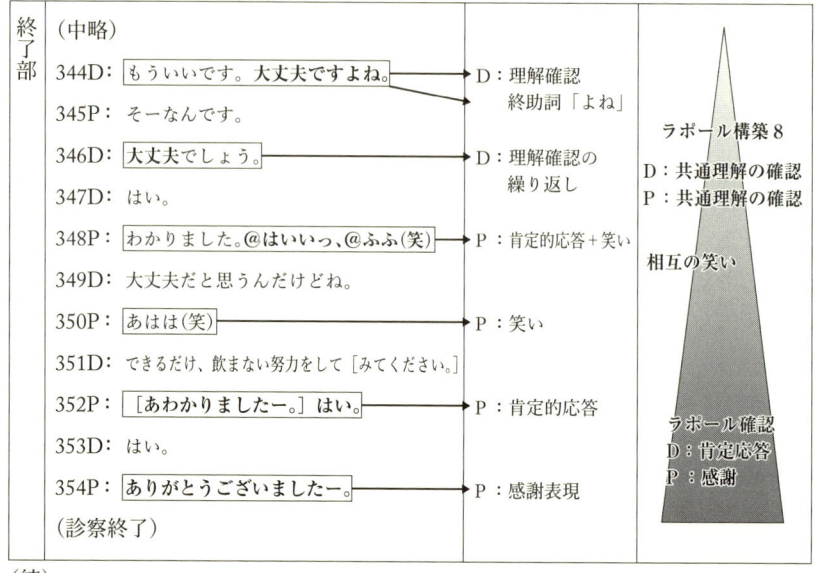

(続)

　次に、会話番号885に関して「ラポール構築」が想定される会話部分を以下に示し、医師と患者のフレームやフッティングがどのように関係しているか分析する。図6.1の右側の列に記載した「ラポール構築」について、番号順にその要因と構築プロセスを確認していく。

1) ラポール構築1(例6.1)

　開始部冒頭、患者は笑いながら挨拶して入室する。挨拶とともに付与される非言語メッセージである「笑い」[5]は相手に対する親近感を示す「コンテクスト化の合図」(contextualization cue)[6]として機能し、冒頭から患者は医師とのラポール構築を促す親和的なフレーム[7]の中でコミュニケーションを開始している。

　例6.1で示すように、患者が症状を説明している間、医師は短く肯定的応答「うん」により聞き手としてのメッセージを送り、話を促すあいづちを打って、さらに、「はいはいはい。」(15行目)と明確な肯定的応答で発話促進を繰り返す。医師は非言語の笑いとともにいずれも「コンテクスト化の合

図」で積極的な発話促進の相互行為フレームを提示し、患者も次々と症状説明を進めていく。患者と医師は共に情報授受の相互行為を積極的に協力して行っている状態であり、「ラポール構築1」が観察できる。

例 6.1
 2P：えっとー。9日の日、
 3D：うん。
 4P：来たんですねで16日のー、
 5D：うん。
 6P：日曜日にー、夕方から
 7P　1回ちょっとー、
 8D：うん。
 9P：咳こんで、
 10D：うん。
 11P：でー、薬飲む前だったんでちょっと慌てて薬飲んで、
 12D：うん。
 13P：でー、9日の日にあのー、
 14P：吸入器。
 15D：はいはいはい。　　　　　　　　　＝＞ラポール構築1
 16P：あれをー、使ーってみたら、ということで、
 17D：うん。
 18P：なってたんでー、
 19D：うん。

　医師が問診の最初の質問を発するまでもなく、患者はこれまでの経緯と来院理由の説明を始めている（2行目：えっとー。9日の日、）。それを聞きながら、医師は「うん」と短いあいづちを5回（3行目、5行目、8行目、10行目、12行目）、患者の説明の合いの手を打つようにリズミカルに繰り出していく。そして、少し患者が言い淀んで（「でー、9日の日にあのー、吸入

器」(13行–14行)と重要な情報が出たところで、さらに「はいはいはい。」(15行目)と肯定のあいづちが強調されている。そしてまた、「うん」と短いあいづちが続き(17行目、19行目)、ようやく21行目で患者の発話をさえぎって、「ちょ待ってよ」と医師の質問に転じている。

　患者にとって医師が合いの手のように「うん」を繰り返したことは、話し手である患者にとって、まず「医師は自分の話を確実に聞いている」、「医師は自分の話をさえぎらずに話を進めるよう促している」という医師からの「コンテクスト化の合図」として示される。ここで、患者はこの場は自分が話し手となる場面であり、それが医師から求められ期待されているというフレームが更新され続けている。両者のフレームは、患者は「話し手フレーム」であり、医師は「聞き手フレーム」にあることを短くインフォーマルな「うん」により反復的に強調し、途中で患者が思い出した末、発話した言葉(「吸入器」)を受けて、今度はフォーマルな「はい」を重ね「はいはいはい」と連発した時点で、患者は大きな肯定的理解を医師から得たと感じる。ここに、「ラポール構築1」として、患者は医師に受容されている感情、すなわち「ラポール」が構築された箇所として同定できる。同じ「聞き手フレーム」であっても、より積極的に患者の話に耳を傾ける姿勢は「フッティング」[8]を患者に近接させ、患者を中心とした立ち位置に近づいているともいえよう。

　また、ここで示唆される「メタメッセージ」[9]は、繰り返されるあいづちの意味と反復のリズムよって、医師の患者に対する肯定的な聞き手としての意欲表明と同時に、話し手への促しという多重のメッセージを患者に発している。

2) ラポール構築2(例6.2, 6.3)

　医師は患者の説明を中断し、患者が使用した吸入器について、これを発作時に用いると前医師が指示したか否かとの確認をはかる。ここで、いったんラポール構築が中断する。医師から「ちょ待ってよ」(21行目)、「ちょ待ってね」(23行目)と、説明中断の要請がされてはいても、聞き手への呼びかけ

を示す終助詞「よ」、協調的確認を示す終助詞「ね」をそれぞれ標準語常体「待って」に付与することで、患者に対する要求は緩和されている。さらに、「吸入っちゅうのはこれはね、え、発作の出た時にしてちょうだい言われた？」(24行目-24a行目)と事実確認の質問をするが、「吸入っちゅうのは」の関西方言音調(下線部)、「してちょうだい」の恩恵授受表現(下線部)を含むことで、患者への非難を含意する質問ではなく、中立的な事実関係確認のメッセージとして明示される。

そのため、ラポール構築は一時中断されるが、患者の事実確認への返事がなされるとすぐ、医師は［はい、はいはいはいはい。］(28行目)と肯定的応答のあいづちを繰り返す。再びラポール構築が開始されたと観察できる。患者も、笑いの非言語メッセージの「コンテクスト化の合図」を少なくとも3つの言語的メッセージの①「言い淀み」(25行目)、②「服薬行動説明」(27行目)、③「服薬ミスの謝り」(29行目)に付与し、医師に対して対人配慮としてのラポール表明を同時に行っている。医師も、「や面倒くさくなるんですわみんなね」(30行目)と、患者が述べた「面倒になって」(29行目)を繰り返してリサイクルし、関西方言「ですわ」で親近感を示し、「みんな」と一般化することで患者の服薬ミスの行動は無理もないことであり同情に値し、仕方なかったと正当化している。

ここで医師と患者はそれぞれ、医師は患者への受容的理解を示し、患者は医師により叱られることなく受容され安堵する。患者は自分の服薬ミスを述べたところで医師からは少なくとも「叱責」や「驚き」ではなく、肯定的な受け止めが示されたと感じる。ここでもまた患者は自分を受容したという合図を出している医師により、少なくとも患者のポジティブ・フェイスへのFTAは回避された。医師は患者を肯定するあいづちを通して、フッティングを患者寄りとし、フレームも患者の立場に重ねることで、2回目のラポール構築がなされたと判断できよう。

例6.2

  20P：つかっ—

```
21D：ちょ待ってよ。          ⎫
22P：[たんですけ]どー        ⎬ （ラポール中断）
23D：[ちょ待ってね]。        ⎭
24D：吸入っちゅうのはこれはね、え、発作の出た時にして
     ちょうだい言われた？
25P：ええー。それー。ふふ(笑)もらった早ーからー、
26D：うん。
27P：2、3日は朝昼晩してたんです［@けどー、@］
28D：[はい、はいはいはいはい。] ＝＞ラポール構築2
```

　医師が患者の話を遮って発話が重なりながら、23行目「[ちょ待ってね]」、24行目「吸入っちゅうのはこれはね、え、発作の出た時にしてちょうだい言われた？」と聞き返した時点で、患者は即座にその使用に何か問題があったと察知し、25行目「ええー。それー。ふふ(笑)もらった早ーからー、」と、「ええー。それー。」とフィラーを重ね、笑いを挿入して即答をさけている。

　患者は、別医師が自分の使用した発作時での服薬指示を出してはいなかったことを直接認めず言い訳を述べるところで、医師はまた発話を促す短いあいづち「うん」(26行目)を入れ、患者は結局、自分が正しい服薬（予防薬としての使用）を最初の2、3日だけはしていたが、27行目「2、3日は朝昼晩してたんです［@けどー、@］と笑いで中断しながらその後は行ってこなかったことを示唆する。笑いを文末に含ませることで「コンテクスト化の合図」がなされ、患者としては「その時は予防薬として正しく使っていたが、知っていながらその後は本来の使用をしていなかったこと」について不適切であり自分の過失だったと自覚して当惑する感情を示唆している。そこで、医師は患者の発話の最後［@けどー、@］にかぶせて、28行目「[はい、はいはいはいはい。]」と肯定のあいづちを重ねている。

　このように患者は自分の服薬ミスには既に気づいており、その点をこの医師が改めて質問、確認したが、その後すぐ、29行目「@すいません。面倒

になって@」と、患者は笑いながら自分の服薬ミス――朝昼晩の予防薬としての使用が面倒になり正しく服用しなかったこと――を「すいません」と謝っている。

例 6.3
 29P：@すいません。面倒になって。@
 30D：や面倒くさくなるんですわみんなね。=＞ラポール構築 2

 31D：てゆーけどー、じゃほとんどしてなかったんやね。
 32P：9 日、にもらー
 33D：はい。

　患者が自分の誤った喘息の薬の使用（本来は朝昼晩に予防薬として使用すべきだったが、発作時だけに使っていたこと）について、患者はその服薬ミスを、29 行目「@すいません。面倒になって@」と正直に謝る。それに対して医師は、30 行目「（い）や面倒くさくなるんですわみんなね。」と患者が朝昼晩の服薬ができなかったことに理解を示すだけでなく、さらに「みんなね」と述べることで誰にでも生じる当然の気持ちであり、患者と同時に自らをも言及指示している。この時点で、医師は患者の示したフレームに自分のフレームも重なることを言語的に明示したのである。

　さらに、医師の発話の 30 行目「や面倒くさくなるんですわみんなね。」には、その直前の患者の発話で出された、29 行目「@すいません。面倒になって。@」の「面倒」が繰り返してリサイクルされている。この反復も患者の言葉を医師が繰り返すことで、同じ語彙の使用によるフレームの同一化を示しており、やはりラポール 2 の構築が継続し促されている。

　ポライトネス[10]理論における FTA（= Face Threatening Act）[11]の観点でみると、まず、注意回避がなされたという点で患者のネガティブ・フェイスへの侵害が回避された。さらに、医師の 30 行目「や面倒くさくなるんですわみんなね。」と患者の気持ちに理解を示しつつ、医師自らも暗黙裡に含む不

特定多数の「みんな」も同様に「面倒くさくなる」と患者の行動を医師が積極的に肯定理解することで、患者のポジティブ・フェイスも医師によって保持されたのである。

また、ここでは「すいません」(29 行目)と患者は謝っており、患者も医師のフレームにすり合わせている。医師が望むフレームでの服薬行動を行うべきだったと謝罪することで、医師のフレームへの同化、あるいは接近をはかろうとしており、ここでは患者側から積極的に相互行為的フレームによるラポール構築の働きかけが見られる部分である。

3) ラポール構築 3 (例 6.4, 6.5)

結局、患者は前医師から処方された喘息の薬を正しく予防薬として使用したのは前回の受診後 3 日足らずと述べたところで、その後喘息の発作が起きた日を医師が確認しているが(39 行目)、ここで医師は「発作がおきる」などの一般動詞ではなく、オノマトペの「ぜいぜいひいひいなって。」と一般の日常言語で喘息発作を表現している。

例 6.4
　　37P：もらって。それこそ 3 日。
　　38P：は@使いました。@［しか使ってません。］
　　39D：［＃＃＃］、16 日はそのー、結局発作になったの、ぜいぜ
　　　　　いひいひい
　　40　　なって。
　　41P：ええー、まだから出かけててー
　　42D：うん。
　　43P：帰ってきたらいきなりこんこん出てー。　＝＞ラポール
　　　　　　　　　　　　　　　　　　　　　　　　構築開始

患者は前回の医師から処方された喘息薬を、予防薬として使用したのはその後 3 日であったことを述べているが、患者自身がそれを多めとするか少

ないとするか躊躇した発言となっている。37行目「もらって。それこそ3日。」、38行目「は@使いました。@［しか使ってません。］」、と言い直していることから（「は@使いました。@」→「しか使ってません。」）と、「3日」を強調すべきではなく過少評価が妥当であると患者自らが認めている。

　医師はそれについては何も反応・評価せず、39–40行目「［＃＃＃］、16日はそのー、結局発作になったの、ぜいぜいひいひいなって。」（下線部筆者）と患者の喘息の発作の時期を特定する質問を行うが、ここでオノマトペ（擬音語擬態語）を用いた「ぜいぜいひいひいなって」という副詞的または動詞化した語彙の選択は、医師の用いる専門語のレジスターではない。オノマトペによる症状描写は、医師が患者の30代女性にとって身近で平易な日常語から語彙を選択して行ったのである。(cf. Mishler, 1984)

　このように、医師が患者の日常語使用と同じ「ぜいぜいひいひいなって」とオノマトペを選択した時点で、この擬音語が一種の「コンテクスト化の合図」の役割を果たし、患者は医師が患者と同じ日常的語彙使用の「フレーム」に転換したことで、医師に対して親近感を深めラポールが向上する。それは患者の答えが、43行目「帰ってきたらいきなりこんこん出てー。」と、新たなオノマトペ「こんこん」を用いた発話を引き出していることから、患者と医師間のラポール強化がなされているといえる[12]。

　患者が正しくない服薬をしていることについて、医師は怒ることなく先にラポール構築3を認めた30行目「や面倒くさくなるんですわみんなね。」と同様に、患者が正しい予防薬として使用するのは困難であると、49行目「しゃーないな。」として患者への共感を示し、さらに続けてそれが酷であると患者に対する共感的発話を重ねて、薬についての説明になっている。

　　例6.5
　　　　44D：うん、や、咳が咳が問題やねー。
　　　　45P：それーがー時間半で、なおったんです。時計見@てた
　　　　46P：んですけど@。
　　　　47P：うーーーーん。

```
 48D：はーげーしーは、してーない。
 49D：しゃーないな。あれね。ね。
      その日常元気な人にやり        ｝＝＞ラポール構築 3
49aD  なさいっちゅうのは、酷だけどな。
 50P：や＠怒られますよね。＠ふっ（笑）
 51D：えー、3回。あのー、あれね。発作出た時にする薬じゃ
51aD  ないんですよー。
```

　このように医師は患者が予防薬としてその薬が使用できないことに対して、49行目「しゃーないな。あれね。ね。その日常元気な人にやりなさいっちゅうのは、酷だけどな。」と、患者に重ねて共感を示している。「しゃーないな」だけでなく、「その日常元気な人にやりなさいっちゅうのは、酷だけどな」と共感しているのは、喘息患者といっても発作が起こらない時は、ごく元気な状態でいることを患者の立場に重ねて発言しているのである。もっとも、患者の立場に完全に同化はしていない。

　医師の立ち位置である「フッティング」は、あくまで医師であることは、「元気な人にやりなさいっちゅうのは、酷だけどな」として、自分は命令する側、すなわち医師の立場のままではある。しかしながら、「患者」といっても「日常元気な人」とより正確なこの女性患者の状況を把握して、毎日予防薬として使用することは、「酷だけどな」と患者の気持ちと重ねた発話となっている。ここでは、患者が感じる日常的な喘息に対する病識と、予防薬使用についての抵抗感のいずれについても医師は共通認識をもつことで「フッティング」は変わらないが、「フレーム」の同化を行っている。この部分でラポール構築3がみられる。

4）ラポール構築 4（例 6.6, 6.7）
　その後、医師は薬の説明を行い、処方された薬は発作が出たときに使う薬ではなかったことを示すが、実は前医から厳しく注意されたことを患者は笑いながら、54行目「先生に、その時懇々と言われたん＠ですけど。＠」と

明らかにする。それに対して医師は、その前医が喘息専門医だったという新情報を開示している(例6.6)。

例6.6
 51D：えー、3回。あのー、あれね。発作出た時にする薬じゃ
51aD　ないんですよー。
 52P：んんーと、
 53D：聞いてない？
 54P：先生に、その時懇々と言われたん@ですけど。@
 55D：言われた、そりゃそうや。⎤
   だって前診てくれたのね、　⎬　＝＞ラポール構築4開始
55aD　喘息の専門の先生ですわ。　⎦

　本来は発作時に使用する薬ではないということを、医師は「聞いてない？」(53行目)と患者に質問するが、もう既に患者は前医からかなり厳しく注意を受けていたということが判明する——54行目「先生に、その時懇々と言われたん@ですけど。@」)。しかし、前医とは対照的に今回の医師は叱責どころか注意も述べていない。

　逆に、55行目「言われた、そりゃそうや。」と患者が前医に「懇々と言われた」ことに対して、「そりゃそうや」という肯定、少なくとも否定はしていないことから、すなわち患者を受容した発言となっている。さらに続けて医師は「だって前診てくれたのね、喘息の専門の先生ですわ。」と情報開示を行っている。この「だって前診てくれたのね、喘息の専門の先生」であったという情報開示は、前述の「そりゃそうや」の言及指示内容に影響を与えるのである。

　これにより、「喘息の専門の先生だから怒ったのは当然」という解釈も可能になる。すると「患者が誤った薬の使用をしたから、懇々と注意されたのも『そりゃそうや』(当然である)」のか、それとも、「喘息の専門の先生だから、懇々と注意されたのも『そりゃそうや』(当然である)」のか。いずれ

の解釈も可能だが、55行目「だって前診てくれたのね、」と「だって」と後続に理由を示す接続語が置かれたことにより、後者が有力となり、患者の服薬ミスに対する非難は軽減され、すなわち患者に対するFTAを医師が軽減したことになる。この時点で患者は自分が肯定され、かつFTA軽減が医師からの発言でなされたことにより、ラポール構築が開始される。

続けて患者はその喘息専門医の先生がとても怖かったと医師に告げるが、それに対して、医師は大笑いを続けながら、患者のその時の気持ちを聞き返している。

例6.7
56P：あそー、[そーらしいですねー。]すごいこわかったです。
57D：[うん、そうそう。]
58P：ふふふ(笑)
59D：はっはっは(笑)こわかった？　　＝＞ラポール構築4
60P：いやここ聞きたいことも聞けずにー、なんとなくはいはい、
60aP　と言って帰ったら薬がねー、
61P：違うかったんです。違うかったというよりもー、
62D：ふふふ(笑)
63P：もー持ってきたんですもー。ほほほ(笑)

患者が56行目「あそー、[そーらしいですねー。]すごいこわかったです。」とその時の怖さ、そしてその医師の叱責ぶりを述べたところ、医師は大笑いをしながら、59行目：「はっはっは(笑)こわかった？」といかにも楽しそうにその時の患者の恐怖感について聞き返している。「こわかった？」と聞くことは、医師は患者の気持ちを再確認することであり、笑いながら質問することは既に非難や批判でないという「コンテクスト化の合図」に等しい。すなわち、医師が患者の認識フレームについて確認することは、患者の立場になって話を聞こうという態度であり、患者の「フレーム」を理解しよ

うとして、「フッティング」も患者に接近した状態といえる。

5)ラポール構築 5(例 6.8)
　患者が薬の処方も違っていたことから、飲み方がまったくわからず苦労したという話をして、さらに患者自身が自分の身体に対する若干の不安感を述べた後で(86行目)、医師は前向きの発言89行目「よし、ちょっとね。もっと工夫しましょ。」など新しい治療方針を示唆する。

　　例 6.8
　　　　86P：もー私の体はどーなってるんだか。
　　　　87D：まけど、あれだな本格(＃＃＃)。
　　　　88P：んんー。
　　　　89D：よし、ちょっとね。もっと工夫しましょ。
　　　　　　　　　　　　　　　　　＝＞ラポール5開始
　　　　90P：おほっ(笑)
　　　　91D：咳、要は咳が出なきゃいいわけやね。
　　　　92P：そうなんです。

　患者が自分の体に対する不安や自信のなさを述べているが(86行目「もー私の体はどーなってるんだか。」)、それに対しては反応をしていない。しかし、無視をしたのではなく、次に患者の体をより健全な状態にもっていくための意思表明を行っている。医師は、87行目「まけど、あれだな本格」、89行目「よし、ちょっとね。もっと工夫しましょ。」と前向きに他の治療方針を示唆し、91行目「咳、要は咳が出なきゃいいわけやね。」と、「要は」と強調することで治療行動の目標をシンプルに提示している。
　このように、今までにない何か工夫された新しくシンプルな治療方針を考えようという医師に対して、患者は自分の望む「治療フレーム」に医師の方から寄り添ってくれていると感じる。ここでラポール構築5の開始がよみとれる。

以上、ラポール構築の詳説はここまでとし、残りのラポール構築 6, 7, 8 の展開についてはフローチャートで図示した通りである。

5 「笑い」の表記は、単独では笑い声（擬音語）で記述し、発話に含まれる場合は＠―＠で部分を示す。
6 コンテクスト化の合図（contextualization cues）に関する説明と定義は 174 ページを参照。
7 フレーム（frame）および相互行為的フレームに関する説明、定義は 173 ページを参照のこと。
8 フッティング（footing）の詳しい概念説明は 173 ページを参照。
9 メタメッセージ（metamessage）の詳しい概念説明は 174 ページを参照。
10 ポライトネス（politeness）の概念は、175 ページを参照。
11 「ポジティブ・フェイス」（positive face）と「ネガティブ・フェイス」（negative face）という人間の 2 つの "face"（面子）に対する侵害行為を "FTA"（= Face Threatening Act）と呼ぶ。詳細は 176 ページを参照。
12 診療談話におけるオノマトペ分析では、特に医師による効果的運用が特徴的で専門語としての漢語、カタカナ語、具体的例示を併用することで患者の親近感や理解度を促進させていた。（植田，2013b）

6.2.4.3　ラポール構築の構造

一連の相互行為的プロセスを概観してきたが、診療談話全体の構造を示すと次のような談話展開に纏められる。患者の症状説明を最初に中断して（ラポール 1）医師は服薬ミスの詳細を聞き（ラポール 2）、医師から問題の所在確認がなされる（ラポール 3）。次に患者は前医に対する否定的評価を述べそれに対して医師も笑いながら聞き（ラポール 4）、再び問題の所在確認(2)（ラポール 5）を行って、新処方の説明（ラポール 6）を行う。そしてまた前医の評価(2)（ラポール 7）を患者が笑いながら語り医師も笑って応じ、同じく再度新処方の説明(2)を述べながら医師は本音を一言吐露して、最後に患者の理解確認（ラポール 8）を行って診療を終了する。

構造的特徴として、繰り返されている項目は、問題確認、前医の評価、新処方の説明である（図 6.2 参照）。

```
        ラポール 1        症状説明
            ↓
    (中断)ラポール 2     服薬ミス説明
            ↓
        ラポール 3        問題確認(1)
            ↓
        ラポール 4        前医の評価(1)
            ↓
        ラポール 5        問題確認(2)
            ↓
        ラポール 6        新処方説明(1)
            ↓
        ラポール 7        前医の評価(2)
            ↓
    (医師の本音吐露)     新処方説明(2)
            ↓
        ラポール 8        患者の理解確認
```

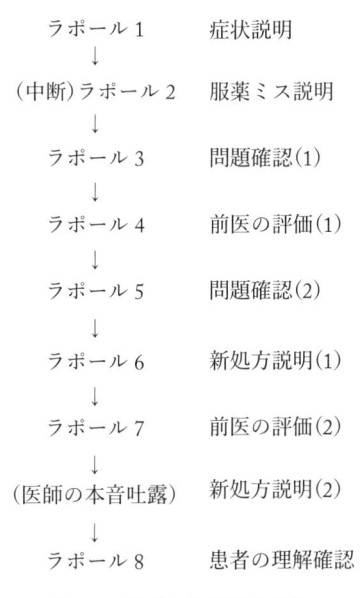

図 6.2　ラポール構築の構造

6.2.4.4　結束性(cohesion)

　患者と医師が相互に相手の言葉をどのように連関させているか、テクスト内での相互行為について確認する。「助言のディスコース」を分析した阿部(2008)の研究は、ハリデー(1994)によるテクスト言語学の立場から、テクストのまとまり(文以上の単位)の成立条件である「結束性」(cohesion)の概念に注目して談話分析を行っているので援用する。

　テクスト言語学の立場からハリデーの主張している結束性を作る方法は、1)照応(co-reference)、2)省略と代用(ellipsis and substitute)、3)接続(conjunction)、4)語彙的結束性(lexical cohesion)の4つである[13]。以下にその内容を記す(阿部, 2008, pp.125–126；cf. ハリデー, 2001)。

　13　「いま挙げた四つの部類が英語という一言語における、それも明示的な結束要素だけを取り上げたものであることはあらかじめ了解しておく必要がある。」(山中, 1998, p.126)
　　　本章では、患者と医師の相互行為の連関を捉える枠組として援用する。

1) 照応（co-reference）
同一文やテクストの中に"he"や"she"などの人称代名詞、また、"this"や"that"などの指示代名詞が指し示す語が存在する場合や比較対象となる語が存在する場合、この関係を照応という。同一文やテクストの中でこの関係が成立していれば、他の文法的あるいは構文的関係が見出せなかったとしても、その文やテクストは結束しており、すなわち、文やテクストとして成立していることとなる。それぞれの語の照応対象は、その後が出現する前方であったり、後方であったりする。

2) 省略と代用（ellipsis and substitute）
省略が可能になる文やテクストには、その省略される内容と同等の別の語が存在している。これは語彙と文法構造の問題であり、省略すると文法構造が崩れる場合には、その文やテクストは成立しないということになる。また代用は、省略が行われた場所や省略された要素の文法的機能は何だったかを示す。

3) 接続（conjunction）
接続は、節と節をつなぐことで、より大きな文としたり、文と文をつなぐことで、より大きなテクストにする際に使われる。また原因と結果が別々の文の場合、それを意味がつながるように結束させている。通常、接続付加詞や接続詞を節や文の頭に置く場合が多い。

4) 語彙的結束性（lexical cohesion）
同一の文やテクストの中で、同じ語の繰り返し、同義語、上位・下位関係語、さらにはスキーマによって関係づけられる語などの関係は、その語が存在する節や文を互いに結びつける役割を果たす。前述の1)照応、2)省略と代用、3)接続が文法構造や構造的関係によるものである、とするならば、4)語彙的結束性は、それらにとらわれない意味的関係を構築する。

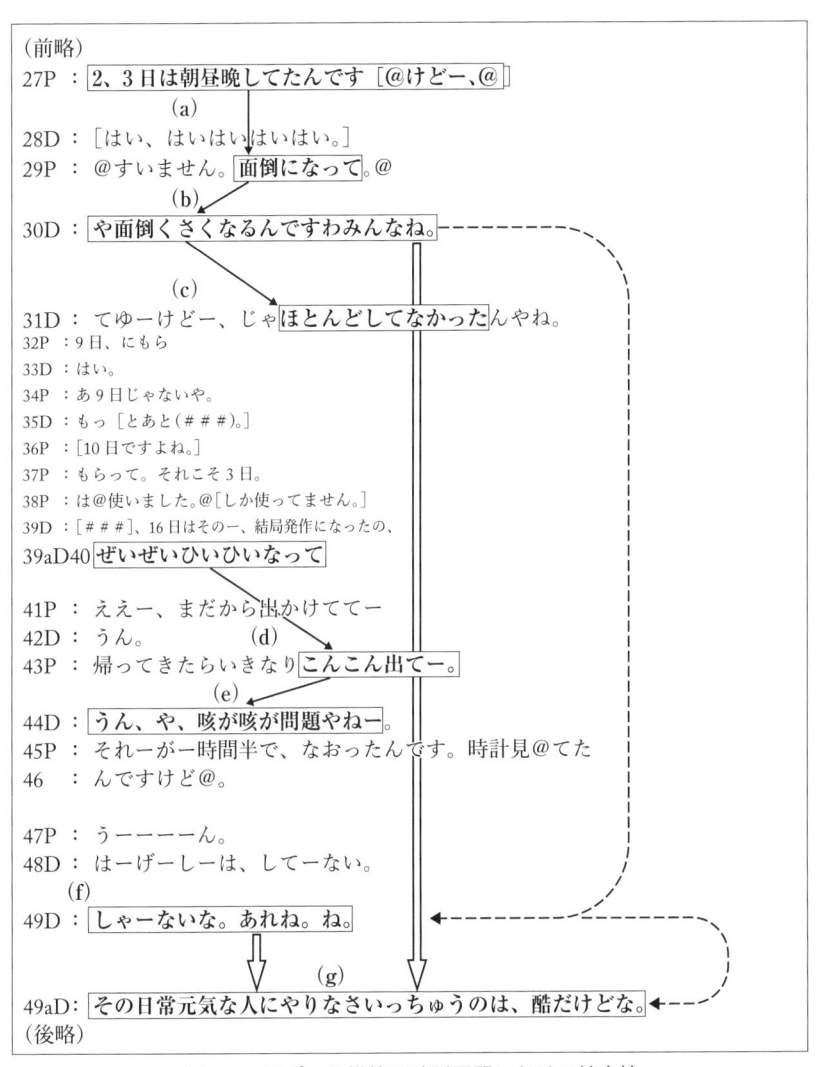

(前略)
27P ： 2、3日は朝昼晩してたんです［@けどー、@］
          (a)
28D ： ［はい、はいはいはいはい。］
29P ： @すいません。面倒になって。@
                  (b)
30D ： や面倒くさくなるんですわみんなね。
          (c)
31D ： てゆーけどー、じゃほとんどしてなかったんやね。
32P ： 9日、にもら
33D ： はい。
34P ： あ9日じゃないや。
35D ： もっ［とあと(＃＃＃)。］
36P ： ［10日ですよね。］
37P ： もらって。それこそ3日。
38P ： は@使いました。@［しか使ってません。］
39D ： ［＃＃＃］、16日はそのー、結局発作になったの、
39aD40 ぜいぜいひいひいなって
41P ： ええー、まだから出かけててー
42D ： うん。   (d)
43P ： 帰ってきたらいきなりこんこん出てー。
                          (e)
44D ： うん、や、咳が咳が問題やねー。
45P ： それーがー時間半で、なおったんです。時計見@てた
46　 ： んですけど@。
47P ： うーーーーん。
48D ： はーげーしーは、してーない。
   (f)
49D ： しゃーないな。あれね。ね。
                (g)
49aD： その日常元気な人にやりなさいっちゅうのは、酷だけどな。
(後略)

図6.3　ラポール構築の談話展開における結束性

　阿部(2008)が「助言のディスコース」分析に応用したように、本章でも阿部の用いた日米の助言談話の分析の手法を参考にし、発話された語の結束性についてそれぞれの関係と構造を示した(図6.3参照)。

患者と医師の会話の中での語句の関係を見ると、図 6.3 で明らかなことは、1) 患者と医師の間で同一語句のリサイクル、2) 同義の語句でのパラフレイズ、3) 同義だが異なる表現によるパラフレイズ、という 3 段階のレベルにおける結束性が実現されている。

　第一のレベルは、同一語句の反復による発話のリサイクルで示される結束性で、図 6.3 の中の (b) 患者「面倒になって」(29 行目) = > 医師「面倒くさくなる」(30 行目) の部分である。患者が先に述べた「面倒」を医師がリサイクルして、「面倒くさくなる」と繰り返し同一の意味が同一語句で反復されている。具体的に何が「面倒」になっているのかについては患者の発言内で明示され、(a) の矢印で示すように、「2、3 日は朝昼晩してた」(27 行目) ことが「面倒になっ」た (29 行目) として医師もその内容を受けている。ハリデーの指摘する語彙的結束性 (lexical cohesion) が実現されている。

　第二のレベルは、同類の言葉による言い換えである。(c) の矢印で示すように医師が「面倒くさくなる」(30 行目) ことは、すなわち「ほとんどしてなかった」(31 行目) と当然予想される帰結を補足して言い換えを行っている。そして医師が「ぜいぜいひいひいなって」(39a 行目) とオノマトペを使用して患者の症状を表現すると、それを受けて患者も「こんこん出て」(43 行目) と同類の表現によるパラフレイズしている (d)。さらに医師も患者の「こんこん出て」の発話を受けて、「咳が咳が問題やねー」(44 行目) とパラフレイズを行う (e)。これらの言い換えは、いずれも語彙的結束性 (lexical cohesion) といえる。

　第三のレベルの結束性実現は、同一の意味内容の発話を異なる表現で述べるものであり、ここでは医師自身が自分の発言内で行っている。医師は「や面倒くさくなるんですわみんなね」(30 行目) と患者の服薬の怠慢に理解を示して同情する発話と同一内容のことを、(f)「しゃーないな。あれね。ね。」(49 行目)、(g)「日常元気な人にやりなさいっちゅうのは、酷だけどな。」(49a 行目) と 2 か所で異なる述部表現により述べている。いずれも対象となる事象の言明が省略されているので補足すると、「喘息の予防薬を毎日服薬すること」が「しゃーない」ことであり、元気な患者にとってそれは「酷」

だという意味である。しかし、医師も患者もその事象を言明しなくても両者は共通理解を得ているので省略されている。これは、ハリデーが指摘する「省略と代用（ellipsis and substitute）」とみなされる。

　この患者と医師の発話の結束性が高く緊密であることは、医師自身の発言内で示される結束関係（f）の中に、さらに患者と医師のリサイクルや言い換えによる結束関係（d）（e）が入れ子構造として内包されている点からも明らかである。

　このように、ラポール構築が成功している談話展開の特徴の1つとして、会話者間の発話語句における相互の結束性が緊密であるという可能性が示された。

6.2.4.5　一貫性（coherence）

　次に、前述した結束性（cohesion）と区別して、医師と患者が様々な認識をどのように一貫性（coherence）をもって構築しているか、両者の発話から推測される価値観や意識を比較する。一貫性の定義は、「主として話し手と聞き手の言語外の知識や手段——例えば、現実世界に冠する知識、話し手・聞き手の仮定や推論など——による談話やテクストの内容のまとまりを指す」（大山・藤永・吉田，1978, p.95）とする。具体的には、医師と患者のそれぞれの世界観を構成する疾病観、服薬・治療観などの抽出を目的とする。

　女性患者は喘息であり、これまで予防薬として飲むべきステロイド系薬剤を誤って発作時に使用していたことが前回診察した医師に指摘され叱責されたと今診察をうけている医師に話している。医師と患者が疾病などについてどのように考えているか、言外にあるイデオロギー的認識が推測される発話部分を表6.1〜6.5に記す。

1）疾病観

　患者が不調と感じる身体的状況（喘息）について医師と患者自身はどのように捉えているか、それぞれの疾病観が直接・間接的に表出されていると推認できる発話を列記したものが表6.1である。

まず、医師がこの女性患者に対してこの病気の説明を次のように行っている――「ぜ、喘息っちゅうのは慢性的な喉の炎症なんですよ」(166行目)。すなわち、ここで医師が患者に対して向ける「まなざし」は、「喘息は慢性的な喉の炎症」として局部的な「喉」の、しかも「炎症」という部分的「疾病」に焦点を置いている。それ以外に医師の発話には、患者を全人的に捉える、あるいは「からだ」全体から把握するような「病い」としての言及はない。

一方、患者は、自分の喉に関する詳細な説明や処方は訴求せず、代わりに「もー私の体はどーなってるんだか。」(86行目)と意識は体全体に向けられ、「私の体」全体に広がる不信感、違和感を表現している。

ここで、1つの身体的状況として生じている病気をどのように認識しているか、医師と患者は異なる疾病観を持っていることがそれぞれの発話から伺える。患者のある特定の部位を取り出していることから、医師の疾病観は体の一部に生じた異変、すなわちdisease(疾患)として捉えている。全人的に患者のからだ全体からみたillness(病い)としての発話部分は見当たらない。それに比べ対照的に患者は、「私の体はどーなっているんだか」(86行目)とからだ全体に異変が起きたこと、すなわちillness(病い)の状態を感覚的に捉えている。

表6.1　疾病観

		医　　師	患　　者
疾病観	疾病の捉え方	166D：ぜ、喘息っちゅうのは慢性的な喉の炎症なんですよ。	86P：もー私の体はどーなってるんだか。
	問題の特定	44D：うん、や、咳が咳が問題やねー。 91D：咳、要は咳が出なきゃいいわけやね。 93D：咳、から始まるんでしょ？ 95D：こんこんこんこん、ひゅーなんでしょ？	=> 92P：そうなんです。 => 94P：そうですねー。 => 96P：そうなんです。

さらに、医師が喉の炎症で何が特に問題であるかを特定しようとして「うん、や、咳が咳が問題やねー」(44行目)と、「咳」を焦点化する。その後、再び医師はより問題を明確化する質問で「咳、要は咳が出なきゃいいわけやね」(91行目)と患者に念を押し、これに対し患者は「そうなんです」(92行目)と肯定する。その後も2回、医師は表現を変えながら(「咳、から始まるんでしょ?」(93行目)や「こんこんこんこん、ひゅーなんでしょ?」(93、94行目)と患者に症状の問題特定を繰り返す。そのたびに患者は、「そうなんです」(92行目)、「そうですねー」(94行目)、「そうなんです」(96行目)と肯定を繰り返している(92、94、96行目)。医師の「診察フレーム」の枠組みで捉えた症状に対する治療目標を、患者自身もその通りであると認めている。

　一見、表面的には治療目的を医師と患者で共有しているようだが、医師は一貫して「喉の炎症」「咳が問題」と局部的な症状として捉えた上での「咳が出なければいい」という問題設定をしている。それに比して、患者は「体」全体に異変を感じている中での「咳」としての疾病観であり、医師の問題設定した「咳が問題」に従って「そうなんです」(92行目)、「そうですねー」(94行目)、「そうなんです」(96行目)と同意を繰り返しているが、但し、自分の言葉による言い換えは示されていない。これは患者にとって改めて言い換える必要がなく医師の言う通りだからとの解釈も、あるいは、自発的に問題を説明したりする必要性を感じていないともいずれの解釈も考えられる。
　ここで結論としては、疾病観に関して患者と医師とでは明らかに相違があり、それぞれが一貫性をもって最後まで自己の疾病観を保持している状況といえよう。

2)服薬に対する認識
　予防薬として使うべきステロイド剤の服薬に対する意識は、医師と患者で

どのような認識の相違があるのか、関連する発話内容から推測する（表6.2参照）。

　患者の服薬行動として判明するのは、予防薬として使用すべきステロイド剤を当初の2、3日は正しく使っていたが徐々に面倒になり、その後は喘息発作が起きた時に服薬するようになっていた、ということである。予防薬としてのステロイド剤服用について、医師は「や面倒くさくなるんですわみんなね」(30行目)と、誰しも面倒に感じるのは無理もないと「服薬が面倒である」ことを肯定し、同時に患者のその誤った認識行動を容認し患者へのフェイスを守る「ポジティブ・ポライトネス」志向の発話を行っている。再び医師は繰り返し「その日常元気な人にやりなさいっちゅうのは、酷だけどな」(49行目)と、普段元気であればステロイド剤の予防薬としての服用は「酷である」と述べ、「面倒」だけでなく「辛さ」も加えることで患者のフェイス擁護を強化し両者のラポールが生成されていく。

　患者も同様に、「@すいません。面倒になって」(29行目)として「服薬が面倒である」とする服薬意識は、医師が理解を示した通りである。但し、「面倒になる」自分の行動に対し「@すいません」(29行目)と軽い謝罪を前置きすることで、患者自身は望ましいとは思っていないことを示している。患者は、医師が「酷である」と述べたほどの辛い意識は少なくとも言語によっては表面化されていない。「でそれをー、ちんぷんかんぷんで飲んでたんでー、」(70行目)として、患者は「何をどう使っているか全くわからずに」(=ちんぷんかんぷんで)、服薬の内容や正しい飲み方について全く理解しない服薬行動であったという認識を示している。ここで患者は薬の詳しい内容や正しい服薬方法も、また自分自身の服薬行動に関する自己認識のいずれもが欠如していたのである。

　患者は服薬の基本的知識も、また自分のことでありながら服薬行動の現状認識もどちらも欠如していたことが判明すると、すぐに医師は本音を表出させ医師としての規範的発話から逸脱させて「だから、発作が出た時にしゅっしゅってやっステロイドしたって、今さら、今さら炎症抑えてどないすんねん」(171行目)と、患者の服薬行動に対してソフトにおかしみを加えながら

表 6.2　服薬に対する認識

		医　　師	患　　者
服薬に対する認識	予防薬使用の難しさ	30D：や面倒くさくなるんですわみんなね。 49D–49a：その日常元気な人にやりなさいっちゅうのは、酷だけどな。	25P, 27P：もらった早ーから一、(うん。)二、三日は朝晩してたんです@けどー@。 29P：@すいません。面倒になって。 70P：でそれをー、ちんぶんかんぶんで飲んでたんでー、
	喘息発作時の服薬は効果がなく無意味だという認識	171D–173D：だから、発作が出た時にしゅっしゅってやっステロイドしたって、今さら、今さら炎症抑えてどないすんねん。	N/A (＝該当する関連発話なし、以下同じ)

たしなめている。

　ここで規範的発話からの逸脱が感じられるのは、医師として予想される「役割語」[14]（role language；金水, 2003, 2007）としての発話に該当しないからである。仮に、医師的「役割語」としての発話を考えれば、言及指示的機能を果たす注意や情報提供を、また、社会指標的機能としては丁寧かつ冷静で権威的スピーチ・スタイルとしての敬体および標準語が想起される。

　例えば、「発作が出た時にステロイドを使わないでください」という注意や、「発作が出てから炎症を抑えても意味ないですよ」という情報提供が、医師的「役割語」として予想される。なぜなら、「役割語とは、ステレオタイプの言語的側面と捉えることができる」と金水（2007, p.2）が示すように、ある人物像に関して「知識が言語共同体において共有されている」（金水, 2007, p.2）ため、役割語が自動的に想起されるのである。

　しかし、ここで医師は、規範的な医師的役割語からは想定外となる「今さら炎症抑えてどないすんねん」（173行目）（傍点筆者）と発話スタイルをシフトさせている。もし、この関西方言の「どないすんねん」に対応する「今さ

ら炎症抑えてどうするんだ」と標準語(常体)で述べれば、強い調子の非難、叱責、詰問ともとれるところを、「どないすんねん」という関西方言にシフトさせることによって、親しみ、おかしさ、私的領域の本音吐露に転換し、患者との関係性を調整する社会指標的機能を付加した発話にしているのである。

このように、医師は大筋では、患者の服薬行動が正しく行えないことを正当化する認識に立った理解を示し、患者の精神的負担が大であると認めているが、より深層レベルでは患者の「服薬行動に対する意識」に対して批判的評価も伺える。この本音表明としての「メタメッセージ」は、「医師としての役割語」から逸脱する関西方言シフトの「コンテクスト化の合図」で示されながらまた同時に、患者のポジティブ・フェイスに脅威を与えないためのFTA回避機能も果たしている。このように、患者との関係性に配慮しながらスピーチ・スタイルを変えていく医師の談話展開を注意深く解釈することで、コンテクスト間と各発話が織りなす社会指標的機能の多元性、多層性が明らかになると考えられる。

3) 薬剤(ステロイド剤)に対する認識

喘息の予防薬として処方されているステロイド薬剤に対する医師と患者の認識の違いを示す(表6.3参照)。

医師はステロイド製剤の飲み薬としての服用に対して強い危機意識を持っていることが次の発話から明らかに示される。―「副作用が出やすいんですよ」(159行目)、「けど、新聞で突然死するとかいうね」(198行目)、「そーゆーこわい薬だから、1日2吸入まで」(200行目)、「それ以上は絶対使わないってことだから」(207–208行目)。医師はステロイド薬剤の副作用が時として突然死まで招くと警告する一方、副作用の危険も含みながらも使用する理由としてステロイド剤の絶大な効果を認めている。「けど炎症抑える作用が非常にね。ステロイドは強いんでー、」(167行目)、「予防的にやってあげるとこどーことで、炎症を抑えて、発作が出るのも防ぐ、ということです」(168行目)。このように医師はステロイド剤の消炎効果が非常に高い半面、

副作用も非常に強いという認識を有している。

　患者の薬剤に対する認識はどうだろうか。ところが、処方されたステロイド剤の効果もまた副作用の危険性についても患者の発言は皆無である。すなわち、患者の薬剤に対して認識は（発話を手掛かりとすれば）欠落している。医師―患者間にステロイド薬剤に関する共通認識はなく、そもそも患者には薬剤に対する認識そのものが意識に上らないのである。

表6.3　薬剤（ステロイド剤）に対する認識

薬剤（ステロイド剤）に対する認識		医　師	患　者
	薬のタイプ：喘息発作を抑える薬ではなく予防薬	51D：発作出た時にする薬じゃないんですよー。 53D：聞いてない？ 152D：ふふ（笑）あれいま言ってたの予防なんですよ。ふ。	54P：先生に、その時こんこんと言われたん@ですけど@
	副作用が出やすい	158D でステロイド飲み薬で使うとね。副作用出やすいんですよ。	N.A.
	炎症抑制効果が非常に強い	167D：けど炎症抑える作用が非常にね。ステロイドは強いんでー、	N.A.
	喘息発作を防ぐ	168D：予防的にやってあげるとこどーことで、炎症を抑えて、発作が出るのも防ぐ、ということです。	N.A.
	副作用で突然死もある	198aD：けど、新聞で突然死するとかいうね。	N.A.
	死にも至る副作用の怖い薬である	200D：そーゆーこわい薬だから、一日2吸入まで	N.A.

4）治療モデル・方針

　医師と患者のそれぞれの治療モデルや方針はどのように想定されているだ

表 6.4　治療モデル・治療方針

		医　　師	患　者
治療モデル・治療方針	工夫して正しい服薬が可能な治療モデルに改善する	89D：よし、ちょっとねもっと工夫しましょ。 200D：そーゆーこわい薬だから、1回2吸入まで。 201-202D：1回2吸に。1日1回。	174P：気分的なもんで、 176P：思わずしゅっしゅってやってしまった、って。
	喘息発作時に効果のある吸入器使用	129D：あのー吸入器出します。発作の時に使う吸入器です。 190-192D：はい、これがそう。これ。ネプチン。おんなじこれ飲んでる薬の。吸入バージョン。 194-195D：で、どういう作用があるかというと、これは、あの気管支を広げるお薬だから発作の時に効く薬。あのーすぐ広がります。	N.A.
	発作時のみの使用で2回までとする	204D：発作が出た時だけ。でそれ以上はしない。 205D：それいー2回しても、発作が長かったら病院に来る。 207D：もそれ以上は絶対に使わない、っていうことだから。	N.A.

ろうか(表6.4参照)。

　医師は、患者の正しい服薬行動が取れなかったことから、もっと簡単な薬の処方に変えようと新しい治療モデルを提案している――「よし、ちょっとね。もっと工夫しましょ」(89行目)。怖い薬だからと強調して、「1回2吸入まで」(200行目)、「1日2吸に。1日1回」(201-202行目)、と明確に繰り返し治療方針を述べている。

それに対して、患者はこれまでの毎日予防する治療モデルも意識せず、治療方針への認識もなく、特に理由もなく(「気分的なもんで」(174行目))、無意識の行動だった(「思わずしゅっしゅってやってしまった」(176行目))と説明する。その患者の説明を受けて、医師は新しく工夫した治療方針の提案として、「あのー吸入器出します。発作の時に使う吸入器です」(129行目)、「はい、これがそう。これ。メプチン。おんなじこれ飲んでる薬の。吸入バージョン」(190-192行目)と、喘息発作時に使用する新しい吸入器の導入を勧めている。

さらに、医師は新しい薬について気管支拡張の効果があると重ねて具体的説明を患者に行っている――「で、どういう作用があるかというと、これは、あの気管支を広げるお薬だから発作の時に効く薬。あのーすぐ広がります」(194-195行目)。

今回の診療で医師は新たな治療モデルを示し、治療方針を説明して提示しているが、これは患者にとって(恐らく)今回初めて聞くものであることから、今回の診療以前には、治療モデルや方針については特に医師と患者での確認や合意形成はなされていなかったことが推認される。

5) 他の医師(前回診察)への評価

前回、患者は別な医師から診察を受けているが、その前回診察した医師(前医)に対する印象や感じたことを、今回の医師と共有する様子を確認しよう(表6.5参照)。

患者は、前回の医師が誤った服薬をした患者に対し強く怒り、何度も説明を繰り返したとして、「や@怒られますよね。@ふっ(笑)」(50行目)、「先生に、その時懇々と言われたん@ですけど」(54行目)と述べている。それに対して、医師は「言われた、そりゃそうや。だって、前診てくれたのね、喘息の専門の先生ですわ」(55行目)と前医に関する情報を開示し、前医が怒って説明を繰り返したことは当然であったと、(理由を表す接続詞「だって」の使用から)認識している。

同様に、患者も喘息専門医である前医の怒りや繰り返しの説明等にみられ

る行動は、当然であると認識している(「や＠怒られますよね。＠ふっ(笑)」)。なぜなら、患者は「や＠怒られますよね」(50行目)として過去形は使用せず、普遍的な事象に変換させて「怒られますよね」と現在形で述べていることから、「当然の出来事」として評価している。誤った服薬行動を自分がしてしまったことで、「当然」→「怒られます＋よね」と現在受診中の医師に同意確認を求めている。もし、「怒られたんですよね」と過去形を交えた陳述であれば、過去の事実を伝えることで言外に不満や批判を示唆する発話と解釈する可能性も出てくるが、そのように過去形は使用していない。

　そして、前医が喘息専門医であったことは患者も伝聞で認識しており(「あそー、そーらしいですねー」(56行目))、自分の服薬ミスへの叱責は当然であるという前医に対する評価は今回の医師と共有している。

　そして、患者は前医による叱責は当然であると評価すると同時に、前医に対する自分の感情(恐怖心)(「・・・すごい怖かったです」(56行目))や、前医の強い叱責の口調(「こないだもなんかそうゆって＠先生にばんばんいわれて＠」(143行目))について、患者は言い淀むことなく、ありのままを率直に語っている。但し、ここで患者は何回も笑いながら前回の医師に関する陳述を繰り返しているが、その時の恐怖心や叱責が患者の現時点(今回の診察)において何らかの否定的感情を生むほどの影響を与えているわけではない。

　そして、今回の医師も患者と同様に何回も笑いを挟んでいることから(「はっはっは(笑)怖かった？」(59行目))、前医と患者の間に生じた出来事に対する共通評価は、患者と同じく「笑い」の対象としているといえよう。また、患者が「あそー、そーらしいですねーすごい怖かったです」(56行目)と、「すごい怖かった」と感情を明確に言語化した発話を受けて、医師も「はっはっは(笑)怖かった？」(59行目)と繰り返し確認している。ここで患者は感情(怖かったという否定的感情)を閉じ込めることなく言語化して他者に、しかも同業の医師に告げることができて、ある種のストレス発散、癒し的効果が得られたのではなかろうか。また、この患者の感情表現を医師が笑いながら同一表現で繰り返すことは、言及指示的確認と同時に患者への共感的態度を示すという社会指標的機能も強化されたと解釈できる。医師は患者

表 6.5 他の医師への評価

		医　　師	患　　者
他の医師への評価	医師に関する情報	55D–55aD：言われた、そりゃそうや。だって、前診てくれたのね、喘息の専門の先生ですわ。	50P：や@怒られますよね。@ふっ(笑)。 54P：先生に、その時懇々と言われたん@ですけど。
	患者の感情	59D：はっはっは(笑)怖かった？	56P：あそー、そーらしいです 60P：いやここ聞きたいことも 143P：こないだもなんかそうゆって@先生にばんばんいわれて@

に対して前医のような叱責は行っていないことも共感形成の前提となっている。

　以上のように、前回の医師に対する評価は、今回の医師と患者の間で共通しており、その同じ首尾一貫した評価認識を笑いながら繰り返し確認することで、両者の関係性は深められている。

14　金水(2003, p.205)によると、「役割語」は次のように定義される。「ある特定の言葉づかい（語彙・語法・言い回し・イントネーション等）を聞くと特定の人物像（年齢、性別、職業、階層、時代、容姿・風貌、性格等）を思い浮かべることができるとき、あるいはある特定の人物像を提示されると、その人物がいかにも使用しそうな言葉づかいを思い浮かべることができるとき、その言葉づかいを『役割語』と呼ぶ。」

6.2.5　コミュニケーション・パターン

　ここまでラポール構築プロセスを通して、談話コンテクスト、発話テキスト、パラ言語的要素などを包括的に捉え、結束性および首尾一貫性の抽出を行ってきた。それらの多元的・多面的分析を通して、患者—医師間の関係性を示す相互行為性、社会指標性も明らかにされた。そこで本章では、図6.1

で示したラポール構築の時系列による連続した俯瞰図をもとにして、そこからラポール構築の動態がどのような言語的要因(パラ言語を含む)、相互行為により複合的に形成され、またどのレベルで多元的に生成・構築が進められているか分類して示す(表6.6参照)。なお、これは、図6.1で記した連続的相互行為における多元的レベルを、便宜上横断的に示したもので、要素還元主義をとるものではない。各レベルでの多元的・多面的な関係性は同時多発的に生み出され影響し合っていることを前提としている。

表6.6 レベル別のラポール構築の言語的要因

言語的特徴	ラポール構築の事例	ラポール構築の相互行為	ラポール構築の使用レベル
肯定のあいづち	ラポール1 「はいはいはい」 ラポール2 「はい、はいはいはいはい」・患者は話を促されていると感じる。統語的レベル	・患者は自分の発言が肯定されると感じる。 ・患者は話を促されていると感じる。	語彙的レベル 統語的レベル
繰り返し	ラポール1 「はいはいはい」・患者は強く肯定されていると感じる。語用論的レベル ラポール2 「はい、はいはいはいはい」	・患者は強く肯定されていると感じる。語用論的レベル ・患者は医師が納得していると感じる。	語用論的レベル
相手の発話のリサイクル	ラポール3 「面倒くさくなるんですわみんね」	・患者は自分の言葉が医師から繰り返されるので肯定されたと感じる。 ・ネガティブな意味の表現「面倒くさくなる」を医師も使うことで、患者の行為(服薬ミス)も理解できると正当化されたように感じる	語用論的レベル 統語的レベル
人称名詞：第三人称複数形	ラポール3 「面倒くさくなるんですわみんね」	「みんな」は一般人および医師をも含むように見なされ、患者自身とのつながりを確認できる。	語彙的レベル 統語的レベル 語用論的レベル
オノマトペ使用	ラポール4 「ゼイゼイヒイヒイなって」	・医師が専門用語を使用しないということで患者は権威を感じない。 ・医師が日常的でinformalな表現(オノマトペ)を使うことで患者は親近感をもつ。(医師的な役割語ではない)	語彙的レベル 統語的レベル 意味的レベル 語用論的レベル
行動の容認	ラポール5 「しゃーないな」	・医師が日常的な表現を使用することで患者は権威を感じない。	統語的レベル 意味的レベル 語用論的レベル
共感	ラポール5 「その日常元気な人にやりなさいっちゅうのは、酷だけどな」	・医師の「酷だけどな」と患者の立場・感情に同化した表現により、患者は医師の共感、同情、了承を感じる。 ・医師が「日常元気な人」と患者を示すことで患者は自分への肯定的な評価と感じる。	意味的レベル

FTA軽減	ラポール6 「言われた、そりゃそうや。だって前診てくれたのね、喘息の専門の先生ですわ。」	・前の医師の叱責ついて、喘息専門医だから当然であると医師が患者を擁護する発言をすることで、患者のFTAは軽減す	語用論的レベル 意味的レベル
感情(私的領域)を知ろうとする	ラポール7 「はっはっは(笑)こわかった?」	・患者の感情に関心を示す医師に対して、患者は親近感を抱く。	語用論的レベル 感情的レベル
笑い(発話に含まれる)	ラポール7 「はっはっは(笑)こわかった?」	・笑いを含んだ医師の発話により、患者は安心感を得る。	語用論的レベル 感情的レベル
積極的な新たな治療の提案	ラポール8 「よし、ちょっとね。もっと工夫しましょ。」	・「よし」、「工夫しましょ」と日常的な語彙から患者は権威より親しみを医師に感じ ・患者に対する肯定的な提案として、患者は安心する。	統語的レベル 語用論的レベル

　上記の表6.6で示すように、ラポール構築を行っていく患者と医師の関係性表出の言語的特徴には、肯定のあいづち、繰り返し、相手の発話のリサイクル、人称名詞、オノマトペ、行動容認、共感、FTA軽減が今回のケース分析(図6.1)から認められた。そしてそれぞれ語彙レベルから語用論的レベル、さらには社会指標的レベルに至るまで多元的・多層的レベルで同時進行しながら包括的に関連し合っていることが明示されたといえよう。この他にもラポール構築を促進する言語的(パラ言語的)要素は存在しているであろう。表6.6の重要な点は、患者と医師の相互行為が多元的・多面的レベルで進行することをこのケース分析の中で横断的に整理したことにある。

　以上のように、本節では言語的・非言語的情報をもとに、ラポール構築という医療面接において重要な柱とされる相互行為がどのように展開し構造化しているか、図式化とともに多角的な談話分析を行った。方法論的には、あくまでも言語のやり取りを外側から観察してなるべく客観的な分析を行おうと試みたものであるが、やはり最終的には心中の感情を再確認することはできないため、どの時点でどの程度のラポール構築が達成されたか(または達成されなかったのか)、確定することはできなかった。

　本項での主な分析成果は、ラポール構築が相互行為的に成立したと予測さ

れる言語的・非言語的コミュニケーションの表出を関連付け、ラポール構築のプロセスと構造を多元的に整理したことである。

今後の課題は、会話参与者へのフォローアップインタビューも含めて、ラポール構築の確認作業が必要だろう。また、ラポール構築のプロセスについては、医師の属性（性差、地域差、経験、診療科目など）、患者の属性（性差、疾病のタイプおよび疾病の進行状況、地域差など）、それらの組み合わせによる変異も影響すると考えられる。

6.3 相互行為によるコンフリクト回避のケース分析

本項では、前項（6.2）のラポール構築と同様に、相互行為的発話が頻繁に生じていることが予想されるコンフリクト発生の診療ケースを分析対象とする。コンフリクトが生起するプロセスについて、患者と医師の発話内容のテクストと談話のコンテクストとを相互行為的観点から関連づけることでより明確になり、またコンフリクトの回避においても両者の相互行為が明示化されると考える。

コンフリクト・トークとは、「相互行為において、相手の行為や考えとの対立から生じる話のやりとりである」（仲田，2008, p.200）と定義されているが、患者―医師間のコミュニケーションでも、共有情報の齟齬や医療や疾病に関する考え方のずれが生じることがある。それらの齟齬が生じると敏感に察知した片方または両者において緊張状態が生じ、患者と医師の合意形成が容易でなくなるため、診療談話が時間的に長引いたり、何度も同じ質問と答えが繰り返されるなどの結果が予想される。一般的に見てある種の緊張状態は医師と患者のどちらか片方によって、または両者によってそれ以上進行しないように、コンフリクトの回避やその緊張感の解消に向けたコミュニケーションがとられることが予想される。

6.3.1 コンフリクトの分析目的

コンフリクトと同定される患者と医師のコミュニケーション上のやりとり

が言語または非言語レベルでどのように表出し、回避および解消に向けた調整がどのようになされるのか、患者と医師との相互行為のプロセスと構造の解明を目的とする。前項に続き RIAS 分析では捨象されてしまう談話の個別的内容、コンテクストとの連関、医師と患者の相互行為のプロセスの可視化、さらにそれぞれのイデオロギーの解明を試行する。

6.3.2 コンフリクト回避の定義

　日常的な診察会話においても見出せる、患者は言うまでもなく医師にとっても本来は回避したいであろうコンフリクトについて、ここでは1つの診察会話全体のコンテクスト内で観察し、どのように推移し調整されているか分析する。「コンフリクト」の定義は、狭義は「相互行為において、相手の行為や考えとの対立から生じる語のやりとり」(仲田、2008)となり、本項での「コンフリクト回避」の定義は、「医師と患者の診療談話の中で、相互行為的な言語・非言語要素の表出をエビデンスとして、医師と患者に対立が生じ、その回避が成されていると分析者によって特定されたこと」である。

　元来、医療訴訟の原因の1つに医師と患者のコミュニケーションの齟齬があると言われる(仲田、2008)。齟齬が明示化するのは、医師と患者の間の会話のやり取りで何らかのコンフリクトが生じている部分であるが、本研究の診療談話 78 ケースのデータを概観すると、以下のような潜在的要因がコンフリクトに発展している。

1) 情報の齟齬(治療、薬の種類と服薬状況、リハビリ、検査予定に関する情報)
2) 解釈モデル(症状や治療に対しての考え方を総称する)の齟齬(リハビリに関する解釈・薬(血圧降下剤等)に関する解釈)
3) 患者の不満(患部の不自由さ、治癒効果の遅滞、医師への潜在的不満)
4) 患者の不安(治療継続期間の未定、治療予定の未提示)
5) 医者からの注意(服薬ミス注意、患者の診察代未払い促し)

そのほかの要因も可能性として考えられるが、本書の診療データからはこれらの要因が契機となってコンフリクトが生起していた。医師および患者による更なるコンフリクトの回避、解消、あるいは新たなコンフリクトへの発展が、どのような相互行為的プロセスにより実践されていくかを可視化し、コンテクストとテクスト間との関連も含めて多元的・多層的に示していくことを本項の目的とする。また、両者の相互行為的発話の連関から推認される患者と医師のイデオロギーを明らかにする。

6.3.3　先行研究の課題

　コンフリクト・トークは、1980年代から欧米を中心に、社会言語学、特に談話分析において、構造、ストラテジー、言語習得、文化、ジェンダー、イデオロギーの構築などの様々な観点から研究されているが、成人間のコンフリクトに関する言語学の研究は少ない (Kakava, 2001)。この理由として、Briggs (1996) は、コンフリクトとなる談話が "disorderly discourse"（秩序のない談話）であることから、この "backstage language behavior" (Goffman, 1959)（言語の振る舞いの裏側）を取り上げる難しさとデータ収集の困難さがあったことを指摘している。Schiffrin (1984) は、コンフリクトに関して言語のミクロレベルの分析だけでなく、よりマクロな談話レベルから argument の分類を行い、(1) レトリック ("rhetorical") と (2) 対立 ("oppositonal") の2項目に分類している。

6.3.4　相互行為的談話分析

　6.2と同様に、分析対象は第3章で用いた診療談話78ケースの中から選出したものである。この中でコンフリクトが生起していると言語・非言語的要因から観察されるケース（会話番号452、所要時間13分）の談話全体を提示し、コンフリクト生起と回避が生じるやりとりの特定とそのプロセスを、医師と患者による相互行為の観点により明らかにする。

6.3.4.1 診療談話ケース概要

分析対象は、大阪の病院で録音された男性医師と女性患者(年齢 60 代)による診療談話(会話番号 452、所要時間 13 分)で、コンフリクト生起と回避の繰り返しが観察される診療談話である。

談話のスクリプトを左側に記載し、右側の 2 列に、1) コンフリクト生起および回避の要因、2) コンフリクト生起および回避となる相互行為のプロセスを概括する。この診療談話(番号 452)は、脳梗塞を複数回起こした 60 代の女性が繰り返しリハビリに関する質問(あとどのぐらいで元通りに治るのか、自分は回復が遅いのではないか等)と、現在の血圧降下剤の継続使用への不安(ずっと飲まなくてはいけないのではないか、大丈夫か)を訴えているのに対し、医師もリハビリの必要性についての説得と、脳梗塞によって筋肉や脳細胞が実は大きな損傷を受けているという医学的情報説明を繰り返し述べる。両者のやりとりは平行線を辿り、患者は同じ質問を繰り返しあいづちを打たずに別な質問に転じるため、両者のコミュニケーションにはすれ違いやコンフリクトが生起しつつも決定的な対立を回避している。

診療終結部においては、女性患者は医師との関係性を修復するような言語・非言語的振る舞いを繰り返し、一方、医師も同様に終結部ではここまで述べた厳しい口調の発言の代償とするかのようなねぎらいの言葉を連発して診療を終了する。

6.3.4.2 相互行為的プロセス

対象とする診療談話ケース(会話番号 452)の音声テープ及びトランスクリプトをもとに、医師のフレームと患者のフレームとの間の齟齬が、表出する言語・非言語的要因からどのように生じるか、また、コンフリクトの生起および回避を行っている患者と医師の相互行為について分析を行う。医師と患者のフレームに相違が生じながらそれを回避していると分析者によって観察された部分を「コンフリクト生成および回避」とみなす。会話全体を通してコンフリクトの生成および回避とみなされる部分を特定し、通し番号(コンフリクト 1、……)を振った。

図 6.4 は左側に会話の逐語録であるスクリプトを記載し、右側の 2 列には、1) コンフリクト生起要因として表出する言語・非言語の特定、2) コンフリクトの生成および回避の相互行為的なプロセスを図示し、患者と医師の認識の齟齬を示す。コンフリクト生起および回避の要因と推測される言語・非言語の表出部分を 四角 で囲み、注目箇所を太字で記す。実線は医師の発話、点線は患者の発話を示す。コンフリクト生起と回避のプロセスを太字の矢印で示すが、矢印の大きさはコンフリクトの程度を表すものではない。左側の会話スクリプトの文字表記は「文字化の規則」(付表 2) に従う。なお、図 6.4 は流れがわかるよう次ページ以降に記載する。

流れ	大阪(病院)診察会話 452 医師：男性、患者：女性(60代)	1)コンフリクト生成要因言語・非言語の表出 Contextualization cue	2)コンフリクト回避の相互行為的プロセスフレームの不一致
開始部	1D ： ああ、ああ、おはようございます。 2P ： よろしくお願いいたします。 3D ： はいはい、どうぞ。 4P ： すいません、おはようございます。 5D ： はいはい、おはよーさんですー、 6P ： すいません。 7D ： さ、ちょっとごめん、ここかけになってください［ねー］、 8P ： ［ありがとう］ございます。		
病歴部	9D ： えーでですね、 10D ： どんなもんでしょうか？ 11P ： ありがとうございます。 12D ： うん。 13P ： 別にねえ、 14D ： ［うん］、 15P ： ［やっぱしー］、［おはし］持てない、 16D ： ［おんなじよう］？ 17P ： うん、持てないのよほんでこれ 18D ： ［うん］、 19D ： ［あの］人差し指とね、 20D ： うん、 21P ： 親指が力がない@んですもの@。 22D ： ほー、 23D ： あんまり変わりませんかー？ 24P ： そうですねー、	P：日常動作問題・人差指と親指の症状説明、不安表明「笑い」	P：リハビリの効果なく機能回復しない訴え

図 6.4 コンフリクト回避のケース・スタディー：会話 452(大阪) D ＝医師、P ＝患者

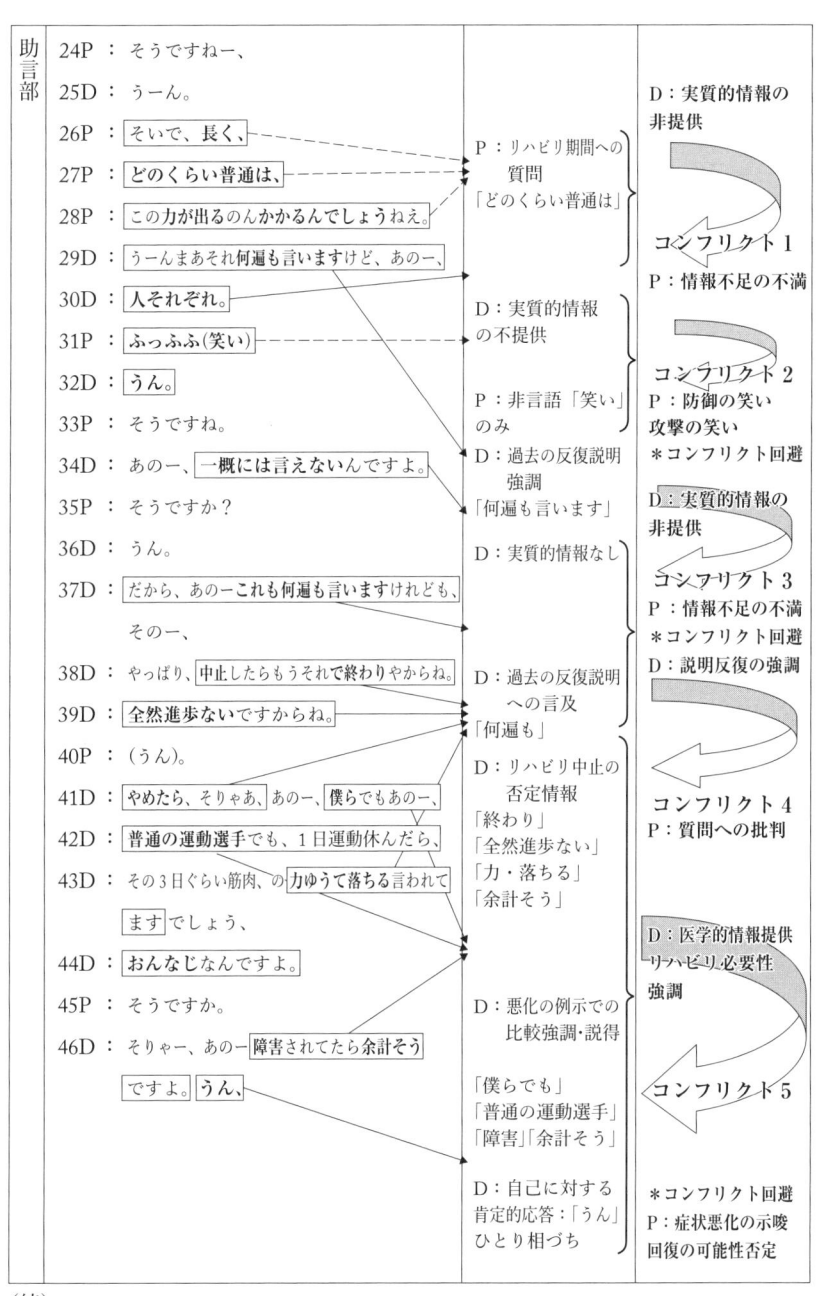

第6章　相互行為的談話分析による試案　257

助言部				
	24P：	そうですねー、		D：実質的情報の
	25D：	うーん。		非提供
	26P：	そいで、長く、	P：リハビリ期間への	
	27P：	どのくらい普通は、	質問	コンフリクト1
	28P：	この力が出るのんかかるんでしょうねえ。	「どのくらい普通は」	P：情報不足の不満
	29D：	うーんまあそれ何遍も言いますけど、あのー、		
	30D：	人それぞれ。	D：実質的情報	
	31P：	ふっふふ（笑い）	の不提供	コンフリクト2
	32D：	うん。		P：防御の笑い
	33P：	そうですね。	P：非言語「笑い」	攻撃の笑い
	34D：	あのー、一概には言えないんですよ。	のみ	＊コンフリクト回避
	35P：	そうですか？	D：過去の反復説明	
	36D：	うん。	強調	D：実質的情報の
	37D：	だから、あのーこれも何遍も言いますけれども、	「何遍も言います」	非提供
		そのー、		コンフリクト3
	38D：	やっぱり、中止したらもうそれで終わりやからね。	D：実質的情報なし	P：情報不足の不満
	39D：	全然進歩ないですからね。		＊コンフリクト回避
	40P：	（うん）。	D：過去の反復説明	D：説明反復の強調
	41D：	やめたら、そりゃあ、あのー、僕らでもあのー、	への言及	
	42D：	普通の運動選手でも、1日運動休んだら、	「何遍も」	コンフリクト4
	43D：	その3日ぐらい筋肉の、力ゆうて落ちる言われて	D：リハビリ中止の	P：質問への批判
		ますでしょう、	否定情報	
	44D：	おんなじなんですよ。	「終わり」	
	45P：	そうですか。	「全然進歩ない」	D：医学的情報提供
	46D：	そりゃー、あのー障害されてたら余計そう	「力・落ちる」	リハビリ必要性
		ですよ。うん、	「余計そう」	強調
			D：悪化の例示での	コンフリクト5
			比較強調・説得	
			「僕らでも」	＊コンフリクト回避
			「普通の運動選手」	P：症状悪化の示唆
			「障害」「余計そう」	回復の可能性否定
			D：自己に対する	
			肯定的応答：「うん」	
			ひとり相づち	

（続）

助言部				
	47P：	あ［のー］、		
	48D：	［使わな］かったらねえ、		D：否定情報による
	49D：	もっ、		リハビリ説得
	50D：	あのー、その動きにくい関節自体がこう固まってきちゃったり	D：リハビリ中止の否定情報提供	
	50aD：	とかそんなんなりますからね、		
	51D：	だか余計具合悪いわけですよ。		コンフリクト6
	52D：	だからそういう意味でも、そのー、	P：心構え注意不満感情否定	
	53D：	もう諦めずに気長にやらんとあかんです。		P：不満の非受容
	54P：	そうですか。		＊コンフリクト回避
	55P：	あのー、手えはね、		
	56D：	うん。		
	57P：	ずっとこう動かしてるんですけどね、	P：医師の指示通りのリハビリ実践説明	
	58D：	［うん］。		P：説得に対する反論
	59P：	［あのー］、ゴルフボール回したり、		
	60D：	うんうん。		
	61D：	そ、それそれはんでも大事なことで、		コンフリクト7
	62D：	それ、まだしてるからね、		
	63P：	はい。		
	64D：	だから逆に考えたら、してるから、	D：リハビリ効果有り現状肯定の認識	D：説得の非同意
	65D：	その今みたいな形で落ちないで済んでる。		＊コンフリクト回避
	66D：	あんまりそんなに悪くはなら、なってはいかないですよねえ。		D：リハビリ継続の必要性、現状肯定
	67P：	そうですねえ、今ん［とこねえ］。	P：不満感情の否定	
				コンフリクト8
				＊コンフリクト回避
				P：認識の否定不満の非受容

（続）

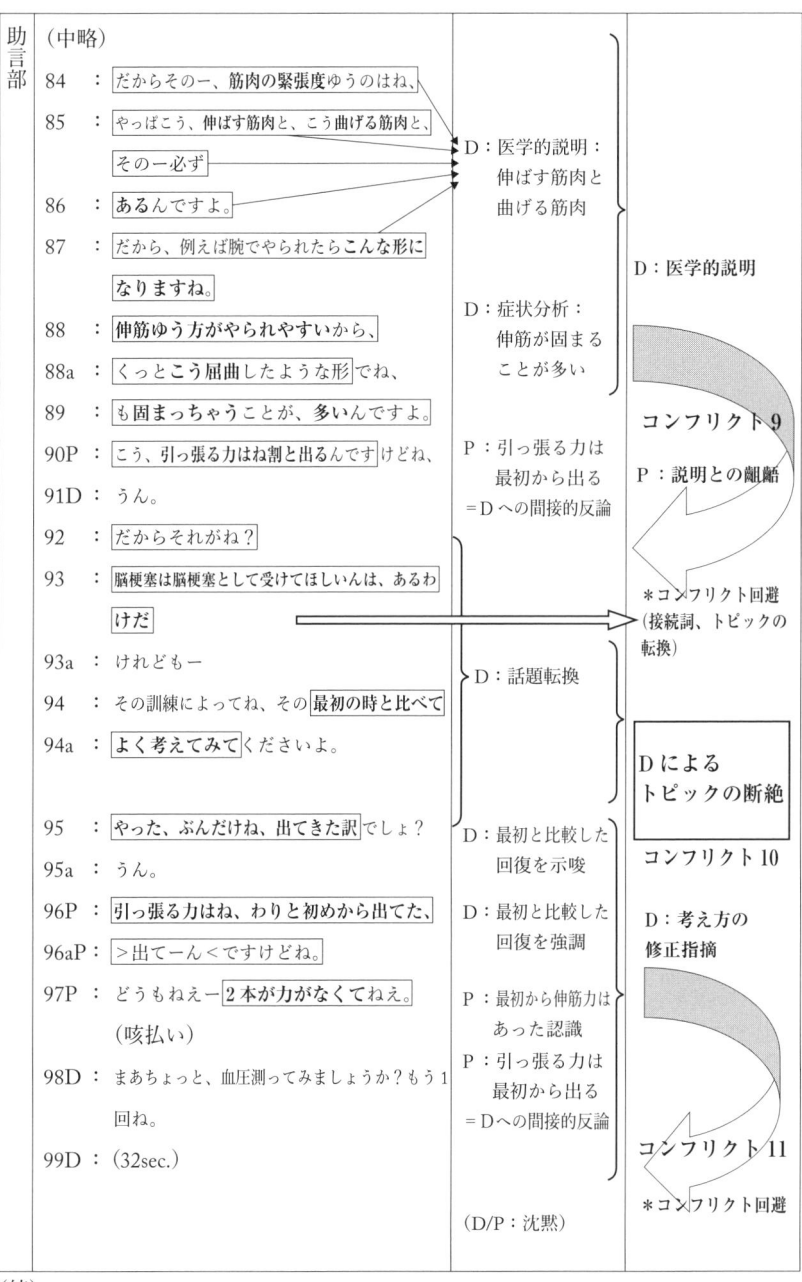

第 6 章　相互行為的談話分析による試案　259

助言部				
	(中略)			
	84	だからそのー、**筋肉の緊張度**ゆうのはね、	⎫ D：医学的説明：	⎫
	85	やっぱこう、**伸ばす筋肉**と、こう**曲げる筋肉**と、	｜ 伸ばす筋肉と	｜
		その一必ず	｜ 曲げる筋肉	｜ D：医学的説明
	86	あるんですよ。	⎭	｜
	87	だから、例えば腕でやられたらこんな形に	⎫	｜
		なりますね。	｜ D：症状分析：	｜
	88	**伸筋**ゆう方がやられやすいから、	｜ 伸筋が固まる	⎭
	88a	くっとこう屈曲したような形でね、	｜ ことが多い	コンフリクト 9
	89	も固まっちゃうことが、多いんですよ。	⎭	
	90P	こう、**引っ張る力はね割と出るん**ですけども、	⎫ P：引っ張る力は	P：説明との齟齬
	91D	うん。	｜ 最初から出る	
	92	だからそれがね？	｜ ＝Dへの間接的反論	
	93	脳梗塞は脳梗塞として受けてほしいん は、あるわ	｜	＊コンフリクト回避
		けだ	⎭	(接続詞、トピックの
	93a	けれどもー	⎫	転換)
	94	その訓練によってね、その**最初の時と比べて**	｜ D：話題転換	
	94a	**よく考えてみて**くださいよ。	⎭	Dによる
				トピックの断絶
	95	**やった、ぶんだけね、出てきた訳**でしょ？	D：最初と比較した	コンフリクト 10
	95a	うん。	回復を示唆	
	96P	**引っ張る力はね、わりと初めから出てた、**	⎫ D：最初と比較した	D：考え方の
	96aP	**＞出てーん＜**ですけどね。	⎭ 回復を強調	修正指摘
	97P	どうもねえー**2 本が力がなくてねえ。**	⎫ P：最初から伸筋力は	
		(咳払い)	｜ あった認識	
	98D	まあちょっと、血圧測ってみましょうか？もう 1	｜ P：引っ張る力は	
		回ね。	｜ 最初から出る	
	99D	(32sec.)	｜ ＝Dへの間接的反論	コンフリクト 11
			⎭	
			(D/P：沈黙)	＊コンフリクト回避

(続)

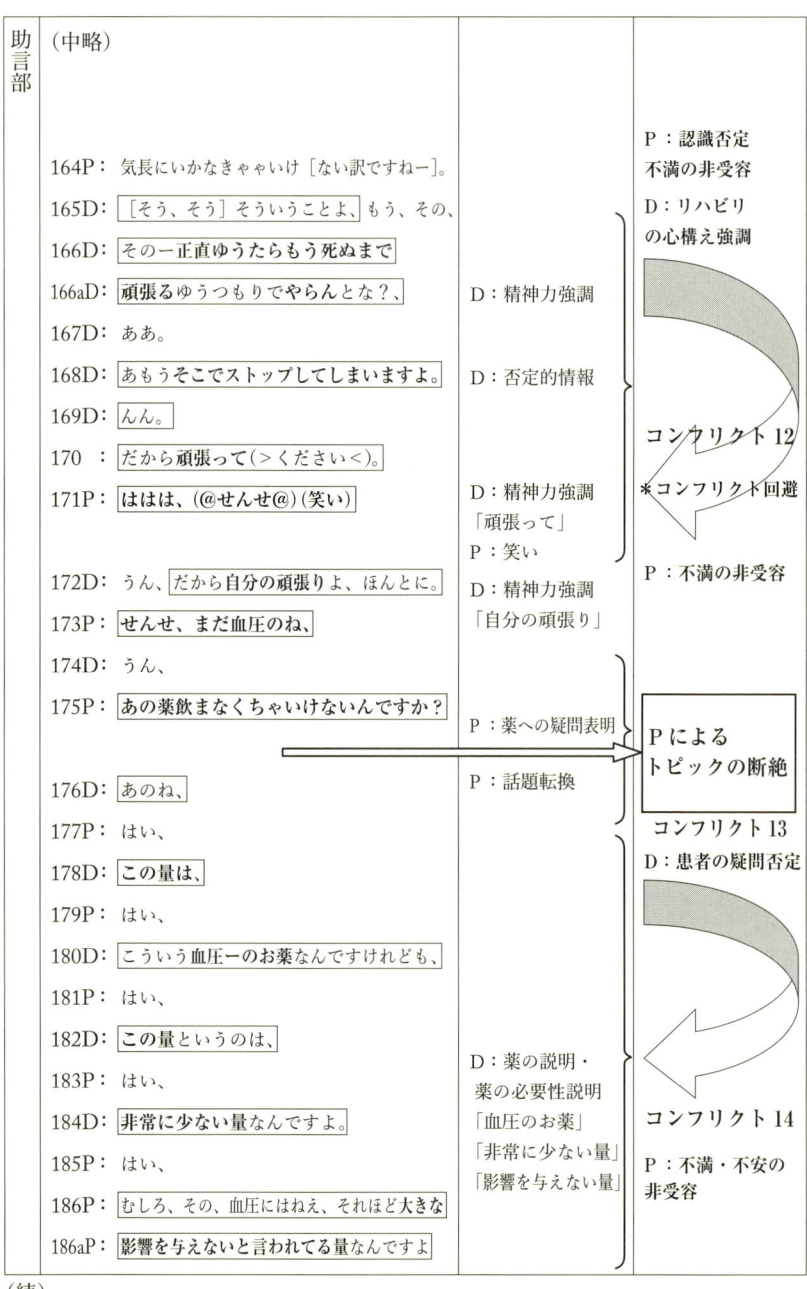

助言部	(中略)		
	164P： 気長にいかなきゃいけ［ない訳ですねー］。		P：認識否定 不満の非受容
	165D：［そう、そう］そういうことよ、もう、その、		D：リハビリ の心構え強調
	166D： その一正直ゆうたらもう死ぬまで		
	166aD： 頑張るゆうつもりでやらんとな？、	D：精神力強調	
	167D： ああ。		
	168D： あもうそこでストップしてしまいますよ。	D：否定的情報	
	169D： ん。		コンフリクト12
	170 ： だから頑張って（>ください<）。		＊コンフリクト回避
	171P： ははは、(@せんせ@)（笑い）	D：精神力強調 「頑張って」 P：笑い	
			P：不満の非受容
	172D： うん、だから自分の頑張りよ、ほんとに。	D：精神力強調 「自分の頑張り」	
	173P： せんせ、まだ血圧のね、		
	174D： うん、		
	175P： あの薬飲まなくちゃいけないんですか？	P：薬への疑問表明	Pによる トピックの断絶
	176D： あのね、	P：話題転換	
	177P： はい、		コンフリクト13
	178D： この量は、		D：患者の疑問否定
	179P： はい、		
	180D： こういう血圧ーのお薬なんですけれども、		
	181P： はい、		
	182D： この量というのは、	D：薬の説明・ 薬の必要性説明 「血圧のお薬」 「非常に少ない量」 「影響を与えない量」	
	183P： はい、		コンフリクト14
	184D： 非常に少ない量なんですよ。		P：不満・不安の 非受容
	185P： はい、		
	186P： むしろ、その、血圧にはねえ、それほど大きな		
	186aP： 影響を与えないと言われてる量なんですよ		

(続)

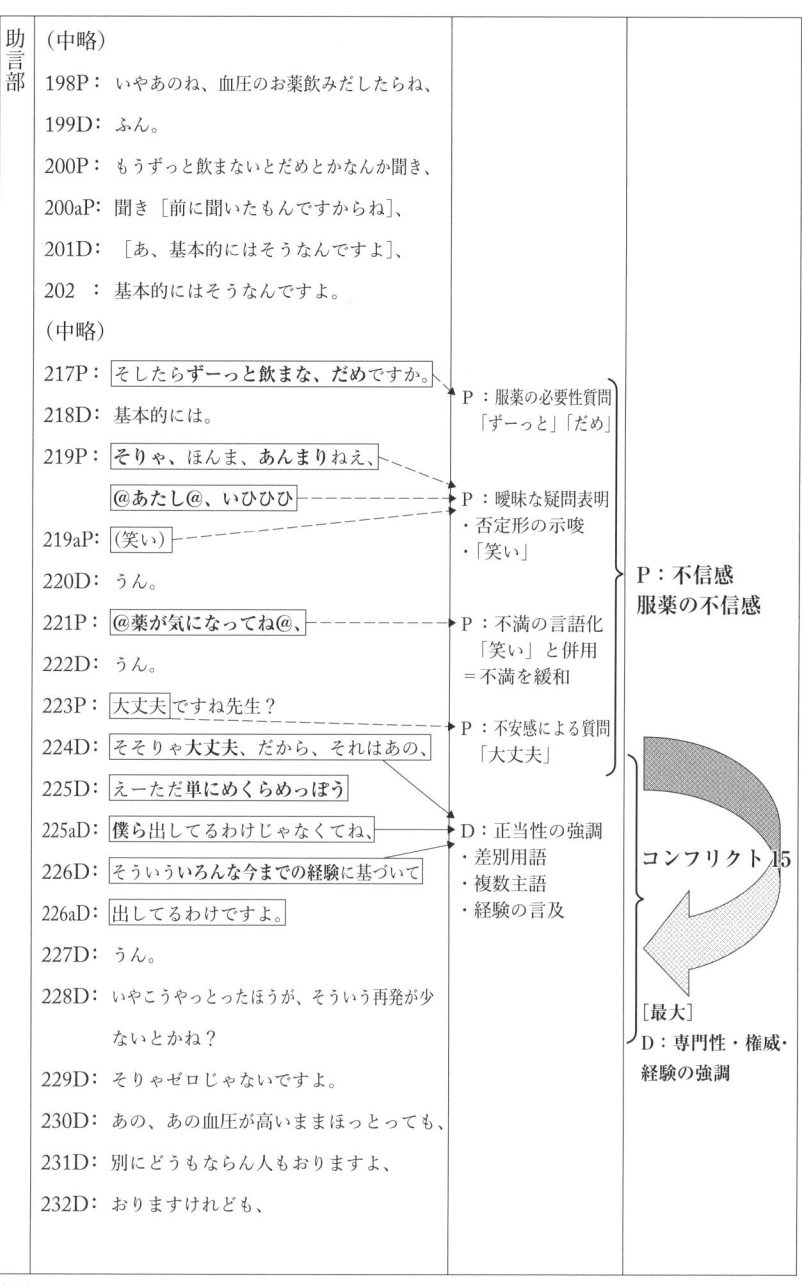

助言部	(中略)		
	198P： いやあのね、血圧のお薬飲みだしたらね、		
	199D： ふん。		
	200P： もうずっと飲まないとだめとかなんか聞き、		
	200aP： 聞き［前に聞いたもんですからね］、		
	201D： ［あ、基本的にはそうなんですよ］、		
	202 ： 基本的にはそうなんですよ。		
	(中略)		
	217P： そしたらずーっと飲まな、だめですか。	P：服薬の必要性質問「ずーっと」「だめ」	
	218D： 基本的には。		
	219P： そりゃ、ほんま、あんまりねえ、@あたし@、いひひひ	P：曖昧な疑問表明・否定形の示唆・「笑い」	P：不信感 服薬の不信感
	219aP： (笑い)		
	220D： うん。		
	221P： @薬が気になってね@、	P：不満の言語化「笑い」と併用＝不満を緩和	
	222D： うん。		
	223P： 大丈夫ですね先生？	P：不安感による質問「大丈夫」	
	224D： そそりゃ大丈夫、だから、それはあの、		
	225D： えーただ単にめくらめっぽう		コンフリクト 15
	225aD： 僕ら出してるわけじゃなくてね、	D：正当性の強調・差別用語・複数主語・経験の言及	
	226D： そういいろんな今までの経験に基づいて		
	226aD： 出してるわけですよ。		
	227D： うん。		［最大］
	228D： いやこうやっとったほうが、そういう再発が少ないとかね？		D：専門性・権威・経験の強調
	229D： そりゃゼロじゃないですよ。		
	230D： あの、あの血圧が高いままほっとっても、		
	231D： 別にどうもならん人もおりますよ、		
	232D： おりますけれども、		

(続)

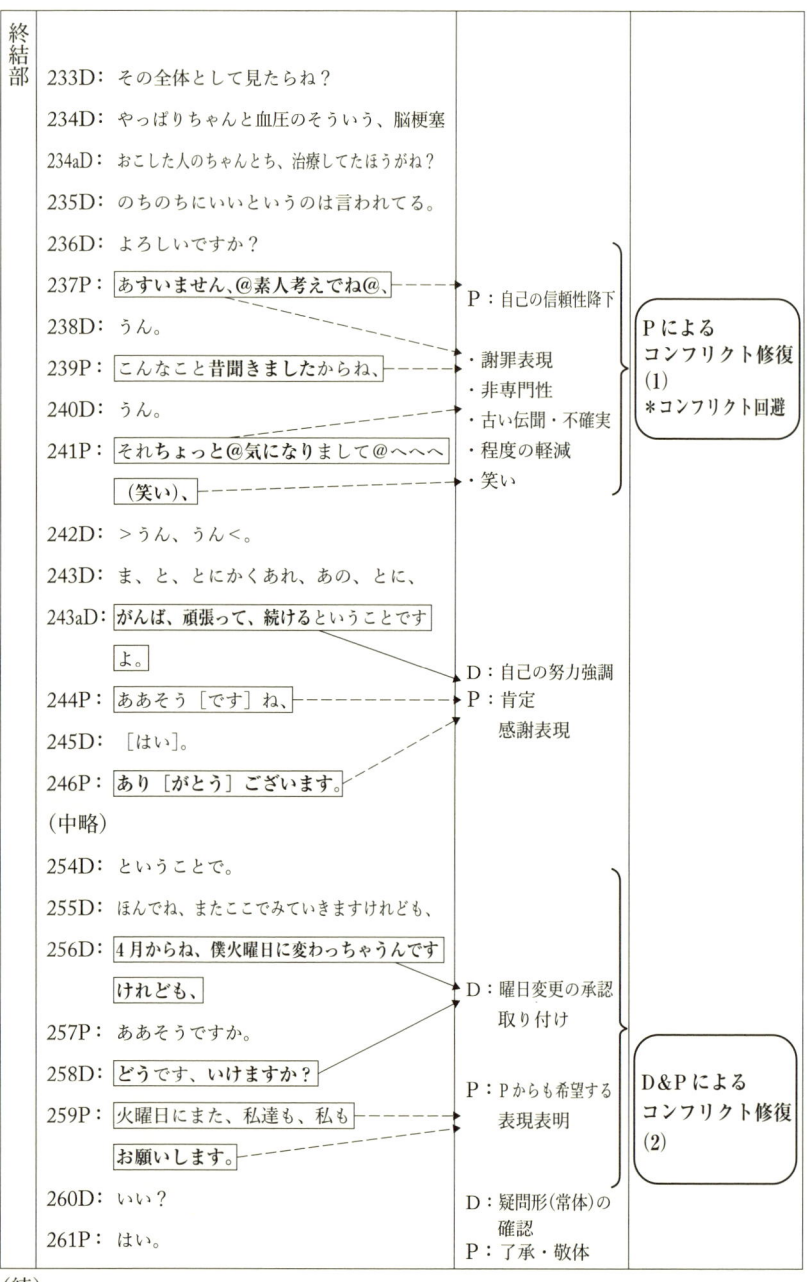

終結部	233D:	その全体として見たらね？		
	234D:	やっぱりちゃんと血圧のそういう、脳梗塞		
	234aD:	おこした人のちゃんとも、治療してたほうがね？		
	235D:	のちのちにいいというのは言われてる。		
	236D:	よろしいですか？		
	237P:	あすいません、@素人考えでね@、	P：自己の信頼性降下	Pによる コンフリクト修復 (1) ＊コンフリクト回避
	238D:	うん。	・謝罪表現	
	239P:	こんなこと昔聞きましたからね、	・非専門性	
	240D:	うん。	・古い伝聞・不確実	
	241P:	それちょっと@気になりまして@へへへ(笑い)、	・程度の軽減 ・笑い	
	242D:	＞うん、うん＜。		
	243D:	ま、と、とにかくあれ、あの、とに、		
	243aD:	がんば、頑張って、続けるということですよ。	D：自己の努力強調	
	244P:	ああそう［です］ね、	P：肯定	
	245D:	［はい］。	感謝表現	
	246P:	あり［がとう］ございます。		
	(中略)			
	254D:	ということで。		
	255D:	ほんでね、またここでみていきますけれども、		
	256D:	4月からね、僕火曜日に変わっちゃうんですけれども、	D：曜日変更の承認 取り付け	
	257P:	ああそうですか。		D＆Pによる コンフリクト修復 (2)
	258D:	どうです、いけますか？	P：Pからも希望する 表現表明	
	259P:	火曜日にまた、私達も、私もお願いします。		
	260D:	いい？	D：疑問形(常体)の 確認	
	261P:	はい。	P：了承・敬体	

(続)

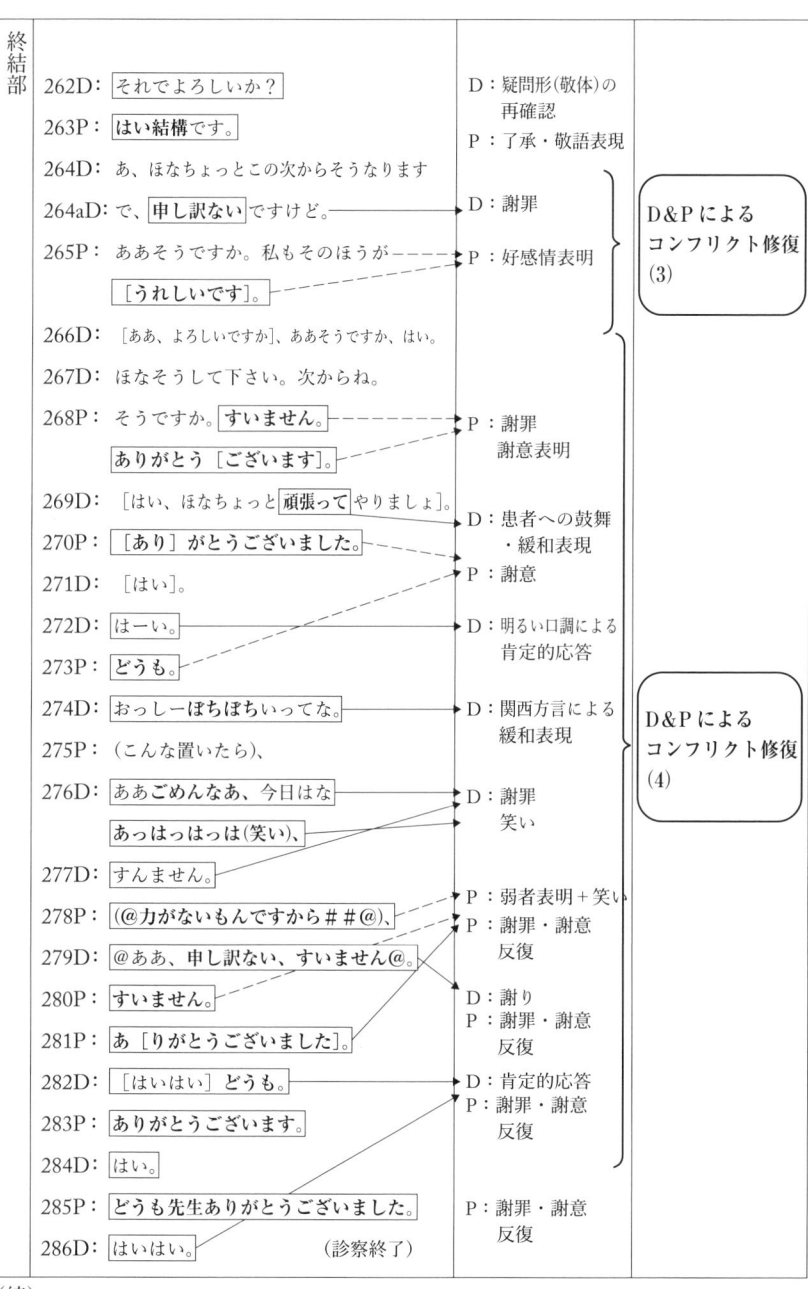

終結部	262D: それでよろしいか？	D：疑問形(敬体)の再確認	
	263P: はい結構です。	P：了承・敬語表現	
	264D: あ、ほなちょっとこの次からそうなります		D＆Pによるコンフリクト修復(3)
	264aD: で、申し訳ないですけど。	D：謝罪	
	265P: ああそうですか。私もそのほうが[うれしいです]。	P：好感情表明	
	266D: [ああ、よろしいですか]、ああそうですか、はい。		
	267D: ほなそうして下さい。次からね。		D＆Pによるコンフリクト修復(4)
	268P: そうですか。すいません。ありがとう[ございます]。	P：謝罪 謝意表明	
	269D: [はい、ほなちょっと頑張ってやりましょ]。	D：患者への鼓舞・緩和表現	
	270P: [あり]がとうございました。	P：謝意	
	271D: [はい]。		
	272D: はーい。	D：明るい口調による肯定的応答	
	273P: どうも。		
	274D: おっしーぼちぼちいってな。	D：関西方言による緩和表現	
	275P: (こんな置いたら)、		
	276D: ああごめんなあ、今日はなあっはっはっは(笑い)、	D：謝罪 笑い	
	277D: すんません。		
	278P: (@力がないもんですから＃＃@)、	P：弱者表明＋笑い P：謝罪・謝意反復	
	279D: @ああ、申し訳ない、すいません@。	D：謝り	
	280P: すいません。	P：謝罪・謝意反復	
	281P: あ[りがとうございました]。		
	282D: [はいはい]どうも。	D：肯定的応答 P：謝罪・謝意反復	
	283P: ありがとうございます。		
	284D: はい。		
	285P: どうも先生ありがとうございました。	P：謝罪・謝意反復	
	286D: はいはい。　　　　(診察終了)		

(続)

では、次に診療会話番号452について「コンフリクト生起」および「コンフリクト修復」が言語・非言語的に表出する部分を以下に示し、医師と患者のフレームやフッティングがどのようにすれ違い、また衝突しているかについて検討する。ここでは、コンフリクトの番号順に詳述する。

1) コンフリクト1～3(例6.9)
　診察開始部で、脳梗塞の手の麻痺のリハビリを行っている60代の女性患者は、お箸が持てず、また指に力が入らないことを訴えている。「［やっぱしー］、［おはし］持てない」(15行目)、「［あの］人差し指とね、」(19行目)、「親指が力がない＠んですもの＠。」(21行目)と繰り返し指の不具合を医師に述べている。
　そして、患者は「どのぐらいたてば(指)の力が出るようになるのか」という質問を医師にするが、それについて、医師は「何遍も言いますけど、あのー、人それぞれ。(29-30行目)」と曖昧な情報を述べ、結局「一概にはいえないんですよ。」(34行目)として、患者の要求するリハビリの今後の展望に関する情報提供は行われない。

　　例6.9
　　　　22D：ほー、
　　　　23D：あんまり変わりませんかー？
　　　　24P：そうですねー、
　　　　25D：うーん。
　　　　26P：そいで、長く、
　　　　27P　どのくらい普通は、
　　　　28P　この力が出るのんかかるんでしょうねえ。
　　　　29D：うーんまあそれ何遍も言いますけど、あのー
　　　　　　　　　　　　　　　　　　　＝＞コンフリクト1
　　　　30D　人それぞれ。
　　　　31P：ふっふふ(笑い)　　　　　　＝＞コンフリクト2

32D：うん。

33P：そうですね。

34D：あのー、一概には言えないんですよ。

＝＞コンフリクト3

35P：そうですか？

36D：うん。

　患者はこのように訴えながら、「そいで、長く、どのくらい普通は、この力が出るのんかかるんでしょうねえ。」(26–8行目)と、リハビリをどのぐらい続ければ元の状態に戻るのかという質問をする。ここで、まず医師が発している答えは、「うーんまあそれ何遍も言いますけど、あのー、」(29行目)と前置きを置いている。この「何遍も」という前置きから、これは同時に患者の質問を非難していることが容易にわかる。同じ質問を患者が繰り返し発することへの非難を含む発話内容から、ここでまず認識の齟齬が生じており、コンフリクト1の生成とみなされる。

　さらに、医師は、「人それぞれ。」(30行目)と述べ、依然として医師は患者の質問に対して答えていない。故に、患者は何も医師の答えに対して肯定的応答を返さず、ただ笑い(「ふっふふ(笑い)」；31行目)だけの非言語的メッセージが発せられる。この患者の笑いは「コンテクスト化の合図」として、患者の無言の非同意とも医師に対する肯定的なあいづちとも受け取れる。しかし、この診療談話全体のコンテクストから、この笑いが示す「メタメッセージ」の解釈としては、第4章(クラスター「肯定的応答」のカテゴリー「笑い」)で分析考察したように、「防御の笑い」あるいは「攻撃の笑い」とも考えられる。なぜなら、その後の談話展開が示すように、患者と医師との認識フレームは最後まで平行線を辿り一致点を見出されずに終わるからである。

　談話の流れからみても、医師の発話に対し患者が肯定的応答ではなく、笑い声で返しているのは、既に医師と患者の間に微妙なすれ違いのコンフリクト2が生じていることが推認される。ここで、医師は患者の質問に対する

実質的な情報提供は何も行っておらず、患者が求める情報と、医師が返答する発話内容の情報との間に齟齬が生じている。このように情報授受が不完全になっていることから、コンフリクト2が生じていると推認される。

このように、患者からは肯定的応答が返ってこないため、医師は自己の発話に対し自分自身であいづちを打ち（32行目「うん。」）、患者もそこでようやく、33行目「そうですね」とあいづちを返している。それに続けて、医師は、「あのー、一概には言えないんですよ。」（34行目）と述べるだけで、患者の望む情報開示は医師から提示されない。医師からは、患者のどのぐらいリハビリ期間が必要かという質問に対して、「いつ」であるとも、または「わからない」ともいずれも明確な情報提供は果たされず、「一概には言えない」と結局実質的な情報はゼロとなり、ここでコンフリクト3の生起が観察される。

2）コンフリクト 4 〜 6（例 6.10）

引き続き医師は、患者の質問の答えとして従前より繰り返していたと思われる、「リハビリは中止したらもうそれで終わり」（38行目）とリハビリ継続を強く主張する。さらに、運動選手でも少し練習を怠ると筋力が衰える、と望ましくない事例をあげ、そうであればなおさら「障害されてたら余計そうですよ」（46行目）と、患者に対しより一層のリハビリ継続を求める主張・説得フレームが次に続く。

例 6.10
37D：だから、あのーこれも何遍も言いますけれども、そのー、
38D：やっぱり、中止したらもうそれで終わりやからね。
39D：全然進歩ないですからね。　　　　　＝＞コンフリクト 4
40P：（うん）。
41D：やめたら、そりゃあ、あのー、僕らでもあのー、
42D：普通の運動選手でも、1日運動休んだら、
43D：その3日ぐらい筋肉、の力ゆうて落ちる言われてますで

しょう、
44D：おんなじなんですよ。
45P：そうですか。
46D：そりゃー、あのー障害されてたら余計そうですよ。うん、　　　　　　　　　　　＝＞コンフリクト5
47P：あ［のー］、
48D：［使わな］かったらねえ、
49D：もっ、
50D：あのー、その動きにくい関節自体がこう固まってきちゃったり
50aD：とかそんなんなりますからね、
51D：だか余計具合悪いわけですよ。
52D：だからそういう意味でも、そのー、
53D：もう諦めずに気長にやらんとあかんです。
　　　　　　　　　　　　　　　　＝＞コンフリクト6
54P：そうですか。

　医者の説得フレームでの発話は37行目から一方的に進行する。患者からのあいづちが返されないまま、「だから、あのーこれも何遍も言いますけれども、そのー、やっぱり、中止したらもうそれで終わりやからね。全然進歩ないですからね。」(37–39行目)と引き続き、強くリハビリ中止のマイナス面についての説明を続ける。
　患者からの肯定的応答のあいづちが出されていないのは、映像資料がないため断言できないが、医師が一方的に話している状態であるとも想定される。医師はここでもまた「これも何遍も言いますけれども」と、既に過去にも患者に説明していることを強調し、さらに「中止をしたらもうそれで終わり」、「全然進歩ないですからね」と、リハビリ中止の場合に想定される事態を強調して述べている。ここで、医師が患者へ非難する「認識フレーム」と、患者が繰り返す質問で示唆される「認識フレーム」との齟齬から、コン

フリクト4の生起が指摘できる。医師の説得が終わって、ようやく患者は「(うん。)」(40行目)とあいづちを打つが、小声である。

さらに、医者の「説得フレーム」による説明が続く。医者はリハビリ中止の場合、健康な一般人でも運動選手でも筋力が衰えるとして、患者からのあいづちによる確認のないままに、「やめたら、そりゃあ、あのー、僕らでもあのー、普通の運動選手でも、1日運動休んだら、その3日ぐらい筋肉、の力ゆうて落ちる言われてますでしょう、おんなじなんですよ。」(41–44行目)と、異なる観点からの否定情報を列挙し、一方的な説明を続けていく。

注目すべき点は、ここで、医師は「僕らでも」(41行目)と1人称を単数から複数に変化させていることである。この主体者の表現を単数から複数の「僕ら」にシフトすることで、医師は瞬時に「フッティング」を変え、一個人としての医師ではなく、この場合は、「僕ら」＝「健康な一般成人」の一員としての主体に転じている。それは、医師は「普通の運動選手でも」、と続けていることから、この41行目の「僕らでも」は、「僕ら医者」という意味ではなく、「僕ら健康な(運動選手ではない)一般成人であるわれわれ」を指す。これは同時に、患者は医師をはじめとする健康な集団に属する「僕ら」には含まれていないことを示す。患者側となるひとびとは、「僕ら」以外の「健康ではない一般成人」であることを指標しているのである。

医師はさらに、「1日運動休んだら、その3日ぐらい筋肉、の力ゆうて落ちる言われてますでしょう、おんなじなんですよ。」(42–44行目)と述べて、「健康ではない一般成人」の患者はそれと「おんなじ」、またはそれより筋力が落ちることを暗に示すが、意外にもそれに対して患者の反応は、「そうですか」(45行目)と予想外の驚きを感じる音調で応答する。そこで、医師は、「そりゃー、あのー障害されてたら余計そうですよ。うん、」(46行目)とはっきり障害者と認めるフッティングをとり、症状悪化だけでなく、回復の可能性も否定するような発言をしている。患者のFTAは、ポジティブもネガティブも両方のフェイスが医師によって傷ついた状態といえよう。

この一連の患者と医師のやりとりから、患者のリハビリを早く終了させたいという認識と、医師のリハビリに終わりはなく継続が必須と考える認識の

ギャップは、さらに拡大しており、コンフリクト 5 の生起が推認される。

　同様に、具体的な筋力低下の様子について、医師は「動きにくい関節自体がこう固まってきちゃったり」(50 行目)、「余計具合悪いわけですよ」(51 行目)と重ねて不都合を列挙する。53 行目で医師が「もう諦めずに気長にやらんとあかんです。」と、リハビリの継続の必要性を患者に強調しているが、患者の立場からすると自分の不満感情への否定であり、非許容を意味する。また、それ以上に患者のリハビリが不十分であるとする「メタメッセージ」が込められているとも解釈できる。そうであれば、医師の発話は患者へのFTA になるが、医師は特に励ましなどのポジティブ・ポライトネスで軽減させているわけでもない。ここにフレームの齟齬だけでなく、FTA 発生の可能性からも、コンフリクト 6 の生成が指摘できる。

　ここで医師の発話の顕著な特徴は、医師が人称名詞を「僕ら」vs.「患者である障害者」と対峙させていることである。この段階で医者は「健康体である成人」の「フレーム」と、患者の「障害をもった脳梗塞後遺症患者」の「フレーム」を比較対比させ、ことさら患者に対しては「障害者」フレームの自己像認識を当てはめ、急速な筋力低下の事例を否定的に示して、リハビリは絶対とする論理で患者を説得しようとしている。

　また、医師の第 1 人称単数からシフトとした「僕ら」としての発話は、言及指示的機能として「健康体である成人の我々」を指し示すだけでなく、社会指標的機能として、「障害者」との対比を浮き彫りにする。そこには、患者よりも、身体的、心理的、社会的、全人的にも優位に立つ存在として、また、その存在として患者との関係性を有していることを「僕ら」というレジスターは指標している。患者―医師間の診療談話で構築されている「今、ここ」の空間、関係性の中において、患者と異なる「僕ら」の存在を投錨したともいえよう。

3) コンフリクト 7、8 (例 6.11)

　リハビリの必要性を医師が繰り返すので、患者は「手は動かしている」とリハビリを医師の指示通り実践していると、手の動きを示したりゴルフボー

ルを使っている様子を説明する。しかしながら、これは同時に医師のリハビリ継続の必要性に対する反論とも解釈され、両者の認識の齟齬が生じる過程でコンフリクト7が生起する。

例 6.11

55P：あのー、手えはね、
56D：うん。
57P：ずっとこう動かしてるんですけどね、
58D：[うん]。
59P：[あのー]、ゴルフボール回したり、
　　　　　　　　　　　　　　　　　＝＞コンフリクト7
60D：うんうん。
61D：そ、それそれはんでも大事なことで、
62D：それ、まだしてるからね、
63P：はい。
64D：だから逆に考えたら、してるから、
65D：その今みたいな形で落ちないで済んでる。
　　　　　　　　　　　　　　　　　＝＞コンフリクト8
66D：あんまりそんなに悪くはなら、なってはいかないですよねえ。
67P：そうですねえ、今ん[とこねえ]。
68D：[そうでしょ]？
69D：だからそれやらんかったら、また、どうしても使わなかったら
69aD：　　　使わなかったで、
70D：動きにくくなりますわねえ。
71D：だから、んーそのー、
72D：まとにかく諦めずに、気長にやっていくゆうことが大事ですよ。

73D：それがリハビリですよ。　　　　　＝＞コンフリクト8
　　　74D：ほんとに。

　患者は、「ずっとこう動かしてるんですけどね、」(57行目)、[あのー]、ゴルフボール回したり、」(59行目)と日頃のリハビリの様子をアピールするが、医師からの返答は、「うん。」(58行目)、「うんうん。」(60行目)のあいづちだけである。患者のリハビリへの賞賛や努力に対して、受容あるいは励ましなど感情面での表現ではない。医師は「うんうん。そ、それそれはんでも大事なことで、それ、まだしてるからね、」(61-62行目)と、あくまでも医者が主張するリハビリの必要性を繰り返すためのエビデンスとして患者の発話内容がリサイクルされるだけである。医師からは、患者に対してリハビリを継続していることへの励ましや応援などのプラス評価は示されない。あくまでも医師はリハビリ継続の必要性を主張する「説得フレーム」に固定され、他のフレームへは移行しない。
　医師は、続けて筋力が落ちるなどのデメリットが起こらずに済んでいることこそ、リハビリの効果の証拠だと述べて、「その今みたいな形で落ちないで済んでる。あんまりそんなに悪くはなら、なってはいかないですよねえ。」(65-66行目)と主張する。
　言いかえると、医師は患者側の「フッティング」には立たず、患者の問題点が具体的には何であるのか患者側の治療「フレーム」も探ることなく、また、リハビリに励んでも改善が実感されない患者の辛い感情「フレーム」にも触れることなく、終始一貫してリハビリ継続を主張する強力な説得フレームを進行させる。ここで、患者と医師の発話意図の相違にみられる様々なレベルでの「フレーム」の不一致が生まれ、コンフリクト8を形成しているのである。

4) コンフリクト9、10 (例6.12)

　医師は医学的説明を続行し (84～89行目)、リハビリの必要性を患者に説明し医学的情報提供に終始するが、患者の不安感情へ向けた発言はない。共

感表現もなく、関連質問も医師から発せられない。

　その代わり、繰り返しリハビリの必要性を強調することは、同時に、患者のリハビリ訓練が不十分であるという「メタメッセージ」にも解釈されることが十分予想される。さらに、医師は伸筋力が固まるとの診断所見を、(「伸筋ゆう方がやられやすいから、くっとこう屈曲したような形でね、も固まっちゃうことが、多いんですよ」(88行目～89行目)と説明する。しかしながら医師の説明の否定とも解釈できる発話が続き、それに対し、患者は「こう、引っ張る力はね割と出るんですけどね」(90行目)と述べて、医師の指摘する伸筋力との関連性を間接的に否定するのである。その筋力に関する認識の相違は、医師の診断の「認識フレーム」と患者の症状の「認識フレーム」との大きなギャップを明示していると考えられる。

　しかしながら、この両者の大きな齟齬は、医師によって確認されることなく、ましてや患者によっても行われず診察は進行する。それどころか、医師は、「だからそれがね」(92行目)と順接の接続詞「だから」、および患者の発話に対する指示表現「それ」を加えた接続表現を発しながらも、「脳梗塞は脳梗塞として受けてほしいんは、あるわけだ」(93行目)と突然違うトピックに話を転じるのである。この順接の接続表現を使ってトピック転換を行うことで、目立たない形でそれまでの会話の流れを断絶させている。このトピック転換により、結果として患者のそれまでの事実申し立てを無視するわけだが、順接の接続表現と指示表現との組み合わせ(「だからそれがね」)により、その流れの強引さが希薄化されている。結果的に医師は穏便なスピーチスタイルで、焦点にすべき症状に対する再確認や診断の修正や説明も行わないまま、別なトピックへと進行させている。

　医師による「脳梗塞は脳梗塞としてうけてほしい」(93行目)との主張は、医師の抱く「脳梗塞の後遺症」および「脳梗塞患者」に対しての解釈モデルを、患者に対する十分な説明もなく提示したことを意味する。患者の症状説明を無視し、他のトピックへの突然のシフトとなって、両者の認識齟齬に対する修正が為されないまま会話が進行していくのである。

例 6.12
　　84-89D：だからそのー、筋肉の緊張度ゆうのはね、やっぱこう、伸ばす筋肉と、こう曲げる筋肉と、そのー必ずあるんですよ。だから、例えば腕でやられたらこんな形になりますね。
　　88-89D：伸筋ゆう方がやられやすいから、くっとこう屈曲したような形でね、
　　　　　　も固まっちゃうことが、多いんですよ。
　　90P：こう、引っ張る力はね割と出るんですけどね、
　　　　　　　　　　　　　　　　　　　＝＞コンフリクト9
　　92D：だからそれがね？
　　93D：脳梗塞は脳梗塞として受けてほしいんは、あるわけだけれどもー　　　　　　　　　　　　　　＝＞コンフリクト10

　93行目で医師は、病状の認識を変えるよう患者に求め、「脳梗塞は脳梗塞として受けてほしんは、あるわけだけれどもー」(93行目)との発言する。これは同時に、患者の脳梗塞に対する認識不足を医師が指摘し、批判的にみていると推認することもできるであろう。ここで示唆されるのは、医師の病気(脳梗塞)およびその後遺症(脳梗塞後の身体まひ)に対する「解釈フレーム」である。それは、脳梗塞発症後の身体の状況を受け入れれば、当然、身体の不調や不自由さを受容できるはずであり、以前の健康な状態には戻れないと諦め、現状維持を是とする解釈モデルとも想定される。
　しかしながら、医師は、眼前の患者の現在の症状に対する正確な情報の把握や、患者側の「解釈フレーム」について確認しないまま、再び、「その最初の時と比べてよく考えてみて下さいよ」(94行目)と、先に繰り返された「リハビリ説得フレーム」に戻っているのである。
　明らかに、症状に対する「認識フレーム」が、医師と患者の間で齟齬を生じている。診療開始部から変わらず、医師と患者は異なる認識フレームを保持したまま、その確認や摺合せをすることなく、途中でリハビリのトピック

は医師側によって断絶され、コンフリクト 10 が潜在的に生成されていると考えられる。

さらに、ここで重要な点は、患者の「引っ張る力わね割と出るんですけどね」(90 行目)と述べる発言が、医師の医学的説明への反論にもなっていることである。患者は自分の症状に関して、自らが認識する身体情報を医師に認めてもらえず、医師の見解と不一致のまま談話が進行するプロセスで、コンフリクト生起が観察される。

5) コンフリクト 11（例 6.13）

引き続き、医師と患者の認識フレームの齟齬が続く。医師はリハビリによって引っ張る力の筋力が出たと説明する（94–95 行目）が、それに対して患者は依然として最初からそれは出ていたと、再び主張する（「引っ張る力はね、割と初めから出てた、＞出てーん＜ですけどね」：96 行目）。先の 90 行目の発言（「こう、引っ張る力はね割と出てるんですけどね」）と同一内容の発言である。身体症状に関する医師と患者の見解の相違を明示しようとするが、この患者の 2 回目の発言「＞出てーん＜ですけどね」（＞＜は声が小さいことを示す）は、小声による発話となっている。映像情報はないが、このパラ言語情報は、医師に対する患者の遠慮を示すものと考えてよい。

例 6.13
94D：その訓練によってね、その最初の時と比べてよく考えてみて
94aD：くださいよ。
95D：やった、ぶんだけね、出てきたわけでしょ？うん。
96aP：引っ張る力はね、わりと初めから出てた、＞出てーん＜ですけどね。　　　　　　　　　＝＞コンフリクト 11
97P　どうもねえー 2 本が力がなくてねえ。(咳払い)
98D：まあちょっと、血圧測ってみましょうか？もう 1 回ね。
99D：(32sec.)

95行目「やった、ぶんだけね、出てきたわけでしょ？うん。」でリハビリにより筋力が回復したとする医師の主張に対して、患者は即座に否定するが、医師はそれを無視し、事実の確認も修正もすることなく、次の血圧測定の検査段階に進める。コンフリクト9、10と同じく、コンフリクト11でも、さらに医師と患者の認識フレームの齟齬が繰り返される。

　患者は半ば独り言のように、「どうもねえー2本が力がなくてねえ。（咳払い）」(97行目）と、2本の指の不調を訴えるものの、ここでも医師からの事実関係の確認や感情面での励ましなど、患者側の「フッティング」に立つ発言はない。発話の後に示される患者の咳払いが、患者の感情表現となる「コンテクスト化の合図」とみなすこともできるだろう。想定される感情として、やり切れない思い、無力感、不満、諦め、などがあり得る。患者はその後は指の不調を訴えることもなく、長い沈黙の中で血圧測定（32秒）が続く。ここで映像資料がないため断定はできないが、血圧測定中の長い沈黙に患者の「メタメッセージ」が込められていることも考えられるだろう。

　これに続くコンフリクト生成については、先の図6.4の図式で可視化されているので、詳述は以上とする。

6.3.4.3 コンフリクト生成と修復の構造

一連の相互行為的プロセスを概観してきたが、診療談話全体の構造を示すと次のような談話展開となる(図 6.5 参照)。

	医師	患者
コンフリクト 1, 2, 3, 4, 5, 6	リハビリの必要	リハビリの疑問
↓	↓	↓
コンフリクト 7	リハビリ効果有	リハビリ実行
↓	↓	↓
コンフリクト 8	リハビリ効果強調	リハビリ効果容認
↓	↓	↓
コンフリクト 9, 10, 11, 12	リハビリ効果・脳梗塞の自覚、精神力強調	以前から力は出ていた(笑い)
↓	↓	↓
コンフリクト 13, 14, 15	処方正当性の主張	降圧剤継続不安・不満
↓	↓	↓
コンフリクト修復 1	励まし	「素人考え」・昔聞いた話
↓	↓	↓
コンフリクト修復 2, 3 (＝ラポール構築 1, 2)	激励と笑い	好意と感謝表明

図 6.5 コンフリクト生成と修復の構造

まず、患者が冒頭に聞いたリハビリ期間はいつまでかという問いに対して医師は明確な答えを出さずに、リハビリ効果の強調や精神力の重視を繰り返し述べ(コンフリクト 1 ～ 8)、両者間には明白な合意がみられない。

次に、医師はリハビリ効果があることを強調するが、患者の意識では実はその部分は、最初から動いていたと繰り返し述べている(コンフリクト 9 ～ 12)。やはりここでも両者の合意はみられない。

そして、患者が降圧剤の継続服用について不安および不満を述べると、医師は態度を硬化させ、強く患者に正しい処方であることを主張する(コンフ

リクト 13 〜 15）。そこで患者は弁明（「素人考え」、「昔聞いた」）をすることで、修復をはかるのである（コンフリクト修復 1）。このような弁明を行うことによって、患者は自らを、弱者であり非専門家であり記憶も不正確な「患者」として立場を降下させ、相対的に医師の専門性を高めることで、患者―医師の「上下関係」もしくは「専門家 vs. 非専門家」関係の強化に成功している。つまり、患者は自らを意図的に非専門家で弱者の立場にフッティングを降下させて、発言の責任回避ならびに医師に対する FTA 回避という調整を意識的に行い、コンフリクト回避だけでなくコンフリクト修復も果たしている。

　その後、次回の診察予約で、医師が曜日変更についての患者の都合を聞くが、患者はそのほうが望ましいと好意的な態度を示し、医師も激励や笑いを交え、両者がそれぞれコンフリクト修復にあたるラポール構築を繰り返し行って（コンフリクト修復 2, 3 ＝ラポール構築）、診療が終了する。

　構造的特徴として、繰り返し医師からはリハビリの必要性、効果の説明がなされるが、患者は手の指 2 本以外については前からまひはなかったとする見解の相違が、最後まで続き、結局解消されないまま終了する。また、降圧剤に対する患者の不安も繰り返し出されるが、医師の処方の正当性についての強い主張で、両者間の緊張が高まったため、患者は自分の非専門性や記憶の曖昧さを強調することで弁明とし、それ以上のコンフリクトが生じないよう回避しているのである。

6.3.4.4　非結束性

　患者と医師の発話がいかにかみ合わず、異なる内容に言及指示しているかについて、テクスト内で相互行為としてのコンフリクト（齟齬）が確認される。前述の図 6.3 で示したラポール構築の分析と同様、阿部（2008）の手法を援用して、患者と医師の発話語句の非結束性の構造を示した（図 6.6 参照）。

(前略)
84D： だからそのー、筋肉の緊張度ゆうのはね、
85 ： やっぱこう、伸ばす筋肉と、こう曲げる筋肉と、そのー必ず
86 ： あるんですよ。

87 ： だから、例えば腕でやられたらこんな形になりますね。

88 ： 伸筋ゆう方がやられやすいから、 ⎫
88a： くっとこう屈曲したような形でね   ⎬ トピック（1）
89 ： も固まっちゃうことが、多いんですよ。⎭
              ↓ ×(a)
90P： こう、引っ張る力はね割と出るんですけどね、

91D： うん。
              ↓ ×(b)
92 ： だからそれがね？   ⎫ トピック（2）
              ↓ ×(b)   ⎬
93-93a： 脳梗塞は脳梗塞として受けてほしいんは、あるわけだけれどもー ⎭

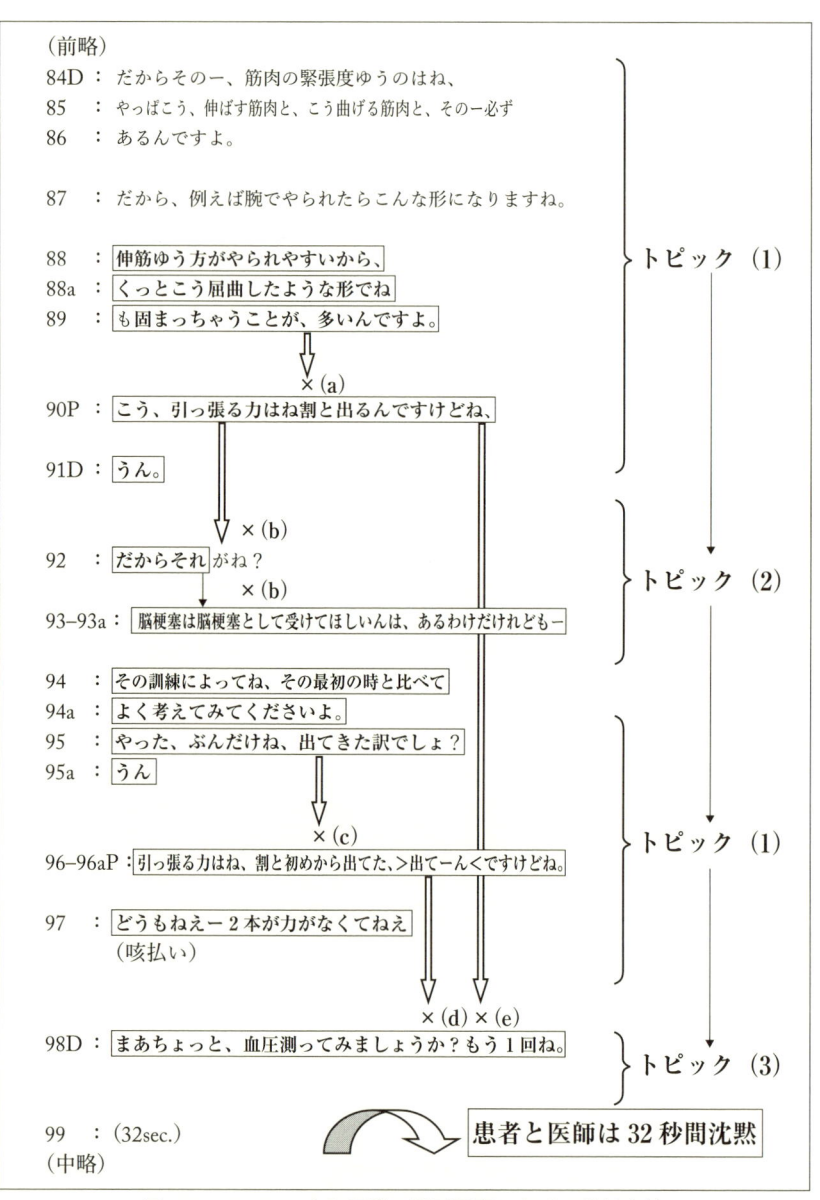

94 ： その訓練によってね、その最初の時と比べて
94a： よく考えてみてくださいよ。
95 ： やった、ぶんだけね、出てきた訳でしょ？
95a： うん
              ↓ ×(c)
96-96aP： 引っ張る力はね、割と初めから出てた、>出てーん<ですけどね。 トピック（1）
97 ： どうもねえー2本が力がなくてねえ
       （咳払い）
              ↓ ×(d) ×(e)
98D： まあちょっと、血圧測ってみましょうか？もう1回ね。 トピック（3）

99 ： （32sec.）   患者と医師は32秒間沈黙
 （中略）

図6.6　コンフリクト回避の談話展開における非結束性

図 6.6 から、患者と医師との会話の中での連関では、3 つのレベルの非結束性が指摘できる。第一に、意味レベルの非結束性が (a) と (c) で観察される。医師はリハビリによって伸筋力の麻痺が改善されたという説明および診断を繰り返す (84–85 行目・94–95a 行目) が、患者は「その引っ張る力」は最初から出ていた (90 行目・95–96a 行目) として両者の述べる発話の意味内容が異なる。

　第二に、語句レベルの非結束性が、指示語と被指示語の照応関係の不一致で示される (b)。医師の発話「だからそれがね？、脳梗塞は脳梗塞として受けてほしいんはあるわけだけれどもー」(92 〜 93a 行目) の「それ」(下線部筆者) の指示語は、患者の前段の発話「こう、引っ張る力はね割と出るんですけどね」のどの語句とも照応しない。被指示語を探すとしたら、医師自身の発話「屈曲したような形でねも固まっちゃうことが、多い」こととなる。つまり、医師の述べる「それが」は、直前の患者の発話ではないため、患者と医師との発話語句の結束性は途切れている。

　最後の非結束性は、談話展開のトピックの非連続性から指摘できる。トピック (1) は伸筋力に関するリハビリ効果に関連する話だが、唐突にトピック (2) の脳梗塞という病気の受け入れ方についての話に転じ、再びトピック (1) のリハビリ効果の話題に移るも、トピック間をつなぐ十分な説明もなく、また適切な接続詞もトピックを主導する医師から発話されない。このように医師と患者のトピック・レベルでの非結束性が観察されることから、コンフリクトを生じるコミュニケーションには、語句レベルからトピック・レベルに至るまで会話参加者間の発話の非結束性が特徴的であるといえよう。

6.3.4.5　一貫性（coherence）

　前項のケース分析と同様に、前述した結束性 (cohesion) と区別して、首尾一貫性 (coherence) をそれぞれの医師と患者で比較する。首尾一貫性とは、「主として話し手と聞き手の言語外の知識や手段——例えば、現実世界に冠する知識、話し手・聞き手の仮定や推論など——による談話やテクストの内容のまとまりを指す」(大山・藤永・吉田, 1978, p.85) と定義する。具体的に

は、医師と患者のそれぞれの世界観および価値観の一端を示す疾病観、服薬・治療観の抽出を行う。両者の発話と行間から示唆される認識や概念を以下に示す。

　女性患者は過去に脳梗塞を数回起こし、その後遺症の手の麻痺をリハビリ中であるが、患者自身は回復が遅いと感じリハビリ終了時期について質問を繰り返している。一方、医師はそれに対して明確な答えは避け、リハビリ継続の必要性を繰り返し説得する。両者の疾病観、治療モデル等の齟齬からコンフリクトが生起されるが、決定的な対立に至らずコンフリクト回避が反復されていく。医師と患者が疾病などについてどのように考えているか言外の知識を推測できる発話部分を表 6.7 〜 6.11 に記した。

1）疾病観
　患者のリハビリの原因となった疾病（脳梗塞）について、医師と患者自身が抱く疾病観を推測する（表 6.7 参照）。
　医師が脳梗塞について直接言及しているのは 1 か所だけで、「脳梗塞は脳梗塞としてうけてほしいんは、あるわけだ」(93 行目) と述べている。この発言までは、患者から（この診察以外にも）繰り返しリハビリがどのぐらいかかるのかと繰り返される質問を受けて、医師はリハビリの必要性の説明を重ねていたのだが（「やっぱり、中止したらもうそれで終わりやからね。全然進歩ないですからね」(38-39 行目)、「やめたら、そりゃあ、あのー、僕らでもあのー、普通の運動選手でも、1 日運動休んだら、その 3 日ぐらいで筋肉、の力ゆうて落ちる言われてますでしょう、同じですよ」(41 行目))、この発言から実は医師がリハビリで脳梗塞の障害の完全回復は期待できないと考えていることが示される。
　医師は脳梗塞について手足などの運動障害は完治しないという疾病観を持っている。そしてリハビリ継続の目的は、完全回復は望めないため最低限としての現状機能維持であると実は考えていることが、この一言「脳梗塞は脳梗塞としてうけてほしいんは、あるわけだ」(93 行目) で伺える。
　一方、患者の脳梗塞に対する観点は少なくとも今回の診療談話の発言とし

表6.7 疾病観

		医　　師	患　　者
疾病観	脳梗塞の認識	93D：脳梗塞は脳梗塞としてうけてほしいんは、あるわけだ	N/A（＝該当する関連発話なし、以下同じ）
	脳梗塞患者の高血圧	228–236D：こうやっとったほうが、そういう再発が少ないとかね？そりゃゼロじゃないですよ。あの、あの血圧が高いままほっとっても、別にどうもならん人もおりますよ、おりますけれども、その全体としてみたらね？やっぱりちゃんと血圧のそういう、脳梗塞起こした人のちゃんとち、治療したほうがね？のちのちにいいというのは言われている。よろしいですか？	→237P：あすいません、＠素人考えでね＠、

ては見出せない。患者は脳梗塞という「病気」(disease)に対する関心ではなく、もっぱら日常生活で生じる困ったこと(「やっぱしー、おはし持てない」(15行目))であり、それを引き起こしている局所的な人差指と親指の問題(「あの人差指とね、親指が力がない＠んですもの＠」(19, 21行目))と考えていることがわかる。すなわち、患者の疾病観とは、「おはしが持てない」という日常生活における不自由な意識と、それによって引き起こされている(であろう)社会・生活上の問題の原因としての「病い」(illness)と考えられる。

しかしながら、患者による診療談話冒頭の「おはしが持てない」だけではそれがどのような社会・生活上の問題を引き起こしているのか不明である。たとえば、患者が「おはしが持てない」ことにより、食事をする際にこぼしてしまって恥ずかしいのか、いつも汚してしまうのか、または家族の食事を作ることができなくなって不便なのか、家族に申し訳ないと思っているのか

——脳梗塞に対する疾病観は、不自由な指と何らかの社会・生活上の問題を引き起こした存在として意識され、医学生理学的な病気(disease)としての疾病観には乏しいことが推測される。

　同様に、患者が医学的生理学的な疾病観を持っていないことは、次のやり取りからも推認される。それは、医師が脳梗塞患者は血圧を下げるようにコントロールしたほうが、再発リスクを減少させるので望ましいと説明しているが、患者の返事は、「237P：あすいまんせん、＠素人考えでね＠」とだけの応答で終わり、医師の説明した「脳梗塞」発症後の血圧コントロールの必要性に関してどのレベルまで具体的に理解し了解しているのかについては、不明のままである。

　すなわち、医師は疾病観に関する情報伝達をかなり長く伝えているが(228-236 行)、患者が正しく理解したとは言い難い。なぜなら、医師の医学的説明に対する患者の応答やそれに関連した質問も全くない前後の談話展開を総合すると、疾病に関する医学生理学的な情報が、患者に確実に伝わったとはいえないだろう。

　このように疾病観に関して、患者も医師も自らの見方を相互に伝え合っておらず、また相手に対して関連する質問もされていないことが推測される。

2)リハビリに対する認識

　脳梗塞の後遺症である手の障害の回復のために患者はリハビリを続けているが、これに対して医師と患者では、次の項目において認識の食い違いを見せている(表 6.8 参照)。

表 6.8　リハビリに対する認識

	医　　師	患　　者
リハビリ期間の質問	29-30D：うーんまあそれ何遍も言いますけど、あのー、人それぞれ。 34D：あのー、一概には言えないんですよ。	26-28P：そいで、長く、どのくらい普通は、この力が出るのんかかるんでしょうねえ。

リハビリ継続の必要性	37D-39D：だから、あのーこれも何遍も言いますけれども、そのー、やっぱり、中止したらもうそれで終わりやからね。全然進歩ないですからね。 41D-44D：やめたら、そりゃあ、あのー、僕らでもあのー、普通の運動選手でも、1日運動休んだら、その3日ぐらい筋肉、の力ゆうて落ちる言われてますでしょう、おんなじなんですよ。 46D：そりゃー、あのー、障害されてたら余計そうですよ、うん。 48D：使わなかったらねえ、もっ、あのー、その動きにくい関節自体がこう固まってきちゃったり、 53：もう諦めずに気長にやらんとあかんです。 166-168D：そのー正直ゆうたらもう死ぬまで頑張るゆうつもりでやらんとな？あもうそこでストップしてしまいますよ。	= > 164P：気長に行かなきゃいけない訳ですねー。
手を動かすリハビリ運動	61-65D：そ、それはそれはんでも大事なことで、それ、まだしているからね、だから逆に考えたら、してるから、その今みたいな形で落ちないで済んでる。 66D：あんまりそんなに悪くはなら、なってはいかないですよねえ。	55-59P：あのー、手えはね、ずっとこう動かしているんですけどね、あのー、ゴルフボール回したり、

　全体を通して、医師はリハビリは中止をすると現状維持も難しく、もともと完治は望めない障害のため、死ぬまで継続するつもりで行うべきだと考えている。それに比べて患者はリハビリを続ければ治るはずだが、自分の治癒

が遅いので長引いていると不安感を抱くのである。

　この両者のリハビリ観の相違は、前述の疾病観の相違の齟齬がそのまま投影されている。すなわち、医師は脳梗塞の後遺症である運動障害は完治しないと考えており、患者は治るものとして捉えていた。この疾病観の相違が、リハビリについても医師はそれこそ死ぬまでと考え終わりがない(「その—正直ゆうたらもう死ぬまで頑張るゆうつもり」(166–168 行目))という認識を持つ。一方、患者は血圧測定を終えた後でようやく、「気長にいかなきゃいけない訳ですねー」(164 行目)と述べたに留まっている。

3) 手の症状とそのリハビリ効果に対する認識

　具体的な手の障害の症状の認識およびリハビリ効果の認識の相違が患者と医師の間で生じている(表 6.9 参照)。

　医師は「筋肉の緊張度」は 2 種類の筋肉から成り(「筋肉の緊張度ゆうのはね、やっぱこう、伸ばす筋肉と、こう曲げる筋肉」(84–85 行目)、特に伸ばす筋力である伸筋が損傷を受けやすいため屈曲して固まることが多いと説明している—「伸筋ゆう方がやられやすいから、くっとこう屈曲したような形でね、も固まっちゃうことが多いんですよ」(88–89 行目)。

　ここで医師が説明している手の障害の症状は、よくみられる「伸筋力」低下による「手の不自由な状態」であり、医師はその一般的症例から予想して患者の手の運動障害は、「屈曲して固まる不自由な状態」なのだろうと憶測した所見を述べている。

　ところが、患者は医師の説明をその言葉通りの理解で、「引っ張る力」をそのまま文字通り「引っ張る力」と、医師が意図した説明内容とは異なる解釈をしているのである。しかしながら、手の症状に関する認識の相違は、「伸筋力」の機能についての医師と患者の理解の相違であり、仮に、「伸筋力」を「引っ張る力」と言い換えても、医師の意味する作用や動きとしては患者が認識していないため、患者の誤解は解決されないまま談話が進展している。

　このように、患者と医師の様々な認識「フレーム」(疾病観、リハビリ観、

さらには語彙の解釈に至るまで）が多元的に異なっていることは、談話のコンテクスト、テキストをもとに両者の一貫性を比較対照させることで明らかにされる。

リハビリ効果の見解の相違についても同様に、患者と医師の認識フレームの齟齬によるものと説明できる。

医師は当初に比べてリハビリ効果があったために「引っ張る力」が出たと主張する。一方、患者のほうは「96P：引っ張る力はね、わりと初めから出てた、出てーんですけどね。どうもねえー2本が力がなくてねえ」（96行目）と、当初から動いていたとしてリハビリ効果はあまりない。ただ、2本（人差指と親指）の指に関しては力がなかったと主張するのみである。このように患者と医師の認識フレームの交点がみられないまま平行線を辿る談話が続き、結局、患者が不自由を感じている2本の指に関する医師の明確な所見は出されず、実質的な情報交換が両者間でなされないまま、血圧測定に移行してしまう。

表6.9 手の症状とそのリハビリ効果に対する認識

	医　　師	患　　者
伸筋と引っ張る力の症状認識の相違	88-89D：伸筋ゆう方がやられやすいから、くっとこう屈曲したような形でね、も固まっちゃうことが多いんですよ。	→90P：こう、引っ張る力はね割と出てるんですけどね、
リハビリ効果の有無に対する見解の相違	94D：その訓練によってね、その最初の時と比べてよく考えてみてくださいよ。やった、ぶんだけね、出てきた訳でしょ？うん。	→96-97P：引っ張る力はね、わりと初めから出てた、出てーんですけどね。どうもねえー2本が力がなくてねえ。

もしこのとき、医師が言葉の列挙や言い換えだけではなく、実際に患者の手を取り、その手を動かすなどして説明していたら、多少は手の症状とリハビリ効果に対する患者と医師の認識の違いは改善されたと考えられる。同様

に、患者が言及した2本の指の症状についても、医師がその2本の指を持ち、指の状況を実際に動かしてみることで、両者のリハビリ効果に関する認識の齟齬は多少改善できたのではなかろうか。

4）服薬（降圧剤）に対する認識

　降圧剤の服薬に対する認識について、患者は飲み続けることに不安を抱き、医師は脳梗塞患者の再発予防としては当然の処方指示であるとそれぞれ異なっている（表6.10参照）。

　患者の降圧剤服薬に対する漠然とした不安形成の原因は、患者の発話から推測すると、昔聞いた情報であり、非専門家の自分が理解しないままに素人として考えたこと（「@素人考えでね@」（237行目）、「こんなこと昔聞きましたからね」（239行目））であると述べている。

　これに対して、医師の主張する降圧剤処方の理由は、医師としての豊富な経験によるものであり（「そういういろんな今までの経験に基づいて」；226行目）、しかも、自分1人の個人的見解ではなく医師全体の認識に基づく権威的根拠（「僕ら・・・出してるわけですよ」；225a–226a行目）により主張を強化している。

　患者も医師もそれぞれ自己の社会的指標性を強化する語彙選択を巧みに行っている。患者は「素人考え」が担う社会指標的機能を利用し、それまでの患者の立場がより一層、無知で無力な存在として指標される。この「素人考え」という発話が「コンテクスト化の合図」となり、これ以前の患者の発話に対し前方照応し、またその後の発話に対しても後方照応させ、いわば免罪符的に作用して患者の責任回避が為されている。

　一方、医師は「僕ら」と主体の置き換えを行うことにより、患者との関係性を1人の個人の医師とのものではなく、医療界の一翼を担う医師が話しているコンテクストでの対立構造に瞬時に変換している。これこそ、「僕ら」の発話を単なる言及指示機能としてだけではなく、その医師の権威性を示す社会指標的機能を最大限に発揮させ、患者との関係性に影響を与えたと推認される、象徴的な相互行為の事例である。また、別の観点からみれば、

「僕ら」という語彙を「コンテクスト化の合図」にして発話するや否や、日常的診察室のコンテクストにおける診療談話から、医療界および医師全体の権威を後ろ盾にしたコンテクストに転換したのだともいえる。あるいは、この瞬間、医師の立つ「フッティング」は、患者と比較的同じ「まなざし」の高さにあった医師から、医師全体の権威組織と同化した医師の立場へとより高次の権威に転じたのである。すなわち、「話している内容の責任者」となる principal（Goffman, 1981）は、明らかにこの医師ではなく、医師全体の権威に昇華・拡大している。

表6.10　服薬（降圧剤）に対する認識

	医　師	患　者
D：降圧剤は非常に少量で血圧にあまり影響していない P：服薬に対する不安	178D：この量は、こういう血圧—のお薬なんですけれども、この量というのは、非常に少ない量なんですよ、むしろ、その、血圧にはねえ、それほど大きな影響を与えないと言われてる量なんですよ。	←173P：せんせ、まだ血圧のね、あの薬飲まなくちゃいけないんですか？
D：いろいろな経験によって処方している P：気になっている、服薬は大丈夫か	224D：そそりゃ大丈夫、だから、それはあの、えーただ単にめくらめっぽう僕ら出してるわけじゃなくてね、そういういろんな今までの経験に基づいて出してるわけですよ。198P：いやあのね、血圧のお薬飲みだしたらね、もうずっと飲まないとだめとかなんか聞き、聞き前に聞いたもんですからね、	←221P：@薬が気になってね@大丈夫ですね先生？

5) 治療方針

　医師と患者の治療方針について、これまでに概観したリハビリに対する意識や疾病観では取り上げなかった発話から推測すると、医師は「がんばる」

ことを繰り返し述べて強調している(表 6.11 参照)。
　一方、患者の反応はその都度笑って受け流すか(「はははは、@せんせ@、ほんとに」(171 行目)、それには応答せず他の話題(血圧の薬)に転ずるか(「せんせ、まだ血圧のね」(173 行目))、同意して感謝表現を述べる(「ああ、そうですね、ありがとうございます」(244, 246 行目)、「ありがとうございました」(=＞ 270 行目)である。
　すなわち、医師が繰り返し提示する治療モデルは、患者が自助努力して「がんばる」、リハビリの継続を意味し、一方、患者はそれに対して笑いで明確な同意を避けたり、無応答のまま他のトピックに関する質問に切り替えたり、いずれも積極的な同意を避けている。これは、明示的に非同意を回避することで、医師に対する FTA を回避しようとする、ネガティブ・ポライトネス志向の患者のコミュニケーション・スタイルであろう。
　また、医師が、「だから頑張ってください」(170 行目)、「自分の頑張りよ」(172 行目)、「頑張って、続ける」、「ほなちょっと頑張りましょ」と、「頑張る」を繰り返し強調することで、患者に対する励ましのポジティブ・ポライトネスともとれるが、一方で、患者はまだ十分には「頑張っていない」とみなす「メタメッセージ」にも解釈できるだろう。しかしながら、診療の終わりに近づくと、同意と共に感謝表現「ありがとうございます」を繰り返すことで、医師の提示する治療モデルに同意する意思表明を行い、診察は終了している。

表6.11　治療方針

	医　　師	患　　者
D:「自分の頑張りよ」と自助努力を主張 P:笑いながらあいづち、感謝表現	170D：だから頑張ってください。	→ 171P：ははは、＠せんせ＠、ほんとに
	172D：うん、だから自分の頑張りよ、ほんとに。	→ N/A（173P：せんせ、まだ血圧のね）
	243D–243Da：ま、と、とにかくあれ、あの、とに、がんば、頑張って、続けるということですよ。	→ 244P：ああ、そうですね、ありがとうございます。
	269D：はい、ほなちょっと頑張ってやりましょ。 274D：おっしーぼちぼちいってな。	→ 270P：ありがとうございました。

6.3.5　コミュニケーション・パターン

　コンフリクト生成の主要因として、発話メッセージ解釈の二面性があげられる。最も顕著なのは、医師の患者に対するリハビリの必要性の説明および説得が、同時に患者の不安や不満足の感情への非容認となり、また患者のリハビリに対する態度や実践の否定的メッセージにもなってしまう点である。

　また患者が繰り返しリハビリの期間について質問することは、言及指示的な表層面では情報の要求であるが、繰り返されることによって（今回の診療談話だけでなく、これまでの診療においても質問反復が意味することは）リハビリの成果に対する不満足感であり、究極的には医師に対する不信感を「メタメッセージ」として指標すると考えられる。

　また、それまで話していたトピックから別なトピックに前置きも説明もなく転換させるコミュニケーションの取り方は聴者の確認を取らないことからも、話者の一方的な発話スタイルといえる。特に相手の発話に対してあいづちや返事を返さずに他のトピックに転ずることは、相手の発話そのものを無視したことになり、情報授受に支障をきたすだけでなく感情面での違和感、不快感、ひいては信頼関係の低下をもたらすと考えられる。

各コンフリクト生成と回避のプロセス、要素、発話間の連関をみる結束性、発話の背景に示される一貫性が抽出されたので、次にレベル別でコンフリクトについて整理したい。ここまでのコンフリクト生成とみなされるものは、主としてフレームの齟齬から説明できると思われるが、厳密に述べるとさらに複合的なレベルでのフレームが観察される。
　以下のようにレベル別のコンフリクト構築の言語的要因について分類する（表6.12参照）。なお、前項の「ラポール構築」と同様、表6.12は、前述の図6.4の連続的相互行為の実践における多元的レベルを、横断的に示したものである。要素還元主義的に分解したものではなく、各レベルによる多元的・多面的な関係性が同時多発的に生み出され影響していることを前提に、言語的（パラ言語的）要素の表出を便宜的に列挙している。

表6.12　レベル別のコンフリクト回避の言語的要因

言語的特徴	コンフリクト生起と回避の事例	コンフリクト回避の相互行為	コンフリクト回避の使用レベル
笑い	コンフリクト1 コンフリクト2 30D：人それぞれ 31P：ふっふふ(笑) コンフリクト12 170D：だから頑張って＞ください＜ 171P：ははは、@せんせ@(笑い)	・医師は患者の笑いは自分の発言を肯定していると認識。 ・患者は肯定を表明しない状態を自然に維持できる。医師には話を促すメッセージとして示せる。	パラ言語(非言語)レベル 語用論的レベル

肯定のあいづち	コンフリクト2 33P：そうですね。 コンフリクト3 34D：あのー、一概には言えないんですよ。 35P：そうですか？	・医師は自分の発言が肯定されると感じる。 ・患者は肯定のあいづち（平叙文および疑問文）で患者の話を促すメッセージを送る。	語彙的レベル 意味的レベル 語用論的レベル
	コンフリクト4 39D：全然進歩ないですからね。 40P：うん。 コンフリクト5 44D：おんなじですよ。 45P：そうですか。 コンフリクト6 53D：もう諦めずに気長にやらんとあかんです。 54P：そうですか。 コンフリクト7 62D：それ、まだしてるからね。 63P：はい。 コンフリクト8 66D：あんまりそんなに悪くはなら、なってはいかないですよねえ。 67P：そうですねえ、今ん［とこねえ］。	33P：そうですね	

順接の接続詞	コンフリクト9 90P：こう、引っ張る力はね割と出るんですけどね。 91-2D：うん。だからそれがね？	・順接の接続詞「うん。だからそれがね？」医師が順接の接続詞を用いることで、患者の話した内容を肯定して発展させようと感じる。	語彙レベル 語用論的レベル
トピックの転換 （平叙文）	コンフリクト9 90P：こう、引っ張る力は割と出るんですけどね、 91-93D：うん。だからそれがね？脳梗塞は脳梗塞として受けてほしいんは、あるわけだ。	患者は、自分の話を受けて医師が話していると感じる。患者が引っ張る筋力はあるという話（筋力）を受けていながら、実は他のトピック（脳梗塞の認識）への転換をはかる。	語用論的レベル
トピックの転換 （質問文）	コンフリクト10 97P：どうもねえー2本が力がなくてねえ。(咳払い) 98D：まあちょっと、血圧測ってみましょうか？	上記と似ているが、平叙文に比べてこれは質問文である。 また、咳払いで「ポーズ」による中断	語彙的レベル 語用論的レベル
コンテクスト化の合図	コンフリクト15 237P：あすいません、@素人考えでね@	医師に対して患者が「素人考えで」と前置きすることで、 前提が「素人」＝「非専門家」＝知識がない＝失礼になる発言も許容される	語彙的レベル 統語的レベル 意味的レベル 語用論的レベル 社会指標的レベル

前掲の表 6.12 では、コンフリクト回避として、笑い、肯定的あいづち、順接接続詞、トピック転換、コンテクスト化の合図が、今回のケース分析（図 6.4）から観察された。同時に、語彙レベルから語用論的レベル、さらには社会指標的レベルまで多元的・多層的関係性をもって、患者と医師は相互行為を進めていることが示された。先のラポール構築のケース分析と同様、両者の相互行為性は多元的・多面的に同時進行している。

ここまで本節では、コンフリクトの生成と回避のプロセスを、言語的・非言語的情報を手がかりにして可視化を行い、患者―医師間のコミュニケーションに表出する相互行為性および社会的指標性にまで至る解明を試みた。前述した 6.2 での「ラポール構築」のケース分析と同様に、医療面接でのコンフリクト生成のメカニズムについて、患者と医師の相互行為の表出として談話全体のコンテクストと個々の発話の意味とを関連付けて分析した。また、コンフリクト生成からどのようにコンフリクト回避を図っていくのか、そのプロセスについても明示された。

今後の課題として、患者と医師のそれぞれのコンフリクト回避の方略を比較し、性差、地域差、医師の経験、患者の病状、診療科の違いなどからの影響を分析することは興味深い。わが国だけでなく、他の文化圏、他の国々との比較検討を行っていくことは、急速なグローバル化の現代において重要課題である。

第 7 章　結論

　本書では、RIAS を実証的診療談話データに適用させ、その根幹を成す方法論的限界と、RIAS の依拠するイデオロギーの特徴を同定して批判的検討を行った上で、新たな分析試案を提示し、患者―医師間のコミュニケーションに関する諸相と各アプローチの可能性と限界を示した。このように、RIAS の分析手法に対する検討、およびその上位概念となるイデオロギーの抽出とその影響を実証的に示した包括的批判はこれまでにない。また、分析試案として患者と医師の相互行為がテクスト間およびコンテクストとの多面的・多層的な関係性の中で生起していることを明示し、そこに表象される両者の価値観について同定する多元的アプローチも示すことができた。
　ここで RIAS の批判的検討を総括し、1) 医療面接の役割軸と分析試案、2) 社会指標的機能、3) 相互行為的視点およびコンテクストの重要性、4) 分析試案の今後の課題について述べたい。
　第一に、RIAS の枠組みの基本となっていた医療面接の役割軸をこれまでの批判的検討の結果をもとにみてみると、RIAS の基本的枠組みは、Cohen-Cole の 3 つの機能モデル「(1) 情報収集、(2) 患者の感情への対応、(3) 患者の教育と治療への動機づけ」(Cohen-Cole, 1991, p.5) として、RIAS の依拠する言語イデオロギーが体現した結果であり、同じく医師による近代医療イデオロギーの枠組みの中にある医師中心の分析手法が特徴としてあることがわかる (第 5 章)。
　本終章においては、医療面接の 1 番目の役割軸である「情報収集」を取り上げ、全体に敷衍してみよう。まず、RIAS による分析結果から、RIAS

では患者と医師の発話頻度として、情報や質問の各カテゴリー別傾向および他の発話との関連が得られ、地域差及び性差による影響の可能性が確認できた。RIASの依拠する医師中心の言語イデオロギーが示唆したように、RIASおよびその使用者である医療分野の人々にとって、「医師が情報提供する」ことが重要であり、その「発話情報」が「何を」言及指示するかについての関心が最優先される。

しかしながら、そこでは「情報」の個別性の記述は求められず、時間軸も具体性も集約されることによって、平均化および一般化を可能にする数値化が分析の中心となる。ここでRIASを用いるにあたって常に気を付けなければならないことは、「どのように」「いかなる存在として」「何が為されたか」というコミュニケーションの社会指標的機能を不問に付している点である。RIASでは「話し手（医師／患者）がどのように伝えたか」という聞き手（患者／医師）の理解度に関係する言語機能はまったく感知し得ず、話者が示す・示そうとしている指標性は存在していないかの誤認を招く恐れがある。すなわち、RIASは非常に限られた「言及指示的機能中心の発話」の断片を集積して分析対象とするため、その分析結果も限定的にならざるを得ない。

このRIASの限界性を指摘するために、第6章の新しい分析試案では、「何を情報として伝えたか」、「どのように情報が理解されたか」「相互行為がどのように複合的に営まれたか」などの発話展開とコンテクストとの関連を多元的に提示した。取り出したトピックは、相互行為の発現として明示的なラポール構築とコンフリクト回避であり、多様なレベルにおける発話の結束性および一貫性を手掛かりに患者と医師が根底に抱くイデオロギーの抽出と解読をはかった。

分析試案により相互行為的な患者―医師間のやりとりから、医師が提供する情報と患者が必要とする情報の間には、多様なレベルの齟齬があることが明らかになった。例えば、ラポール構築(6.2)の談話分析においては、まず前医によって提供された喘息の予防薬に関する「情報」は、内容と使用法についても患者には事実上「理解」されてはおらず、前医が提供した（はずの）「情報の内容」についても、実際には患者の理解や認識とは一致していな

かった。さらにこのケースでは次の診療談話で初めて明らかにされるのである。

　さらに、コンフリクト回避 (6.3) の談話分析では、医師による繰り返し説明されるリハビリの必要性という「情報提供」が、患者の望んでいる「情報内容」ではなく、また、患者が医師の繰り返される説明を真に「理解」しているかも不明である。何度も繰り返される患者の質問と医師の説明の発話数の多さにも関わらず、医師によって繰り返された「情報提供」は、最後まで患者によって理解されず、また患者にとっての必要とする答えの情報でもなかった。また、コンフリクト回避 (6.3) では、反対に医師も患者が訴える手の障害に関する基本的「情報内容」を理解していなかったことが談話分析から明らかになった。ここでも医師が望む「情報」と患者の伝えたい「情報」の齟齬が生じている。

　これらの例からも、たとえば情報伝達の場合であれば、第一の役割軸の「情報伝達」であっても、いかなる「情報」を扱うのか、それは医師が伝えたい情報内容であるのか、患者が知りたい情報内容であるのか、また、「伝達する」ためにどのように伝えたのか、そして「伝達」したことが果たしてそのとおり「理解」されているのかが課題となる。言い換えると、医療面接の役割として何が実質的に必要であるのか原点を問い直し多元的レベルでの確認および検証が必要である。

　患者―医師間で生じた談話の理解を進めるには、第6章のように、相互行為のプロセスの中でテクスト間の結束性およびコンテクスト化された両者の意識の一貫性をみることによって、患者と医師の間の情報提供および理解における齟齬の要因が明らかにされる。患者と医師とのそれぞれが内包する病い、身体観、治療や服薬に関する世界観の齟齬を、相互行為的プロセスの可視化により特定し、連続した発話の指標性の抽出に必要な結束性および一貫性の連関を理解することが、患者―医師間の医療面接の本質を多元的に分析・提示する有効な方法である。

　第二に、RIAS は言語の社会指標的機能に対して関心を払っていない。第4章で批判的検討をおこなった結果、RIAS のカテゴリー化をみると、いず

れも言語コミュニケーションの「言及指示的機能」に偏在している。言及指示的機能とされる「言われたこと」に関心を払い、その統語的および意味的なユニットに焦点を当て切り出しているためである。それに比べて、「非言及指示的機能」あるいは同義である「社会指標的機能」はRIASのカテゴリー化の射程には含まれず、分析を繰り返しても、コミュニケーションにおける「社会指標的機能」には関心がもたれず認識されていない。

　言い換えると、RIASは「社会指標的機能」、すなわち「為されたこと」に対する関心を持たない分析枠組のため、意識されていない無意識的内容こそは、意識化されないが故にその存在も見過ごされてしまう。RIASという分析枠組みは、医療者の関心および視点が「何を言うか」とのいわゆる統語的および意味論的分析対象に向けられ、「どのように述べるか」という語用論的分析対象への興味も同定する装置も、RIASでは捨象されてしまうことをわかった上で利用する必要がある。

　この「どのように述べるか」という社会指標的機能は、「主に、コミュニケーション出来事参加者たちのアイデンティティや力関係の指標に関わるもの」(小山, 2011, p.176) であり、患者―医師間の談話分析や関係性を考える上でも重要な要素である。しかしRIASの分析対象ではないために、発話頻度や発話間の集団としての集約的・平均的情報は得られても、患者と医師のそれぞれの「アイデンティティや力関係の指標」などの本質的な命題に迫ることはできない。

　第三に、RIASが主張する「対話の内容と文脈をそのまま反映する」[1]こと、および、RIASの名称が体現するの「相互作用＝インターアクション；interaction」について指摘する。RIASでは「対話の内容と文脈をそのまま反映する」と謳われているが、特に「そのまま反映する」ことは、RIASの方法論上これまで見てきたように正確な表現ではない。より慎重に記述するのであれば、RIASでは「対話の内容を切片化し、規定のカテゴリーの1つだけにコード化され、集計される」と記すのが妥当である。また、「文脈をそのまま反映する」という表現も正確とはいえない。「文脈をコーディング作業者の判断により、発話の切片化・カテゴリー化を行う際の判断基準の中

に溶融すると同時に消失させる」という記述がより適切である。

　最後に、第6章で提示した新たな分析試案と多元的アプローチについて述べる。談話の特徴である相互行為的談話展開を明示し、患者と医師の具体的な発話内容を提示するためには、ケース分析が最適であるが、そのため一般化や平均化を求めることは難しい。だが、ケース分析であるからこそ相互行為の展開を可視化することができ、テクスト間およびコンテクストから示される結束性や一貫性の分析、さらには両者の世界観の表出および社会指標性に至る分析まで、その有効性が示されるのである。

　このように、第6章で示した分析試案は、患者と医師の発話のプロセスとメカニズムを可視化し、発話に表象されるそれぞれの医療観、身体観、ひいては世界観に至るイデオロギーを抽出する方法として、本質に迫ることが可能な有効手段と思われる。少数であれ、そこから全体に敷衍する一般化に近い仮説が得られる可能性もある。しかしながら、このような詳細なケース分析を大量に処理することは非現実的であり、数値化を通して他のデータとの関連性をはかることも困難である。

　他の計量的に処理された分析結果と関連付けるためには、確かにRIASのコード化および数値化は処理しやすい。研究および教育の目的によっては、RIASを利用したほうが有効な場合もあるだろう。

　いずれの場合でも重要な点は、本書の批判的検討で示されたように、RIASを扱う分析者は十分にその分析ツールの有効性と限界性の特徴を理解し、方法論的限界を踏まえた上での使用を心がけることを忘れてはならない。RIASのコミュニケーション分析ツールとしての限定性とは、多元的、多層的なコミュニケーションをみるにあたって、捉えやすい統語的・意味論的ユニットに限った言及指示機能中心、医師中心であることをよく認識した上で、限定的な使用を考えなければならない。

　また、インターアクションという相互行為をみるためには、脱コンテクスト化され、分断された発話の集積だけでは不十分であることも認識しなければならない。言い換えれば、社会指標的機能、談話のコンテクスト（文脈）およびコンテンツ（意味内容）との相互の連関を把握するには、他の複数の分析

ツールを援用しなければ望めない。このように、RIASは談話コミュニケーションの分析ツールとして限定されたものであると認識したうえでその有効性を活用すべきである。

　今後の課題として、まず第一に、分析対象の談話がごく少数であっても、解釈学的アプローチの信頼性・妥当性を増すためにはできる限り多くの背景知識や関連情報の収集が必要と考える。そこで会話参与者に後日フォローアップインタビューを行って発話解釈を求める方法が容易に想起される。しかし、発話者自身が発話の意図や反応を必ずしも客観的に記憶・分析・説明できるとは限らないことは、ゴフマン[2]やカッシーラー[3]が指摘するように十分注意しなければならず、あくまでも参考情報の1つと考える。本研究において談話および背景知識やコンテクストに基づく解釈内容は、分析者である筆者が妥当と判断する最も可能性の高いものを提示し、もし判断に迷う場合は複数の解釈を示している。また第6章で詳細な相互行為的談話展開を明示したことにより、文字通り「対話の内容と文脈をそのまま反映する」試みは達成され、患者と医師の具体的な「インターアクション」の可視化の試みは一定の成果を得らえたと考える。それをふまえた上でさらに分析解釈の精度を高める方法論が求められる。

　第二の課題としては、RIASに代表される計量的分析手法の限界を再認識した上で量的データを解釈し活用することが必要である[4]。補完されるべき質的分析手法として、今回の分析試案は有効だが、大量データの迅速処理においては不向きであるという別な次元の限界性は否めない。

　いずれにしても分析手法に対する客観的で謙虚な姿勢を持つことで、その分析結果の解釈の精度は向上する。いかなる分析対象でも、計量的または質的分析方法であっても、常に各手法の有効性と限界性を見極め、複合的にアプローチを組合せることが研究結果を豊かに実らせる[5]。医療談話の計量的分析手法であるRIASに内在するイデオロギーを改めて意識化することで、より包括的な計量分析結果の解釈や有効利用が可能となり、医学教育での応用を通して医療の質の向上につながることを期待する。

　そして、最終的には患者―医師間のコミュニケーション分析に限らず、複

数の学問領域からのアプローチを援用した本書の成果が、人間の相互行為実践におけるコミュニケーション分析の深化の一助になることを願うものである。

1 RIAS 日本語版マニュアルにある日本語訳および英語の記述を再掲する（野呂・阿部・石川，2007, p.5）。「各カテゴリーは、医療場面での患者―医師間の通常の対話の内容と文脈をそのまま反映するようにつくられている；Categories are tailored to directly reflect the content and context to the routine dialogue between patients and doctors during medical exchanges.」（下線部は原文通り）
2 ゴフマン（2002, pp.29-30）は、自己(セルフ)には二つの意味があるとして、「ひとつは、出会いにおけるいろいろな出来事の流れ全体が表出するいろいろな意味で織り成される表象(イメージ)としての自己。もうひとつは、儀礼としてゲームをするプレイヤーとしての自己。（中略）二重の機能があると言うべきである」と自己(セルフ)の二重性を指摘している。
3 カッシーラー（1989, p.345）は言語表現における「主観性」の形成に関して、「われわれは、その『主観的』カテゴリーについて述べる際にさえすでに、いたるところで主観的領域に衝きもどされてしまうことに気づいた」と指摘している。
4 RIAS も改善され、日々進化している。最新の情報は RIAS WORKS のホームページを参照されたい。
5 複数の分析手法を用いて多角的な言語分析を可能にした研究例として、"Nishimura, M.(1997). Japanese/English code-switching：*syntax and pragmatics*." があげられる。

付　表

付表 1．RIAS による 42 の基本的発話カテゴリー

　RIAS による分類の基本となる 42 のカテゴリーを以下の表に示す。カテゴリー番号、カテゴリー名(省略系)、カテゴリー名(日本語)、医師と患者のカテゴリーの種別を示している。医師と患者のそれぞれの発話を、以下の 42 のカテゴリーに分類し、1 診療ケースごとの患者と医師の発話回数を集計したものが基本データとなる。医師と患者では発話の該当カテゴリーが異なるので、どちらによるものか○と×で示している。

カテゴリー番号	カテゴリー名(省略形)	カテゴリー名(日本語)	医師カテゴリー	患者カテゴリー
\multicolumn{5}{c}{Part 1　社会情緒的カテゴリー}
1	Personal	個人的なコメント・社交的会話	○	○
2	Laughs	笑い・冗談	○	○
3	Approve	相手の直接的な承認・誉め	○	○
4	Comp	相手以外の承認・誉め	○	○
5	Agree	同意・理解	○	○
6	BC	あいづち	○	○
7	Remediation	謝罪・関係修復・気づかい	○	○
8	Disapprove	相手への直接的な非同意・批判	○	○
9	Crit	相手以外への非同意・批判	○	○
10	Empathy	共感	○	○
11	Legit	正当性の承認	○	○

12	Sdis	自己開示	○	×
13	Concern	不安・心配	○	○
14	R/O	安心させる言葉・励まし・楽観的な姿勢	○	○
15	?Reassure	安心・励ましの要請	○	○

<table>
<tr><td colspan="5">Part 2　業務的カテゴリー</td></tr>
<tr><td colspan="5">情報提供</td></tr>
<tr><td>16</td><td>Gives-Med</td><td>医学的状態に関する情報提供</td><td>○</td><td>○</td></tr>
<tr><td>17</td><td>Gives-Thera</td><td>治療方法に関する情報提供</td><td>○</td><td>○</td></tr>
<tr><td>18</td><td>Gives-L/S</td><td>生活習慣に関する情報提供</td><td>○</td><td>○</td></tr>
<tr><td>19</td><td>Gives-P/S</td><td>社会心理的なことに関する情報提供</td><td>○</td><td>○</td></tr>
<tr><td>20</td><td>Gives-Other</td><td>その他の情報提供</td><td>○</td><td>○</td></tr>
<tr><td colspan="5">助言・指示</td></tr>
<tr><td>21</td><td>C-Med/Thera</td><td>医学的状態・治療方法に関する助言・指示</td><td>○</td><td>×</td></tr>
<tr><td>22</td><td>C-L/S-P/S</td><td>生活習慣・社会心理的なことに関する助言・指示</td><td>○</td><td>×</td></tr>
<tr><td colspan="5">質問</td></tr>
<tr><td colspan="5">開かれた質問</td></tr>
<tr><td>23</td><td>?Med</td><td>医学的な状態に関する開かれた質問</td><td>○</td><td>○</td></tr>
<tr><td>24</td><td>?Thera</td><td>治療方法に関する開かれた質問</td><td>○</td><td>○</td></tr>
<tr><td>25</td><td>?L/S</td><td>生活習慣に関する開かれた質問</td><td>○</td><td>○</td></tr>
<tr><td>26</td><td>?P/S-F</td><td>社会心理的なことに関する開かれた質問</td><td>○</td><td>○</td></tr>
<tr><td>27</td><td>?Other</td><td>その他の開かれた質問</td><td>○</td><td>○</td></tr>
<tr><td colspan="5">閉じた質問</td></tr>
<tr><td>28</td><td>[?] Med</td><td>医学的な状態に関する閉じた質問</td><td>○</td><td>○</td></tr>
<tr><td>29</td><td>[?] Thera</td><td>治療方法に関する閉じた質問</td><td>○</td><td>○</td></tr>
<tr><td>30</td><td>[?] L/S</td><td>生活習慣に関する閉じた質問</td><td>○</td><td>○</td></tr>
<tr><td>31</td><td>[?] P/S-F</td><td>社会心理的なことに関する閉じた質問</td><td>○</td><td>○</td></tr>
<tr><td>32</td><td>[?] Other</td><td>その他の閉じた質問</td><td>○</td><td>○</td></tr>
</table>

		プロセス		
33	Partner	パートナーシップ	○	×
34	?Opinion	意見の要請	○	×
35	?Permission	許可の要請	○	×
36	Check	理解の確認・正確な伝達・明確化のための言い換え	○	○
37	?Bid	繰り返しの要請	○	○
38	?Understand	相手の理解の確認	○	○
39	Orient	指示・方向づけ	○	×
40	?Service	サービスや薬の要請	×	○
41	Trans	接続語・移行の合図	○	○

カテゴリー外

| 42 | Unintell | 意味不明の発話 | ○ | ○ |

付表2. 文字化の規則

談話音声資料の逐語録となるトランスクリプトを作成するにあたって、より正確な音声的特徴を転記するための規則と記号を以下の表に示す。

番号	規　　則
1.	会話文の改行単位は、基本的にイントネーション・ユニット（intonation unit）「息の切れ目となる句切れごと」に改行する。［Chafe（1994）の「イントネーション・ユニット」（intonation unit）に準拠する。Chafeによるイントネーション・ユニットは「話し手が（発話の前に）意識の中に活性化させた情報の言語表現（verbalization）であり、これには新たに活性化したものの他に、前から活性化しているものも含まれる」（高原・林・林, 2002, p.79）］
2.	沈黙時間の表示は、（秒数）のみで表示。
3.	文末または句末のイントネーションは、次の3つで示す。 1）．：発話終了と感じられるイントネーションの下降とその後にポーズあり。 2）、：発話がまだ続いていると感じられる平坦な調子で、息継ぎがある（句末等）。 3）?：イントネーションの上昇調（質問文、不確かな調子、相手への確認発話など）。
4.	発話の重複部分は［　］で囲む。
5.	重複ではないが、すぐ次の発話が始まった場合は　｜　で示す。
6.	特に強調していると聞こえる発話部分には、下線を引く。
7.	特に小さい声と感じられる発話部分は、>xxxx< で囲む。
8.	笑いを含んだ発話部分は、@……@で囲んで表記。笑いだけが独立している場合は、なるべくそれに近い音を表記し、（笑）と付記する。 　　例）　　P：それが、@このあいだね@、 　　　　　P：そうですか、はははは（笑）
9.	詰まったような音、途中で止めた発話の表記は、－　で示す。 　　例）おか－、痛風って
10.	発話された音声に忠実に記述する（特に関西弁など注意して音声表記する）。正書法で通常示される長音（ねえ、こう等々）以外で、伸長した母音は、－（横棒）で示す。

参考文献

阿部圭子(2008)．「助言のディスコース」『開放系言語学への招待―文化・認知・コミュニケーション』(121–140 頁)．慶應義塾大学出版会．

阿部恵子・石川ひろの・野呂幾久子・高山智子(2009)．「機能的アプローチから見た医療コミュニケーション」『医療コミュニケーション：実証研究への多面的アプローチ』(53–82 頁)．篠原出版新社．

Ainsworth-Vaughn, N.(1992)．Topic transitions in physician-patient interviews：power, geuder, and discourse change. *Language in Society*, *21*, 409–426.

Ainsworth-Vaughn, N.(1998)．*Claiming power in doctor-patient talk*. New York：Oxford University Press.

赤田太郎(2005)．「遊戯療法における治療者のラポールの認知に関する研究：ラポール測定尺度によるラポールを構成する因子について」『龍谷大学大学院文学研究科紀要』第 27 号，223–229 頁．龍谷大学大学院文学研究科．

秋葉昌樹(1995)．「保健室における『相殺』のエスノメソドロジー的研究」『教育社会学研究』第 57 号，63–181 頁．

有田悦子，飯岡緒美，細谷未佳，高田勝利，氏原淳(2011)．「RIAS による治験同意説明ロールプレイ時の医療者―患者間コミュニケーション分析―"質問"に焦点をあてたパイロット研究」『Journal Pharmaceutical Communication』第 8 巻，第 2 号，13–19 頁．

Austin, J. L.(1962)．*How to do things with words*. Oxford：Clarendon Press.

Bales, R. F.(1950)．*Interaction process analysis：A method for the study of small groups*. Cambridge, MA：Addison-Wesley.

ベイトソン，G.(2008)．『精神の生態学』[第 2 版](佐藤良明・訳)．新思索社．[原著：Bateson, G.(1972)[1954]．A theory of play and fantasy. *Steps to an Ecology of Mind*. (2nd ed.)．(pp.177–193.)New York：Ballantine Books].

Bensing, J. M., Roter, D. L., & Hulsman, R. L.(2003)．Communication patterns of physicians in the United States and the Netherlands. *General Internal Medicine*, *18*(5), 35–342.

Bensing, J. M., Tromp, F., van Dulmen, S., van den Brink-Muinen, A., Verheul, W., & Schellevis, F. G.(2006)．Shifts in doctor-patient communication between 1986 and 2002：A study of videotaped general practice consultations with hypertension patients. *BMC FamPract*, *7*, 62.

Billing, J. A., & Stoeckle, J. D. (1989). *The clinical encounter : A guide to the medical interview and case presentation.* (2nd ed.). Mosby, Inc. ［ビリング，J. A.・ストックル，J. D. (2001). 『臨床面接技法：患者との出会いの技．』第 2 版．(日野原重明・福井次矢・監訳). 医学書院］

Bird, J., & Cohen-Cole, S. A. (1990). The three function model of the medical interview. An educational device. *Advanced Psychosomatic Medicine, 20,* 65–88.

Boon, H., & Stewart, M. (1998). Patient-physician communication assessment instruments : 1986 to 1996 in review. *Patient Education & Counseling, 35,* 161–176.

Briggs, C. L. (1996). *Disorderly discourse : Narrative, conflict, and inequality.* New York : Oxford University Press.

Brown, J. B., Weston, W. W., & Stewart, M. A. (1989). Patient-centered interviewing Part II : Finding common ground. *Canadian Family Physician, 35,* 153–157.

Brown, P., & Levinson, S. C. (1987). *Politeness : Some universals in language usage.* Cambridge : Cambridge University Press.

カッシーラー，V. B. (1989). 『シンボル形式の哲学（一）言語』(生松敬三・木田元・訳). 岩波書店．［原著：Cassirer, V. B. (1923). *Die Philosophie der Symbolischen Formen.* (Bd. 1.). Berlin : Die Sprache］.

Chafe, W. (1979). The flow of thought and the flow of language. In T. Givon (Ed.), *Syntax and semantics* (Vol. 12 : Discourse and syntax) (pp.159–181). New York : Academic Press.

Chafe, W. (1980). The deployment of consciousness in the production of a narrative. In W. Chafe (Ed.), *The pear stories : Cognitive, cultural and linguistic aspects of narrative production* (pp.9–50). Norwood, NJ : Ablex.

Chafe, W. (1993). Prosodic and functional units of language. In J. A. Edwards, & M. D. Lampert (Eds.), *Talking data : Transrption and coding methods for language research.* Hillsdale, NJ : Lawrence Erlbaum.

Charon, R., Greene, M. J., & Aldelamn, R. D. (1994). Multi-dimensional interaction analysis : a collaborative approach to the study of medical discourse. *Social Science Medicine, 39,* 955–65.

Cohen-Cole, S. A. (1991). *The Medical interview : The three function approach.* St. Louis, MO : Mosby. ［コーヘンコール，S. A. (2003). 『メディカルインタビュー：三つの機能モデルによるアプローチ』(飯島克己・佐々木将人・監訳). メディカル・サイエンス・インターナショナル］.

Cohen-Cole, S. A., & Bird, J. (1994). *The Medical interview : The three function approach.* (2nd ed.). St. Louis, MO : Mosby. ［コーヘンコール，S. A.・バード，J. (2003). 『メディカルインタビュー：三つの機能モデルによるアプローチ』〔第 2 版〕．

（飯島克己・佐々木将人・監訳）．メディカル・サイエンス・インターナショナル］．
Coupland, J., Robinson, J. D., & Coupland, N. (1994). Frame negotiation in doctor-elderly patient consultations. *Discourse & Society*, 5(1), 89-124.
Davis, K. (1988). *Power under the microscope*. Dordrecht：Foris.
Dimatteo, M. R., Prince, L. M., & Hays, R. (1986). Nonverbal communication in the medical context：The physician-patient relationship. In P. D. Blanck, R. Buck, & R. Rosenthal (Eds.), *Nonverbal communication in the clinical context*. University Park, PA：Penn State University Press.
Drew, P., & Heritage, J. (1992). Analyzing talk at work：An introduction. In P. Drew, & J. Heritage (Eds.), *Talk at work* (pp.3-65). Cambridge：Cambridge University Press.
Eisenberg, L. (1977). Disease and illness. *Culture, Medicine and Psychiatry*, 1, 9-23.
Emanuel, E. J., & Emanuel, L. L. (1992). Four models of the physician-patient relationship. *Journal of the American Medical Association*, 267, 2221-2226.
Ferrara, K. W. (1994). *Therapeutic ways with words*. New York：Oxford University Press.
Fisher, S. (1984). Doctor-patient communication：a social and micro-political performance. *Sociology of Health & Illness*, 6(1), 1-10.
Fisher, S. (1985). Doctor-patient negotiation of cultural assumptions. *Sociology of Health & Illness*, 7(3), 342-352.
Fisher, S. & Todd, A. D. (Eds.) (1983). *The social organization of doctor-patient communication*. Washington, D. C：Center for Applied Linguistics.
Ford, S., Fallowfield, L., & Lewis, S. (1996). Doctor-patient interactions in oncology. *Social Science and Medicine*, 42, 1511-1519.
フーコー，M. (1969)．『臨床医学の誕生』（神谷美恵子・訳）．みすず書房．［原著：Foucault, M. (1965). *The birth of the clinic：An archaeology of medical perceptio* n. New York：Vintage books］．
フォスター，G. M.・アンダーソン，B. G. (1987)．『医療人類学』（中川米造・訳）．リブロポート．［原著：Foster, G. M., & Anderson, B. G. (1979). *Medical anthropology*. New York：Wiley］．
Frankel, R. M. (1983). The laying on of the hands：aspects of the organization of gaze, touch and talk in the medical encounter. In S. Fisher, & A. D. Todd (Eds.), *The social organization of doctor-patient communication* (pp.19-54). Washington, D. C.：Center for Applied Linguistics.
Frankel, R. M. (1984). From sentence to sentence：Understanding the medical encounter through micro interactional analysis. *Discourse Process*, 7, 135-170.

Frankel, R. M. (1990). Talking in interviews：A dispreference for patient-initiated questions in physician-patient encounters. In G. Psathas (Ed.), *Interaction competence* (pp.231-262). Lanham, MD：University Press of America.

Freemon, B., Negrete, V., Davis, M., & Korsch, B. (1971). Gaps in doctor patient communication. *Pediatric Research, 5*, 298-311.

Freidson, E. (1970). *Professional dominance：The social structure of medical care*. Aldine：Atherton Press.

藤崎和彦・橋本英樹(2009).「医療コミュニケーションの特徴と実証研究の現状」藤崎和彦・橋本英樹(編)『医療コミュニケーション：実証研究への多面的アプローチ』(11-28頁).篠原出版新社.

Garfinkel, H. (1967). *Studies in ethnomethodology*. Englewood Cliffs, NJ：Prentice Hall

Ghods, B. K., Roter, D. L., Ford, D. E., Larson, S., Arbelaez, J. J., & Cooper, L. A. (2008). Patient-physician communication in the primary care visits of African Americans and whites with depression. *Journal General Internal Medicine, 23*(5), 600-606.

Goffman, E. (1959). *The presentation of self in everyday life*. Garden City, NY：Doubleday Anchor Books.

Goffman, E. (1967). *Interaction ritual：Essays on face-to-face behavior*. New York, NY：Anchor Book.［ゴフマン，E.(2002).『儀礼としての相互行為：対面行動の社会学』(浅野敏夫・訳).法政大学出版局］.

Goffman, E. (1974). *Frame analysis*. Boston：Northeastern University Press.

Goffman, E. (1981). *Forms of talk*. Philadelphia：University of Pennsylvania Press.

グリーンハル，T.・ハーウィッツ，B.(2001).『ナラティブ・ベイスト・メディスン：臨床における物語と対話』(斎藤清二・山本和利・岸本寛史・監訳).金剛出版.
［原著：Greenlhalgh, T., & Hurwitz, B. (Eds.) (1998). *Narrative based medicine：Dialogue and discourse in clinical practice*. London：BMJ Books］.

Gumperz, J. (1977). Sociocultural knowledge in conversational inference. In M. Saville-Troike (Ed.), *Linguistics and anthropology* (pp.191-211). Washington, DC：Georgetown University Press.

Gumperz, J. (1982). *Discourse strategies*. Cambridge：Cambridge University Press.

Gumperz, J. (2001). Interactional sociolinguistics. In D. Shiffrin, D. Tannen, & H. E. Hamilton (Eds.), *The handbook of discourse analysis* (pp.225-228). Oxford：Blackwell Publishing.

萩原明人(2006).「医事紛争の要因としての医師・患者コミュニケーションの定量的評価」『福岡医学雑誌』第97巻，第11号，315-321頁.

ハッキング，I.(1999).『偶然を飼いならす：統計学と第二次科学革命』(石原英樹・重田園江・訳).東京：木鐸社.［原著：Hacking, I. (1990). *The taming of chance*.

Cambridge：Cambridge University Press.］

ハリデー，M. A. K.（2001）．『機能文法概説―ハリデー理論への誘い』（山口登・筧寿雄・訳）．東京：くろしお出版．［原著：Halliday, M. A. K.（1994）．*An introduction to functional grammar*（2nd ed.）．London：Edward Arnold.］

半谷眞七子・安間保惠・亀井浩行・松葉和久・浅井雅浩・谷山正好・阿部恵子（2008）．「OTC 薬選別時における患者と薬剤師間の RIAS によるコミュニケーション分析」『医療薬学』第 34 巻，第 11 号，1059–1067 頁．

長谷川万希子（1999）．「診察室でのなにげない『笑い』が意味するもの―医療社会学の視点から」『看護学雑誌』第 63 巻，1126–1132 頁．

橋本英樹（2000）．「患者・医師間コミュニケーションの分析法に関する批判的検討と新しい評価システム開発の試みについて」『日本保健医療行動科学会年報』第 15 巻，第 6 号，180–198 頁．

Hattori, H., Salzberg, S. M., Kiang, W. P., Fujimiya, T., Tejima, Y., & Furuno, J.（1991）．The patient's right to information in Japan-legal rules and doctor's opinion. *Social Science and Medicine, 32*（9），1007–1016.

Helman, C. G.（2007）．*Culture, health and illness*（5th ed.）．London：Hodder Arnold.

Heath, C.（1982）．The display of recipiency：An instance of sequential relationship between speech and body movement. *Semiotica, 42*, 147–167.

Heath, C.（1986）．*Body movement and speech in medical interaction.* Cambridge：Cambridge University Press.

Heritage, J., and Maynard, D. W.（Eds.）．（2006）．*Communication in medical care：Interactions between primary care physicians and patients.* Cambridge：Cambridge University Press.

Heritage, J., and Maynard, D. W.（2006）．Problems and prospects in the study of physician-patient interaction：30 yeas of research. *Annual Reviews Sociology, 32*, 351–374.

平賀正子（1996）．「ことばと行為」宍戸通庸・平賀正子・西川盛雄・菅原勉（著）『表現と理解のことば学』（7–25 頁）．ミネルヴァ書房．

宝月誠（1995）．「医療の世界―診療場面の遂行過程を中心に」（船津衛・宝月誠・編）『シンボリック相互作用論の世界』（225–235 頁）．恒星社厚生閣．

井垣章（1958）．「観察者と被観察者の間―面接におけるラポールの問題―」『人文學』第 34 号，19–44 頁

井上宏・織田正吉・昇幹夫（1997）．『笑いの研究：ユーモア・センスを磨くために』フォー・ユー．

井上宏（2004）．『大阪の文化と笑い』関西大学出版部.

Inui, T. S., & Carter, W. B.（1985）．Problems and prospects for health services research on

provider-patient communication. *Medical Care, 23*, 521-538.
イリッチ, I. (1979). 『脱病院化社会　医療の限界』(金子嗣郎・訳). 東京：晶文社.
　　［原　著：Illich, I. (1976). *Limits to medicine：Medical nemesis-the expropriation of health*. London：Calder & Boyars.］
Ishikawa, H., Hashimoto, H., Roter, D. L., Yamazaki, Y., Takayama, T., & Yano, E. (2005). Patient contribution to the medical dialogue and perceived patient-centeredness：An observational study in Japanese geriatric consultations. *Journal of General Internal Medicine, 20*(1), 906-910.
Ishikawa, H., Roter, D. L., Yamazaki, Y., Hashimoto, H., & Yano, E. (2006). Patient perceptions of companion helpfulness during Japanese geriatric medical visits. *Patient Education & Counseling, 61*(1), 80-86.
Ishikawa, H., Roter, D. L., Yamazaki, Y., & Takayama, T. (2005). Physician-elderly patient-companion communication and roles of companions in Japanese geriatric encounters. *Social Science & Medicine, 60*(10), 2307-2320.
Ishikawa, H., Takayama, T., Yamazaki, Y., Seki, Y., & Katsumata, N. (2002a). Physician-patient communication and patient satisfaction in Japanese cancer consultations. *Social Science & Medicine, 55*(2), 301-311.
Ishikawa, H., Takayama, T., Yamazaki, Y., Seki, Y., Katsumata, N., & Aoki, Y. (2002b). The interaction between physician and patient communication behaviors in Japanese cancer consultations and the influence of personal and consultation characteristics. *Patient Education & Counseling, 46*(4), 277-285.
石川ひろの・中尾睦宏 (2007). 「患者―医師コミュニケーションにおける EBM と NBM：Roter Interaction Analysis System を用いたアプローチ」『心身医学』第47巻, 第3号, 201-211頁.
Jakobson, R. (1960). Linguistics and poetics. In T. A. Sebeok (Ed.), *Style in language* (pp.350-377). Cambridge, MA：MIT Press.
ヤコブソン, R. (1973). 『一般言語学』(川本茂雄・監修, 田村すず子・村崎恭子・長嶋善郎・中野直子・訳). みすず書房. ［原著：Jakobson, R. (1963). *Essais de linguistique générale*. Paris：Les Editions de Minuit］.
ヤコブソン, R. (1984). 「言語学の問題としてのメタ言語」『言語とメタ言語』((池上嘉彦・山中桂一・訳) (101-116頁)). 勁草書房. ［原著：Jakobson, R. (1980). *The framework of language*. Michigan：Michigan Studies］.
Jefferson, G. (1979). A technique for inviting laughter and its subsequent acceptance declination. In G. Psathas (Ed.), *Everyday language：Studies in ethnomethodology* (pp.79-96). New York：Irvington Publishers.
Jefferson, G. (1984). On the organization of laughter in talk about troubles. In J. A.

Atkinson, & J. Heritage (Eds.), *Structures of social action* (pp.347-369). Cambridge：Cambridge University Press.
Jefferson, G. (1988). On the sequential organization of troubles-talk in ordinary conversation. *Social Problems*, *35*(4), 418-441.
Jefferson, G., Sacks., H., & Schegloff, E. A. (1987). Notes on laughter in the pursuit of intimacy. In G. Button, & J. R. E. Lee (Eds.), *Talk and social organization* (pp.152-205). Philadelphia：Multilingual Matters.
Kakava, C. (2001). Discourse and conflict. In D. Shiffrin, D. Tannen, & H. E. Hamilton (Eds.), *The handbook of discourse analysis* (pp.650-670). Oxford：Blackwell Publishing.
Kaplan, S. H., Greenfield, S., & Ware, J. W. E. (1989). Assessing the effects of physician-patient interactions on the outcomes of chronic disease. *Medical Care*, *27*(3), 110-127.
北村英哉・木村晴(編)『感情研究の新展開』ナカニシヤ出版.
Kim, Y. M., Fiqueroa, M. E., Martin, A., Silva, R., Acosta, S. F., Hurtado, M., Richardson, P., & Kols, A. (2002). Impact of supervision and self-assessment on doctor-patient communication in rural Mexico. *International Journal of Quality Health Care*, *14*(5), 359-367.
Kindler C. H., Szirt L., Sommer D., et al. (2005). Aquantitative analysis of anaesthetist-patient cmmuuication during the pre-operative visit. *Anaesthesia*, *60*, 53-59.
金水敏(2003). 『ヴァーチャル日本語　役割語の謎』岩波書店.
金水敏(2007). 「導入」『役割語研究の地平』(1-6頁). くろしお出版.
国立国語研究所(編著)(2009). 『病院の言葉を分かりやすく―工夫の提案』勁草書房.
厚生労働省(2011a). 「平成23年(2011)患者調査の概況」2013年9月1日 http://www.mhlw.go.jp/toukei/saikin/hw/kanja/11/ より情報取得.
厚生労働省(2011b). 「平成23年受療行動調査(確定数)の概況」2013年9月1日 http://www.mhlw.go.jp/toukei/saikin/hw/jyuryo/11/kakutei.html より情報取得.
Korsch, B. M., Gozzi, E. K., & Francis, V. (1968). Gaps in doctor-patient communication：I. Doctor-patient interaction and patient satisfaction. *Pediatrics*, *42*, 855-871.
Korsch, B. M., & Negrete V. F. (1972). Doctor-patient communication. *Science America*, *227*, 66-74.
Korschmann, T., Lebaron, C. D., & Goodwin, C. (2005). Formulating objects in the operating room. Presented at International Institution Ethnomethodological Conversation Annual Conference, Bentley College, Boston, MA.
小山亘(2008). 『記号の系譜―社会記号論系言語人類学の射程』三元社.

小山亘(2011).『近代言語イデオロギー論：記号の地政とメタ・コミュニケーションの社会史』三元社.

日下隼人(2013).『医療の場のコミュニケーション言葉を贈る 心を贈る』篠原出版新社.

串田秀也(2002).「統語的単位の開放性と参与の組織化(2)―引き取りにおける参与の交渉―」『大阪教育大学紀要 第Ⅱ部門』第51巻，第1号，43-66頁．大阪教育大学.

クライマン，A.(1996).『病いの語り―慢性の病いをめぐる臨床人類学』(江口重幸・五木田紳・上野豪志・訳). 誠信書房．［原著：Kleinman, A. (1988). *The illness narratives: Suffering, healing and the human condition*. New York: Basic Books］.

Labhardt, N. D., Schiness, K., Manga, E., & Langewitz, W. (2009). Provider-patient interaction in rural Cameroon-How it relates to the patient's understanding of diagnosis and prescribed drugs, the patient's concept of illness, and acess to therapy. *Patient Education and Counseling, 76*, 196–201.

Labhardt, N. D., Aboa, S. M., Manga, E., Bensing, J. M., & Langewitz, W. (2010). Bridging the gap. How traditional healers interact with their parients: A comparative study in Cameroon. *Tropical Medicine Internatinal Health, 15*(9), 1099–1108.

Labov, W. (1973). The boundaries of words and their meanings. In C. J. N. Bailey & R. W. Shuy (Eds.), *New ways of analyzing variation in English* (pp.340–373). Washington, DC: Georgetown University Press.

Labov, W., & Fanshel, D. (1977). *Therapeutic discourse: Psychotherapy as conversation*. New York: Academic Press.

レイコフ，G.(1993).『認知意味論：言語から見た人間の心』(池上嘉彦・河上誓作・辻幸夫・西村義樹・坪井栄治郎・梅原大輔・大森文子・岡田禎之・訳). 紀伊国屋書店．［原著：Lakoff, G. (1987). *Women, fire, and dangerous things: What categories reveal about the mind*. Chicago: University of Chicago Press］.

Lazare, A. (1989). Three functions of the interview. In A. Lazare (Ed.), *Outpatient psychiatry: diagnosis and treatment* (pp.153–157). Baltimore: Williams & Wilkins.

Lipkin, M. J., Quill, T. E., & Napodano, R. J. (1984). The medical interview: A core curriculum for residencies in internal medicine. *Annural Internal Medicine, 100*, 277–284.

町田いづみ(2003).「医療コミュニケーション・面接技術・ラポール形成」『診断と治療』第91巻，第8号，1301-1310頁．診断と治療社.

松原望(2009).『わかりやすい統計学 第2版』丸善.

松原望(2013).『松原望 統計学』東京図書.

松田能宣・北村香奈・神原憲治・福永幹彦・中井吉英(2007)．「ラポール形成と病態仮説提示が治療に有益であった疼痛性障害の1症例」『心身医学』第3巻，98-103頁．日本心身医学会．

松村明(編)(2006)．『大辞林』［第3版］三省堂．

松繁卓哉(2010)．『「患者中心の医療」という言説』立教大学出版会．

益岡隆志(1991)．『モダリティの文法』くろしお出版．

Maynard, D., and Heritage, J. (2005). Conversation analysis, dotor-patient interaction, and medical communication. *Medical Education, 39*, 428-435.

Maynard, D., and Zimmerman, D. (1984). Topical talk, ritual and the social organization of relationships. *Social Psychology Quarterly, 47*, 301-316.

McWhinney, I. (1989). The need for a transformed clinical method. In M. Stewart, & D. Roter (Eds.), *Communicating with medical patients* (pp.25-40). Newbury Park, CA：Sage.

箕輪良行・佐藤純一(1999)．『医療現場のコミュニケーション』医学書院．

Mishler, E. G. (1984). *The discourse of medicine：Dialectics of medical interviews*. Norwood, NJ：Ablex.

水谷信子(1988)．「あいづち論」『日本語学』第7巻，第12号，4-11頁．明治書院．

水谷信子(1993)．「共話から『対話』へ」『日本語学』第7巻，第12号，28-36頁．明治書院．

向原圭・伴信太郎(2001)．「医療面接―面接全体を通して必要とされるコミュニケーション能力」『診断と治療』第89巻，第9号，1699-1703頁．

Mondada, L. (2003). Working with video：how surgeons produce video records of their actions. *Visual Study, 18*, 58-73.

長屋崇(2002)．「面接問診時における臨床観察のポイント：ケーススタディ　臨床観察」『理学療法』第19巻，第2号，295-299頁．

仲田陽子(2008)．「コンフリクト・トーク(conflict talk)」林宅男(編著)『談話分析のアプローチ：理論と実践』(200-202頁)．研究社．

中川米造(1987)．『サービスとしての医療』農山漁村文化協会．

中川米造(1993)．『素顔の医者　曲がり角の医療を考える』講談社．

中川米造(1996)．『21世紀問題群ブックス12 医療の原点』岩波書店．

波平恵美子(1984)．『病気と治療の文化人類学』海鳴社．

波平恵美子(1990)．『病と死の文化　現代医療の人類学』朝日新聞社．

波平恵美子(1994)．『医療人類学入門』朝日新聞社．

波平恵美子(1996)．『いのちの文化人類学』新潮社．

日本保健医療行動科学会(監修)(1999)．『保健医療行動科学事典』メヂカルフレンド社．

Nilchaikovit, T., Hill, J. M., & Holland, J. C. (1993). The effects of culture on illness behavior and medical care：Asian and American differences. *General Hospital Psychiatry, 15*(1), 41-50.

西垣悦代・浅井篤・大西基喜・福井次矢 (2004).「日本人の医療に対する信頼と不信の構造」『対人社会心理学研究』第4巻, 11-20頁.

Nishimura, M. (1997). Japanese/English *Code-switching*：*Syntax and Pragmatics*. New York：Peter Lang.

野呂幾久子・阿部恵子・松島雅人・福島統・木村直史 (2008).「医学生のジェンダー差とコミュニケーション・スタイルの関係：RIASによるOSCE医療面接のパイロット研究」『医学教育』, 第39巻, 第1号, 13-18頁.

野呂幾久子・阿部恵子・石川ひろの (2007).『医療コミュニケーション分析の方法—The Roter Method of Interaction Process Analysis System (RIAS)』三恵社.

野呂幾久子・阿部恵子・石川ひろの (2011).『医療コミュニケーション分析の方法〔第2版〕—The Roter Method of Interaction Process Analysis System (RIAS)』三恵社.

Ohtaki, S., Ohtaki, T., & Fetters, M. D. (2003). Doctor-patient communication：A comparison of the USA and Japan. *Family Practice, 20*(3), 276-282.

Ong, L. M. L., de Haes, J. C. J. M., Hoos, A. M., & Lammes, F. B. (1995). Doctor patient communication：A review of the literature. *Social Science & Medicine, 40*, 903-918.

Ong, L. M. L., Visser, M. R. M., Kruyver, I. P. M., Bensing, J. M., Van Den Brink-Muinen, A., Stouthard, J. M. L., et al. (1998). The roter interaction analysis system (RIAS) in oncological consultations：Psychometric properties. *Psycho-oncology, 7*, 387-401.

Ong, L. M. L., Visser, M. R. M., Lammes, F. B., & de Haes, J. C. (2000). Doctor-patient communication and cancer patients' quality of life and satisfaction. *Patient Education & Counseling, 41*(2), 145-156.

大山正・藤永保・吉田正昭 (編) (1978).『心理学小辞典』大修館書店.

パーソンズ, T. (1974).『社会体系論』(佐藤勉・訳). 青木書店.［原著：Parsons, T. (1951). *The social system*. New York：Free Press］.

Pendleton, D. A., & Bochner, S. (1980). The communication of medical information in general practice consultations as a fanction of patienls' social class. *Social Science & Medicine Medical Psychology & Medical Sociology, 14A*, 669-673.

Peräkylä, A. (1995). *AIDS counseling*：*Institutional interaction and clinical practice*. Cambridge：Cambridge University Press.

RIAS Works (2011).「ホームページ」2011年5月30日 http://www.riasworks.com/ より情報取得.

RIAS研究会日本支部 (RIAS Japan). 2011年5月30日 http://rias.jpn.org/ より情報取

得.

Robinson, J. D. (1998). Getting down to business talk, gaze, and body orientation during openings of doctor-patient consultations. *Human Communication Research, 25*(1), 97–107.

Roter, D. L. (1977). Patient participation in the patient-provider interaction: The effects of patient question asking on the quality of interaction, satisfaction, and compliance. *Health Education Monographs, 5*, 281–315.

Roter, D. L. (2010). *The Roter method of interaction process analysis.* Unpublished manuscript. Baltimore, MD: Department of Health Policy and Management, The Johns Hopkins University School of Hygiene and Public Health.

Roter, D. L., & Frankel, R. (1992). Quantitative and qualitative approaches to the evaluation of the medical dialogue. *Social Science & Medicine, 34*, 1097–1103.

Roter, D. L., & Geller, G., Bernhardt, B. A., Larson, S. M., & Doksum, T. (1999). Effects of obstetrician gender on communication and patient satisfaction. *Obstetrics and Gynecology, 93*, 635–641.

Roter, D. L., Hall, J. A., & Aoki, Y. (2002). Physician gender effects in medical communication: A meta-analytic review. *Journal of the American Medical Association, 288*, 756–764.

Roter, D. L., & Hall, J. A. (2006). *Doctors talking with patients, patients talking with doctors: Improving communication in medical visits.* (2nd ed.). Westport, CT: Auburn House. [ロター, D. L.・ホール, J. A. (2007). 『患者と医者のコミュニケーション：より良い関係作りの科学的根拠』〔第2版〕. （石川ひろの・武田裕子・監訳）. 篠原出版新社].

Roter, D. L., & Larson, S. (2002). The Roter interaction analysis system (RIAS): Utility and flexibility for analysis of medical interactions. *Patient Education & Counseling, 46*(4), 243–251.

Roter, D. L., Stewart, M., Putnam, S. M., Lipkin, Jr., M., Stiles, W., Inui, T. S. (1997). Communication patterns of primary care physicians. *JAMA, 277*(4), 350–356.

Roter, D. L., & McNeilis, K. S. (2003). The nature of the therapeutic relation-ship and the assesment and consequences of its discourse in routine medical visits. In T. Thompson, A. Dorsey, K. Miller, & R. Parrott (Eds.), *Handbook of health communication.* Mahwah, NJ: Lawrence Erlbaum Associates.

ロイシュ, J.・ベイトソン, G. (1989). 『精神医学の社会的マトリックス』(佐藤悦子・ロバート・ボスバーグ・訳). 思索社. ［原著：Ruesch, J., & Bateson, G. (1951). *Communication: The social matrix of psychiatry.* New York: W. W. Norton & Company].

Sacks, H. (1992a, b). *Lectures on conversation*. (Vols. 1 and 2). (Ed.) G. Jefferson. Oxford : Blackwell.

Sacks, H., Schegloff, E. A., & Jefferson, G. (1974). A simplest systematic for the organization of turn-taking for conversion. *Language, 50*, 696–735.

佐伯晴子 (2003).『あなたの患者になりたい―患者の視点で語る医療コミュニケーション』医学書院.

Sandvik, M., Eide, H., Lind, M., Graugaard, P. K., Torper, J., & Finset A. (2002). Analyzing medical dialogues : strength and weakenss of Roter's interaction analysis system (RIAS). *Patient Education & Counseling, 46*(4), 235–241.

Schegloff, E. A. (1968). Sequencing in conversational openings. *American Anthropologist, 70*, 1075–1095.

Schegloff, E. A., Jefferson, G., & Sacks, H. (1977). The preference for self-correction in the organization of repair in conversation. *Language, 53*, 361–382.

斉藤清二 (2000).『はじめての医療面接―コミュニケーション技法とその学び方』医学書院.

ささえあい医療人権センター COML (1998).『患者白書　よりよい患者―医療者関係をめざして』日本評論社.

Schiffrin. D. (1984). Jewish argument as sociability, *Language in Society, 13*, 311–335.

Schiffrin, D. (1993). "Speaking for another" in sociolinguistic interview : Alignment, identities, and frames. In D. Tannen (Ed.), *Framing in discourse* (pp.176–209). New York : Oxford University Press.

Schiffrin, D. (1994). Approaches to discourse. Oxford : Blackwell Publishers.

Searle, J. R. (1969). *Speech acts : An essay in the philosophy of language*. Cambridge : Cambridge University Press.

志水彰 (2000).『笑い：その異常と正常』勁草書房.

進藤雄三 (1990).『医療の社会学』世界思想社.

Shuy, R. (1976). The medical interview : problems in communication. *Primary Care, 3*(3), 365–386.

Silverman, D. (1997). *Discourses of counseling : HIV Counselling as social interaction*. London : Sage.

Stewart, M. A. (1995). Effective physician-patient communication and health outcomes : A review. *Canadian Medical Association Journal, 152*, 1423–1433.

スチュワート, M. A. (2002).『患者中心の医療』(山本和利・監訳). 診断と治療社. 〔原著：Stewart, M. A., Brown, B. J., Weston, W. W., McWhinney, I., Mcwilliam, C. L., Freeman, & T. R. (Eds.). (1995). *Patient-centered medicine : Transforming the clinical method*. Thousand Oaks, CA : Sage〕.

Stewart, M. A., Brown, B. J., & Boon, H. (1999). Evidence on patient-doctor communication. *Cancer Prevention & Control*, 3, 25–30.
Stewart, M. A., Brown, B. J., Weston, W. W., McWhinney, I., McWilliam, C. L., & Freeman, T. R. (Eds.). (1995). *Patient-centered medicine：Transforming the clinical method*. Thousand Oaks, CA：Sage.
Stewart, M. A., & Roter, D. L., et al. (1989). *Communicating with medical patients*. Newbery Park：Sage.
Stiles, W. B. (1992). *Describing talk：A taxonomy of verbal response modes*. Newbury Park, CA：Sage.
砂原茂一(1983).『医者と患者と病院と』岩波書店.
鈴木康夫(2007).「コミュニケーション」『東邦医学会雑誌』第54巻，第3号，214–215頁.
Szasz, T., & Hollender, M. (1956). A contribution to the philosophy of medicine：The basic models of the doctor-patient relationship. *JAMA*, 97, 585–592.
高原脩・林宅男・林礼子(2002).『プラグマティックスの展開』勁草書房.
Takayama, T. & Yamazaki, Y. (2004). How breast cancer outpatients perceive mutual participation in patient-physician interactions. *Patient Education & Counseling*, 52(3), 279–289.
田窪行則・金水敏(1996).「対話と共有知識―談話管理理論の立場から―」『月刊言語』第25巻，第1号，30–39頁.
田中剛(2004).「医療面接と形式語用論：医師―患者関係とラポールの構築」『独語独文学研究年報』第31号，176–191頁.
Tannen, D. (1984). *Conversational style：Analyzing talk among friends*. Norwood, NJ：Ablex.
Tannen, D. (1989). *Talking voices*. Cambridge：Cambridge University Press.
Tannen, D. (1990). *You just don't understand！：Women and men in conversation*. New York：Ballantine Books.
Tannen, D. (Ed.). (1993a). *Framing in discourse*. New York：Oxford University Press.
Tannen, D. (1993b). What's in a frame？：Surface evidence for underlying expectations. In D. Tannen (Ed.), *Framing in discourse* (pp.14–56). New York：Oxford University Press.
Tannen, D., & Wallat, C. (1993). Interactive frames and knowledge schemas in interaction：examples from a medical examination/interview. In D. Tannen (Ed.), *Framing in discourse* (pp.57–76). New York：Oxford University Press.
テイラー，J. R. (2008).『認知言語学のための14章』[第三版](辻幸夫・鍋島弘治朗・篠原俊吾・菅井三実・訳). 紀伊国屋書店. [原著：Taylor, J. R. (2003).

　　　　　Linguistic categoraization (3rd ed.). Oxford：Oxford University Press].
ten Have, P. (1991). Talk and institution：a reconsideration of the "assymetry" of doctor-patient interaction. In D. Boden and D. Zimmerman (Eds.) *Talk and social structure* (pp.138–163). Cambridge：Polity Press.
Todd, A. D. (1993). Adiagnosis of doctor-patient discourse in the prescription of contraception. In S. Fisher, & A. D. Todd (Eds.), *The social organization of docter-patient commuication* (pp.127–157). Washington De：Center for Applied Linguistics.
植田栄子 (2004).「医師と患者の診察場面会話における共同発話の機能」『言語情報科学』第 2 号，15–28 頁．
植田栄子 (2008).「診察会話における医師と患者の笑いの特徴に関する相互行為的分析」『異文化コミュニケーション論集』第 7 号，101–118 頁．
植田栄子 (2009).「社会言語学から見た医療コミュニケーション」藤崎和彦・橋本英樹 (編著)『医療コミュニケーション：実証研究への多面的アプローチ』(30–52 頁). 篠原出版新社．
植田栄子 (2013a).「診療における医師と患者の疾病観に関する談話分析」『ことばと人間』第 9 号，31–55 頁．
植田栄子 (2013b).「診療コミュニケーションにおける擬音語・擬態語の使用傾向と効果的運用について」『第 5 回日本ヘルスコミュニケーション学会学術集会抄録集』25 頁．
上島悦子 (2005).「服薬指導における看護師—薬剤師間のコミュニケーション②（病棟薬剤師の立場から）」『治療増刊号』第 87 巻，778–780 頁．
宇佐美まゆみ・木林理恵 (2002).「母語場面と接触場面における『共同発話文』の比較」『社会言語科学会第 10 回研究大会予稿集』，15–20 頁．
van den Brink-Muinen, A., Verhaak, P. F., Bensing, J. M., Bahrs, O., Deveugele, M., Gask, L., et al. (2003). Communication in general practice：differences between European countries. *Family Practice*, *20*(4), 478–485.
Wasserman, R. C., & Inui, T. S. (1983). Systematic analysis of clinician-patient interactions：a critique of recent approaches with suggestions for future research. *Medical Care*, *21*, 279–293.
West, C. (1983). "Ask me no questions…" An analysis of queries and replies in physician-patient dialogues. In S. Fisher, & A. D. Todd (Eds.), *The social organization of doctor-patient communication* (pp.75–106). Washington DC：Center for Applied Linguistics.
West, C. (1984). *Routine complications：Troubles with talk between doctors and patients*. Bloomington：Indiana University Press.

West, C. (1990). Not just 'doctors' orders': directive-response sequences in patients' visit to women and men physiciaus. *Discourse & Society*, *1*, 85-112.
West, C., & Frankel, R. M. (1991). Miscommunication in medicine. In N. Coupland, H. Giles., & J. L. Wiemann, (Eds.), *"Miscommunication" and problematic talk* (pp.166–194). Newbury Park, CA：Sage.
Wiles, R., & Higgins, J. (1996). Doctor-patient relationships in the private sector：patients' perceptions. *Sociology of Health & Illness*, 18(3), 341–356.
Williams, G. (1984). The genesis of chronic illness：Narrative reconstruction. *Sociology of Health and Illness*, *6*, 325–329.
Yamada, H. (1992). *American and Japanese business discourse*：*A comparison of interactional styles*. Norwood, NJ：Ablex Publishing.
山本哲士(1979).『学校・医療・交通の神話：イバン・イリイチの現代産業社会批判』新評論.
山中桂一(1998).『日本語のかたち 対照言語学からのアプローチ』東京大学出版会.
横山寛明・福留克行・金光芳郎・菅原英世・久保千春(2006).「社会不安障害の併存によりラポール形成と面接に工夫を要した痙性斜頚の1例」『心身医学』第3巻，336頁．日本心身医学会.
好井裕明(1999).「制度的状況の会話分析」『会話分析への招待』好井裕明・山田富秋・西坂仰(36-70頁). 世界思想社.

あとがき

　欧米で盛んに分析されている制度的談話の代表である患者‐医師間談話の貴重な日本語データの分析を、ここにようやく一つの研究成果として世に示すことができたのは、望外の喜びです。データを得た幸運な研究者としての責務が少しは果たせたことを願うばかりです。もちろん、東京と大阪のデータのほかにも名古屋データに関する地域性の比較、診療専門科別の比較、医師の属性（特に女性医師の談話特徴）、方言によるコードスイッチの変異など、多くの研究課題がまだ残されています。特に、世界各国・各文化圏の診療談話との国際比較については、いわゆる「松原統計学」（松原、2009、2013）を通して、優れた計量分析には優れた質的分析が含まれているという学問の真髄を教えていただいた松原望先生のご指導をふたたび仰ぎ、国際共同研究をいつか実現させたいと願っております。

　さらに、世界最速で 2020 年には超高齢化社会に突入する日本において、ホスピスという欧米のキリスト教精神に培われた制度や、老いて最後には旅立つ人々とのコミュニケーションの在り方等については、早急かつ真摯に研究を進めなければならないと最近痛感するのです。

　宗教という精神的支えを見失ってしまった現代日本が、欧米のキリスト教精神に培われたホスピスを本当にどこまで理解・受容し、旅立つ人々そして家族の苦しみを軽減できるか、日本人の死生観や看取りの文化も含め日本社会の状況、外国籍の介護補助者といった身近なグローバル化の影響も広く視野に入れながら、喫緊の研究テーマに早急に取り掛かるべしという内なる声がクリスチャンの末席である私に問いかけてきます。それは、まえがきに記したように、私の医療現場の体験の原点が淀川キリスト教病院であったことから、ある意味必然ともいえるような気がいたします。

　上智大学時代から存じ上げていて、日本に死生学の礎を築かれ常にユーモ

アの大切さを体現なさっているアルフォンス・デーケン神父、私の危機を救い傾聴の大切さから人間学の奥義まで説いてくださる鈴木秀子シスターの導きを受けつつ、ホスピスの根底にある精神文化を学ぶ機会が与えられていることは、私にとって大きな恵みでもあります。

　また今春からの新任の地においても、福士耕司先生、香取薫先生、羽矢辰夫先生および諸先生方のご理解を得て、社会と人間の幸福に還元するべく相互行為的社会言語学の研究を地道に続け、より一層の努力と精進を重ねていくことを強く決意するものです。

　これまで以上にご指導ご鞭撻を賜ることができますよう心よりお願い申し上げます。

　　　　2014年早春

　　　　　　　　　　　　　　　　　　　　青森公立大学赴任を前にして
　　　　　　　　　　　　　　　　　　　　　　　　植田　栄子

索　引

A–Z

animator（機械的に言葉を発する存在）　202
argumentの分類　253
author（話している内容の作成者）　202
bad and good news-telling　31
Cohen-Coleの3つの機能モデル　173
contextualization cue（＝コンテクスト化の合図）　122
EBM（＝実証に基づく医療）　34
face（フェイス、面子）　204
frame（フレーム）　29
FTA軽減のためのストラテジー　205
institutional discourse（制度的談話）　42
Interactional Sociolinguistics（相互行為的社会言語学）　199, 201
knowledge schema　201
lifeworld（日常世界）　43
medical anthropology　33
NBM（＝語りに基づく医療）　34
Objective Structured Clinical Examination　3
OSCE　3
patient-centered medicine（患者中心の医療）　42
principal（話している内容の責任者）　202
QOL　195
ratified participant（承認された参与者）　202
reactivity（反応性）　11
reliability（信頼性）　11
repair　31
replicability（再現性）　11
representativeness（代表性）　11
RIAS　2
RIAS研究会日本支部　22
RIASにおける「発話」の定義　51
RIASにおけるカテゴリー化　99
RIASによる「発話」の捉え方　184
RIASの応用的価値　85
RIASの限界性　182
RIASのコーディング作業　4
RIASの定義に基づく発話基準　184
RIASの有効性　90
Roter Methed of Interaction Process Analysis System　2
speaker（話し手）　202
the mutual participation model　42
turn taking　31
unratified participant（承認されていない参与者）　202
world of medicine（医療世界）　43

あ

あいづち　134, 181
あいづち表現　156
アメリカおよびヨーロッパ6カ国の一般外来診療の比較　23
安心させる言葉・励まし・楽観的な姿勢（R/O）　66

い

1人称　268
5つの診療段階　55
言いさし　114
医学生のジェンダー　23
医学的・合理的な知識　188
息の切れ目　184
医師・患者間の相関　57
医師主導　191
医師だけに設定されたカテゴリー　176
医師中心の医療観　191
医師中心の近代医療イデオロギー　188
医師的「役割語」　241
異時点比較　23, 25
医師と患者の診察会話　42
医師と患者の相互行為　180, 200
医師によるORIENT（指示・方向づけ）　73
医師の患者に対する効率的情報収集作用　115

医師の患者に対する発話促進作用 115
医師の患者に対するラポール構築作用 115
医師の権威性 191, 193, 194
医師の助言 64
医師の診断の「認識フレーム」 272
医師の診療パターン 26
医師の専門性(expertise) 30
医師の沈黙 26
医師のモデル・イメージ 191
医者からの注意 252
医者の3つの権威 194
一貫性(coherence) 205, 210, 237, 279
一般化 299
一般外来診療(primary care) 1, 21
一般外来診療コミュニケーションの特徴 86
一般外来診療の対照研究 ヨーロッパ6カ国(オランダ、イギリス、スペイン、ベルギー、ドイツ、スイス) 24
一般外来の通院患者 48
意図を反映した「沈黙」（ポーズ） 186
異文化コミュニケーション 36
今、ここ 181, 269
医療イデオロギー 188
医療観 34, 188
医療現場の多様化 1
医療コミュニケーションの特徴 44
医療コミュニケーション分析法 6

医療施設 48
医療者側の研究や教育 185
医療人類学 33
医療談話分析 9
医療の質 1
医療の制度化 191
医療面接の3つの役割軸 173
医療面接の第一の役割軸 174
インフォームド・コンセント 196

う

受け手優位主義 127
促し 69

え

エスノメソドロジー（ethnomethodology） 31

お

応答 181
送り手優位主義 127
オスキー(OSCE) 3
『おまかせ』医療 2

か

開始部(Opening) 55
解釈の多様性および曖昧性 153
解釈モデル 252, 272
「快」の感情表出以外の「笑い」 138
「快」の感情表出としての「笑い」 137

快の笑い 138
開放型質問 60
会話主導権 43
会話主導権コントロール 126, 129
会話の相互作用の組織化 31
会話分析(Conversation Analysis；以下 CA) 9, 10
カウンセリング 176
顔の表情変化 187
科学者モデル 193
各カテゴリー間の相関関係 75
各カテゴリーの発話頻度 179
各クラスター項目の特徴の抽出 60
学者としてのイメージ 192
確認 69
「確認」にみられる共同発話の機能 114
「確認」の定義 111
「確認」の補足定義 113
「確認」発話の機能多重性 132
可視化 178, 210
語るまなざし 188
価値無化の笑い 148
カテゴリー「確認」の多重性 7, 110
カテゴリー「共感」の非明確性 7, 153
カテゴリー「笑い」の多義性 7, 133
カテゴリー「笑い・冗談」 133
カテゴリー化 7
カテゴリー化に対する批判的検討 6

索引　327

カテゴリー化の理論的背景　95
カテゴリー分類の判定　184
カリスマ的権威（charismatic authority）　194, 195
がん患者　21, 22
関西方言　242
関西方言シフト　242
患者―医師関係の変化　44
患者―医師関係の変遷　38
患者―医師間での親近感、信頼関係の深化　123
患者―医師間の関係性　81
患者―医師間のコミュニケーション　3
患者主体でない　178
患者中心性（patient-centeredness）　14
「患者中心の医療」（Patient-Centered Medicine）　3
患者中心の発話　160
患者と医師の非対称性　44
患者に対する「教育」　176
患者による REQUEST（サービスの要求）　74
患者の「非専門性」　197
患者の医師に対する会話主導権コントロール作用　115
患者の医師に対する負担軽減作用　115
患者の遠慮　274
患者の権利　196
患者の社会的役割　39
患者の症状の「認識フレーム」　272
患者の人権運動　196
患者の不安感情　252, 271
患者の不満　252
患者の平均年齢　48
患者の満足度　9
患者のライフスタイル　2
感情的中立性　38
感情表現　65
がん診療談話のコミュニケーション　85

き

聞き手　185
聞くまなざし　188
機能カテゴリー　47
機能停止（default）　41
機能的限定性　38
教育　42
境界　96
共感（Empathy）　66, 95
共感Ⅰ　157
共感Ⅱ　157
共感的あいづち　157
共感的感情のこもった言い方　156
「共感」に該当する明示的陳述　157
「共感」に分類する判断理由　160
「共感」の拡大定義　155
共感の陳述となる文発話　167
「共感」の定義　153
「共感」の非明確性　157
協調の笑い　140
共同発話　110
共同発話の多重性　129
業務遂行型コミュニケーション　16
業務的カテゴリー（task-oriented）　174
業務的機能」（task-oriented）　47
近代医療イデオロギー　6
近代の臨床医学　188
緊張緩和の笑い　138

く

国別・地域別・疾病別の横断研究　23
句末イントネーション　120
組み合わせの柔軟性　19
クラスター　52
クラスター「肯定的応答」の問題点　137
クラスター分類　52

け

継続通院　207
計量的分析手法　3, 9, 10
計量的分析の利点　11
ケース分析　206
「ゲートキーピング」（gatekeeping）　24
結束性（cohesion）　233
限界性　90, 92
言及指示的機能（referential function）　98, 180
言及指示的機能中心の発話　296
言語・非言語的要素　178
言語イデオロギー　6, 173
「健康体である成人」の「フレーム」　269
言語化された陳述　156
言語行為論的　181
検査（Exam）　55

検査結果に基づく数値的
　　データ　188

こ

語彙的結束性（lexical
　　cohesion）　234, 236
語彙の選択（lexical choice）
　　32
高次レベル
　　（＝metacommunicative
　　level）　204
肯定的応答　70
「肯定的応答」のカテゴ
　　リー定義　134
効率性　186
効率的情報収集　119, 129
高齢化社会　2
コーダー間の信頼性　54
コーディング作業者の「直
　　感」　177
コーディング上の利点
　　19
コード化　177, 183
コード化の基本的規則
　　108
コード化の方法論的制約
　　95
コード化の方法論の不備
　　106
国際比較　23
誤差として処理可能　186
古典的カテゴリー分類
　　95
古典的機能論モデル　38
コミュニケーションへの影
　　響　167
コミュニケーション・パ
　　ターン　23, 210, 247,
　　289
コミュニケーションの多義
　　性による不一致　103

コミュニケーションのベク
　　トル（方向性）　176
コミュニケーションへの影
　　響　168
コンテクスト（contexts）
　　177
コンテクスト化の合図
　　（contextualization
　　cues）　120, 201, 203
コンテクストにおける結束
　　性　205
コンテクストの展開　6
コンテクストの内容　93
コンテクストの流れの中の
　　談話構造　210
コンピュータ入力　26
コンピュータの導入が与え
　　る影響　27
コンプライアンス　9
コンフリクト・トーク
　　251
コンフリクト回避　7, 200,
　　208
「コンフリクト回避」の定
　　義　252
コンフリクト生起　253
コンフリクト生成と修復の
　　構造　276
コンフリクトの回避　251
「コンフリクト」の定義
　　252
コンフリクト発生　251

さ

三者間のコミュニケーショ
　　ン　22
参与の枠組み（participation
　　framework）　202

し

シークエンスの組織化
　　（sequence
　　organization）　32
ジェンダー　21, 44, 181
時間軸　206
時間の考慮　57
『自己決定』医療　3
自己決定の権利　197
指示的レベル（denotative
　　level）　204
死生観　33
疾患（disease）　188, 190
質的分析　9
質的分析手法　10, 28
疾病（disease）　34, 36
疾病観　34, 188, 237, 280
疾病構造　2
質問　181
指導―協力　40
指標①（平均発話数）　59
指標②（発話率）　59
司法　42
社会言語学　9
社会言語学的分析観点
　　201
社会言語学領域　29
社会指標的機能（social-
　　indexical function）
　　98, 180
社会指標的機能への不対応
　　105
社会集団　181
社会情緒型コミュニケー
　　ション　16
社会情緒的カテゴリー
　　（socio-emotional）
　　174
社会情緒的カテゴリーと業
　　務的カテゴリーの多重
　　性　99

索引　329

社会情緒的機能（socio-emotional）　47
社会的交換理論（social exchange theory）　15
社会的なエピステモロジーと社会的関係（social epistemology and social relations）　32
社交上の笑い　138
社交的会話　74
ジャパニーズ・スマイル　144
集合（社会）指向性　38
縦断的研究　23
終了部（Closing）　56
順番のデザイン（turn design）　32
照応（co-reference）　234
「障害者」フレーム　269
「上下関係」もしくは「専門家 vs. 非専門家」関係の強化　277
消費者主義（consumerism）　41
情報提供　63
情報の種類の特定　185
情報の齟齬　252
情報を得る権利　197
省略と代用（ellipsis and substitute）　234
職業　181
助言（Counsel）　56
女性医師　21, 44, 49
素人考え　277
親近感　121
神経質な笑い　136
人生観　34
身体観　33
診療談話のプロセス　199

す

数値化　177, 183
数量化　19
スケール　14
スケール評価　15
スタイルズ　12
スタイルズの言語的応答モード　13
スチュアート　12
スチュワートの患者中心性の測定法　14
スピーチ・スタイル　180
すべて可視的なものは陳述可能　188

せ

生活習慣病　1, 207
制度化される医療　191
制度的会話　35
性別　49, 58
世界観　34, 188
咳払い　181
接続（conjunction）　234
接続詞の箇所　185
説得フレーム　267, 268, 271
切片化　177
セラピストとクライアントとのセラピー会話　42
全般的な構造的組織化（overall structural organization）　32
専門家と素人　29
専門性　191

そ

相関係数　179
相互行為（interaction）　6, 177
相互行為および発話の社会指標性　182
相互行為的（社会指標的）特徴　182
相互行為的社会言語学　199, 201
相互行為的談話分析　210, 253
相互行為的発話のカテゴリー化　182
相互行為的フレーム "interactive frame"　201
相互行為的プロセス　211, 254
相互行為的プロセスの図示化　210
相互行為によるコンフリクト回避のケース分析　251
相互行為によるラポール構築　205
相互行為の非対称性　29
相互行為のプロセス　118
相互参加　40
相互参加型　3
相互参加型医療　42
相互性（mutuality）　41
相互知覚（mutual awareness）　203
相互に排他的・網羅的　96
相互の結束性が緊密　237
総発話量比率　57
双方向的でない　178
測定可能な音声的単位　184
その他の分割基準（ポーズや言い淀み、聞き手の割り込み等）　185

た

ターン　168
第1発話者　114
第1発話者の言いさし文　123
第2発話者　114
第2発話者の予測発話　123
第三の医療面接の役割軸　176
第二の医療面接の役割軸　175
対立（"oppositonal"）　253
大量のデータ収集　186
多義性　7, 95, 109
多重性　7, 95, 109
他の医師への評価　245
ため息　181
多様なレベルの齟齬　296
単一モデル　39
単音節のあいづち　167
男性医師　44
単なる「ポーズ」　186
談話分析（discourse analysis）　9, 10

ち

地域　181
地域差および性差の影響　82
地域比較　58
知的権威（sapiential authority）　194
抽出の範囲　19
中途文　114
「直感」による判断　106
治療的な意味　35
治療モデル・方針　243, 287, 288
沈黙（ポーズ）　181, 186

つ

付き添い者　22

て

出来事　181
適切なポーズ　187
テクスト間の関係　6
テクスト間の結束性　210
手の症状とそのリハビリ効果に対する認識　284

と

同意・理解　134
同意・理解を示すサイン　134
統計処理　186
統語的・意味論的ユニット　181
統語的基準と語用論的基準の相違　104
道徳的権威（moral authority）　194
糖尿病患者　21
トピック　180
トピック・レベルでの非結束性　279
トピック展開　44
トピックの非連続性　279

な

内容（contents）　177
長い沈黙　275
為されたこと　180
ナラティブ・ベイスト・メディスン」（Narrative based medicine）　34

に

2項的（binary）　96
日常的社会文化のコンテクスト　189
日本の診療時間　25
ニュース・インタビュー　42
認識の齟齬　265
認識フレーム　267
認知言語学からみたカテゴリー化　96

ね

ネガティブ・フェイス（negative face）　205
ネガティブ・ポライトネス志向　207

の

能動―受動の調査　39

は

排他的分類　177
白衣　193
パターナリズム　3
発話（utterance）　47, 296
発話カテゴリー　51
発話カテゴリー「確認」　95
発話カテゴリー分類の妥当性　95
発話行為　43
発話行為論（Speech act theory）　105
発話者の認知的単位　184
発話促進　115, 129
発話促進の相互行為フレーム　221

発話ターン　166, 168
発話タイミング　167
発話単位の設定　184
発話内容の個別性　205
発話における1)多重性　109
発話の切り方の基準　184
発話率　59
話し手の振る舞い　185
パラ言語　93
パラ言語情報　274
パラ言語的要素の解釈　186
判断基準の曖昧性　95
判定者の専門性　185
汎用性　19

ひ

1つの発話文　185
1つの発話文(センテンス、形式的ユニット)　181
比較対照性(comparability)　23
非結束性　277
非言語的情報の解読　186
非言語メッセージ　220
非対称性(asymmetry)　30
否定的応答　72
ヒポクラテス　41
非明確性　7, 95, 104, 109
非明示的な音調のあいづち発話　161
非明示的共感　156
非明示的な「共感的」あいづち　157
病いと疾患の違い　190
病院の言葉を分かりやすく―工夫の提案　36
病因論　33
評価上の利点　19

病気観　33
病者役割　197
標準語(常体)　242
標準偏差(SD)　56, 179
病歴聴取(History)　55
頻度の少ないカテゴリー　183

ふ

不安・心配(Concern)　66
フーコー　188
フォローアップインタビュー　300
複数の「フレーム」　207
服薬に対する認識　239, 286
父権主義(paternalism)　41
負担軽減　129
フッティング"footing"(立場、立ち位置)　201, 202
普遍主義　38
プライマリ・ケア　15
フレーム(frame)　201
フレームが同一化　209
プロセス　130, 208
プロセス分析　9
文化人類学　33
「文を分割」する基準　184

へ

平均化　299
平均診療時間　25, 49
平均値　179
平均年齢　49
平均発話数　56
平均発話数／ケース　56
閉鎖型質問　62
ベールズ　12

ベールズの相互プロセス分析システム　12
ヘルス・コミュニケーション　3, 5

ほ

防御の笑い　144
方言　180
方言使用　160
方法論的限界　182, 299
ポーズ　120
「僕ら」　268
「僕ら」=「健康な一般成人」　268
ポジティブ・フェイス(positive face)　204
ポジティブ・ポライトネス志向　207
ポライトネス(politeness)　201, 204
ポライトネス理論　204

ま

まなざしの交錯の場　35
魔法使い　191
慢性疾患　1
慢性的生活習慣病　39

め

明示的共感と非明示的共感の比較　165
明示的な「共感」　157
明示的表明の陳述発話　158
命題(意味論的ユニット)　181
メカニズム　199
メタ・メッセージ　152
メタ・メッセージの共有

122
メタコミュニケーション　203
メタメッセージ（metamessage）　201, 203, 272

も
模擬患者と医学生との医療面接教育　23
物語分析（narrative analysis）　9, 10

や
薬学領域　23
薬剤（ステロイド剤）に対する認識　242
役割語　241
ヤコブソンコミュニケーションの6機能　113
病い（illness）　34, 36, 189, 190

ゆ
有意差検定　51

優位性をもたない　178

よ
4つのR　11, 12
要素還元主義的分析の限界　179

ら
ラポール構築　7, 121, 129, 200, 208, 277
ラポール構築の構造　232
ラポール構築の定義　208
ラポールの深化　123
ラポールの測定方法　209

り
リハビリ　264
リハビリ訓練が不十分　272
リハビリ説得フレーム　273
リハビリ中止　267
リハビリに対する認識　282

れ
レトリック（"rhetorical"）　253
レベル別のコンフリクト回避の言語的要因　290
レベル別のラポール構築の言語的要因　249
連言（conjunction）　96

ろ
ローターの相互作用分析システム　2

わ
笑い・冗談　95, 133, 134, 135, 181, 186, 220
笑いが示す「メタメッセージ」　265
笑い声　187
「笑い」の多義性　138

【著者紹介】

植田栄子（うえだてるこ）

〈略歴〉1981年上智大学外国語学部イスパニア語学科卒業、三菱商事勤務を経て、1990年国際交流基金日本語教育専門家としてタイ国立カセサート大学赴任。1994年東京大学大学院総合文化研究科言語情報科学専攻修士課程入学。1996年修士号取得（学術）、同博士課程進学、同年よりロータリー財団奨学金を得て米ジョージタウン大学大学院博士課程社会言語学専攻留学、その後東京大学総合文化研究科博士課程満期退学。2006年了徳寺大学専任講師、2007年准教授。2008年立教大学大学院異文化コミュニケーション研究科博士課程入学、2012年博士号取得（学術）。社会言語学の視点からコミュニケーションの計量的・質的分析や教育に取り組んでいる。

〈主な著書・論文〉「社会言語学から見た医療コミュニケーション」『医療コミュニケーション：実証研究への多面的アプローチ』（篠原出版新社、2009年）、「診療における医師と患者の疾病観に関する談話分析」『ことばと人間』第9号（「言語と人間」研究会、2013年）など。

診療場面における患者と医師のコミュニケーション分析

Patient-Doctor Communication: A Discourse Analytical Approach
Teruko UEDA

発行	2014年2月14日　初版1刷
定価	9800円+税
著者	© 植田栄子
発行者	松本功
印刷所	三美印刷株式会社
製本所	株式会社 星共社
発行所	株式会社 ひつじ書房
	〒112-0011 東京都文京区千石2-1-2 大和ビル2F
	Tel.03-5319-4916　Fax.03-5319-4917
	郵便振替 00120-8-142852
	toiawase@hituzi.co.jp　http://www.hituzi.co.jp/

ISBN978-4-89476-686-0　C3080

造本には充分注意しておりますが、落丁・乱丁などがございましたら、小社かお買上げ書店にておとりかえいたします。ご意見、ご感想など、小社までお寄せ下されば幸いです。

シリーズ社会言語科学　I
「配慮」はどのように示されるか
三宅和子・野田尚史・生越直樹編　定価 3,800 円＋税

社会言語科学の現代的課題として取り上げられた2つのシンポジウムをもとに、登壇者がそれぞれの立場から新たに書き起こした「配慮」をめぐる多彩な視点をもつ論文集。

概説　社会言語学
岩田祐子・重光由加・村田泰美著　定価 2,200 円＋税
社会言語学とは何を研究する学問なのか、社会言語学を学ぶことで言語や言語の背景にある社会・文化について何がわかるのかについて、学部生にもわかるように書かれた入門書。

コミュニケーション能力の諸相——変移・共創・身体化
片岡邦好・池田佳子編　定価 5,800 円＋税
様々な分野(フィールドワーク、指導場面、医療・福祉現場、法廷・司法、ニューメディアなど)からの知見をもとに、「コミュニケーション能力」を問い直す意欲的な論文集。

ナラティブ研究の最前線―人は語ることで何をなすのか
佐藤彰・秦かおり編　定価 4,000 円＋税

ナラティブ分析理論の概要と、教育現場・震災体験・子どものナラティブ・テレビ CM など様々な実践研究を収録。多角的な視点からナラティブ研究の可能性を提示する。

言語学翻訳叢書 15
話し言葉の談話分析
デボラ・カメロン著　林宅男監訳　定価 3,200 円＋税
データ収集と文字化の方法、ことばの民族誌、語用論、会話分析、相互行為の社会言語学、批判的談話分析など、理論を横断する話し言葉の分析の実践的概説書。